Diana Zenz

Aromatherapie für die Seele

Mit natürlichen Düften das eigene Selbst entfalten

nymphenburger

Inhaltsverzeichnis

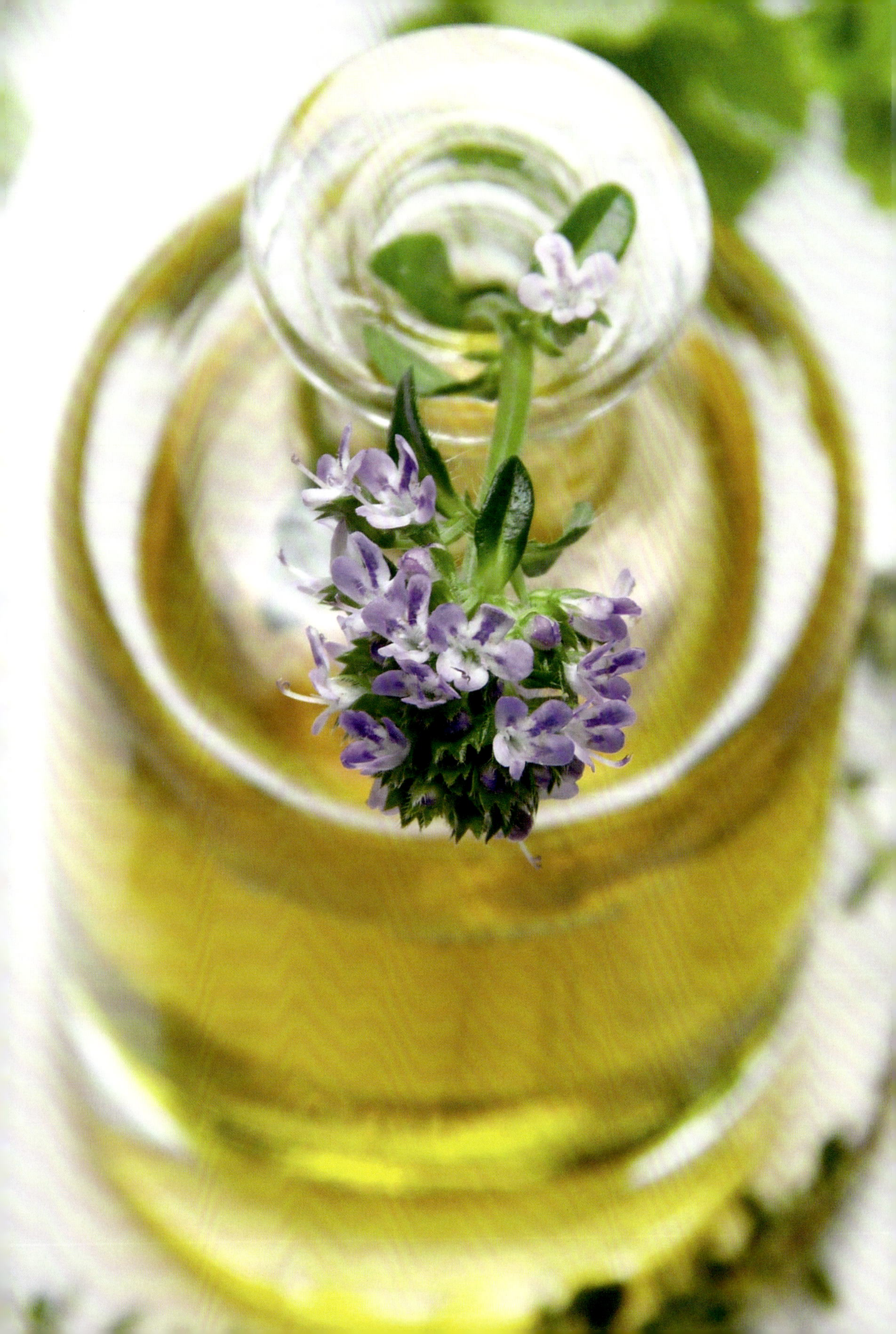

Liebe Leserin, lieber Leser,

Düfte beeinflussen unser Unterbewusstsein und damit unsere Gefühle, Gedanken und Entscheidungen oft viel mehr, als uns bewusst ist. Das können wir uns zunutze machen: Der Einsatz von ätherischen Ölen ist seit langem bekannt. Schon vor Jahrtausenden nutzten beispielsweise Könige und Pharaonen sie zur Reinigung und bei spirituellen Handlungen. Auch die Wirkung gegen Bakterien und bei psychischen Beschwerden ist mittlerweile durch zahlreiche moderne wissenschaftliche Studien gut belegt. Welche Kraft aber der Duft der Pflanzen auch im Bereich der Persönlichkeitsentwicklung birgt, das möchte die Autorin hier zeigen.

Die meisten ätherischen Öle werden mittels Destillation – einem alchemistischen und jahrtausendealten Verfahren – aus duftendem Pflanzenmaterial gewonnen. Biochemisches Fachwissen, von der Autorin in Theorie und Praxis erworben, ist eine wichtige Voraussetzung für den sicheren und fachgerechten Einsatz der Duft- und Rohstoffe. Aber auch ein besonderes Gespür ist nötig, um wirkungsvolle Kompositionen kreieren zu können, die zum Einzelnen und seinem aktuellen Lebensthema passen.

Diana Zenz ist eine außerordentlich talentierte Absolventin meiner Ausbildung zur diplomierten Aromapraktikerin. Es gelingt ihr in besonderer Art und Weise, Menschen mit hervorragenden Duftkompositionen in ihre Balance zu bringen. Es erfüllt mich mit Stolz zu sehen, dass sie ihr Wissen und ihre Erfahrungen nun in diesem Buch mit ihren LeserInnen teilt. Als ausgebildete Aromapraktikerin mit viel Praxiserfahrung gibt sie wertvolle Inspirationen weiter und begleitet dabei, den eigenen, ganz persönlichen »Seelenduft« zu komponieren. Emotional herausfordernde Lebenssituationen meistern, die eigenen Potenziale leichter finden und besser nutzen – all das ermöglicht die Aromatherapie für die Seele.

Ingrid Karner
Dipl.-Aromapraktikerin

Institutsleitung aromainfo.at
Vorsitzende der VAGA – Vereinigung für Aromapflege und gewerbliche AromapraktikerInnen
Referentin für med. Aromatherapie, Aromapflege und Aromapraxis

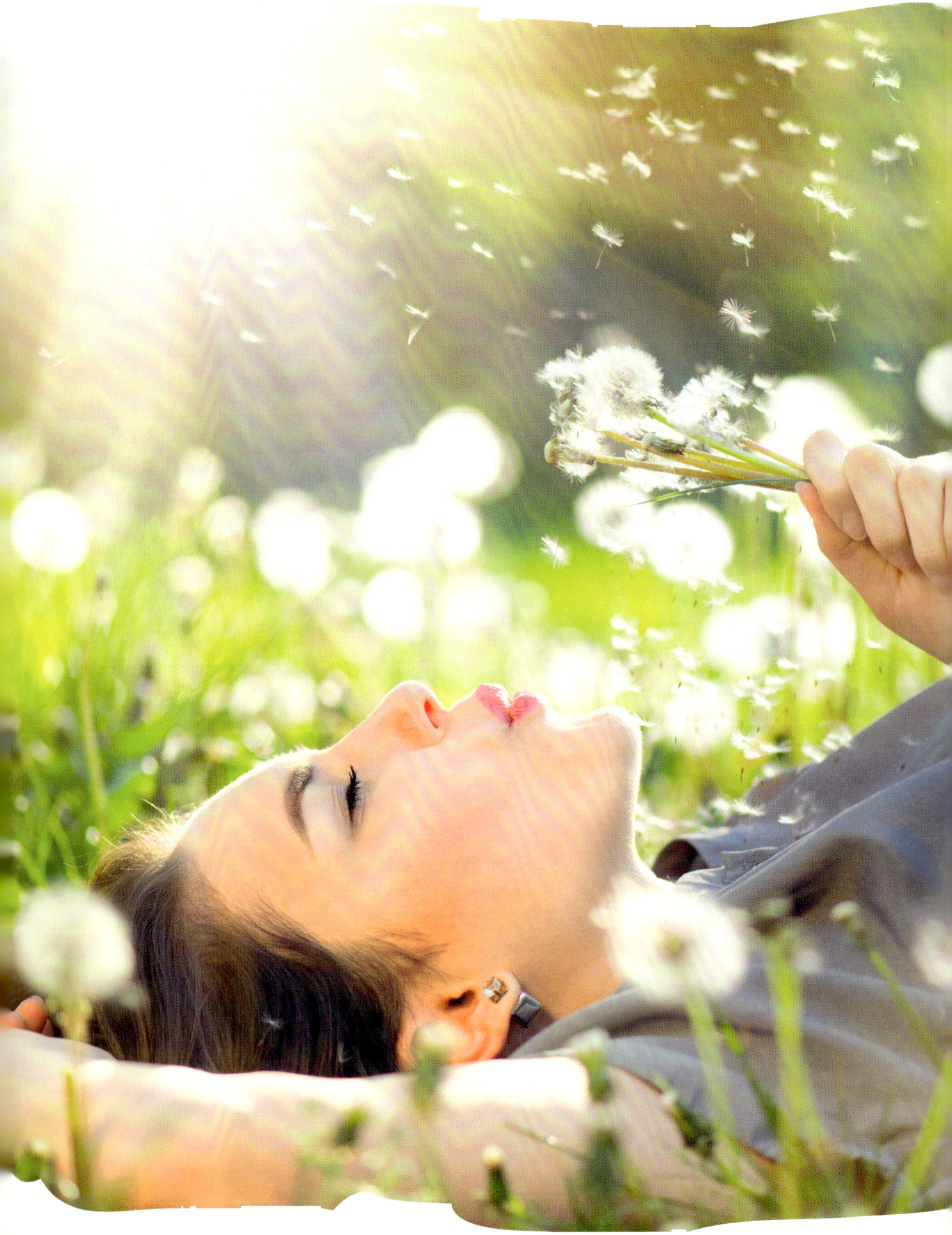

Seelendüfte als Lebensbegleiter

Seelendüfte können dich zu einem Leben in Einklang mit deiner Seele geleiten. Sie unterstützen dich auf deiner Reise zu dir selbst und helfen dir, deinen Seelenweg leichtfüßig und voller Freude zu gehen. Dein Seelenduft kann dir zu einem wertvollen Helfer, Begleiter und Beschützer in herausfordernden Lebenssituationen werden.

Wie Düfte auf uns wirken

»Und so erforschte er zu einer Zeit die duftenden Stoffe und die Geheimnisse ihrer Herstellung, destillierte schwer mit Düften beladene Öle und verbrannte wohlriechendes Gummi aus dem Orient. Er stellte fest, dass es keine Stimmung des Geistes gab, die nicht ihr Gegenstück im Leben der Sinne hatte, und machte sich daran, ihre wahren Beziehungen zu entdecken; er fragte sich, was im Weihrauch enthalten war, das einen in mystische Stimmung versetzte, in Ambra, das die Leidenschaft erwecke, in Veilchen, das die Erinnerung an vergangenes Liebesglück wachrief, in Moschus, das das Hirn verwirrte, und im Tschapak, das die Phantasie färbte; und oft versuchte er, eine wahrhafte Psychologie der Düfte auszuarbeiten und die verschiedenen Einwirkungen zu bestimmen.«

Oscar Wilde aus *»Das Bildnis des Dorian Gray«*

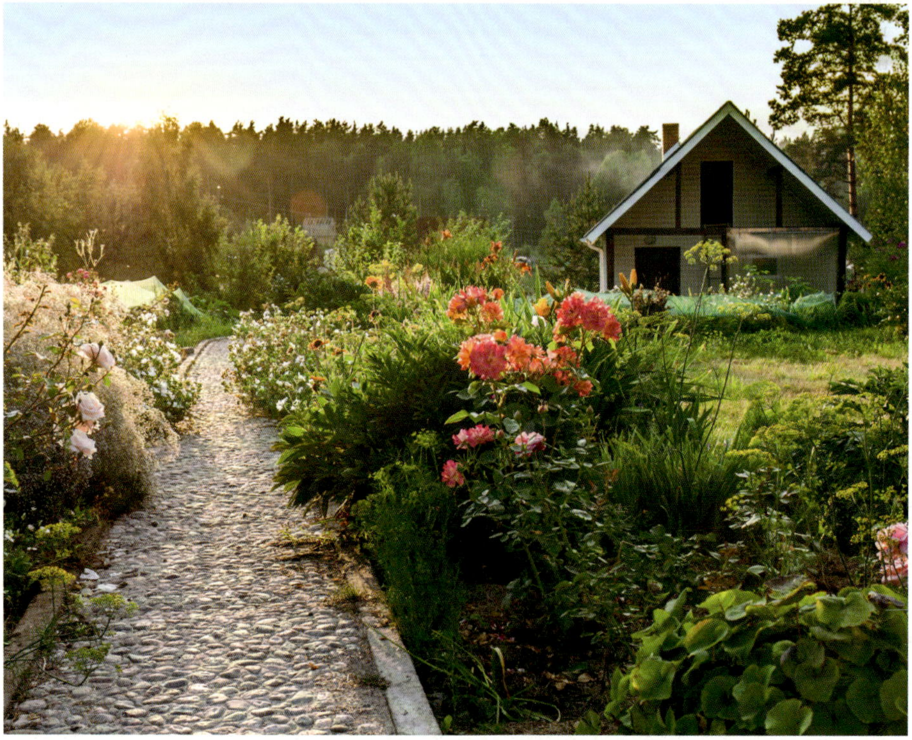

Ein Spaziergang durch einen blühenden Garten ist eine Wohltat für die Seele.

Wir sind umgeben von Düften. Alles und jeder hat einen bestimmten Geruch. Viele Gerüche nehmen wir aber nur unbewusst wahr. Wir merken dann vielleicht, dass wir uns auf einmal anders fühlen. Wenn ich in einer Arbeitspause einen Spaziergang durch unseren Garten mache, rieche ich gerne an den Blumen, die gerade blühen. Schon bald merke ich dann, wie sich meine zuvor noch wie wild im Kopf tanzenden Gedanken beruhigen und sich mein Atem vertieft. Ich schöpfe wieder Kraft und bringe neue Ideen aus der Pause mit zurück an meinen Arbeitsplatz.

Ich hatte schon immer einen sehr ausgeprägten Geruchssinn. Bereits als Kind habe ich an allem, was meine Mutter mir zum Essen vorgesetzt hat, erst einmal gerochen. Ist beim Nachbarn im Garten der Toast angebrannt, haben mein Vater und ich fast gleichzeitig gesagt: »Ah, bei Braumanns ist mal wieder der Toast angebrannt.« Das ist übrigens auch der Grund, warum unser Geruchssinn der älteste ist. Er soll uns vor Gefahren warnen, vor Feuer, giftigen Gasen oder verdorbenem Essen. Somit war der Geruchssinn schon in Urzeiten für unser Überleben wichtig. Tiere riechen auch immer an ihrer Nahrung. Außerdem hilft das Riechen am Essen den Speichel anzuregen, die Verdauungssäfte auf das Essen vorzubereiten und den Stoffwechsel anzukurbeln. Auch hilft unser Riechvermögen bei der Auswahl der Speisen. Wir können riechen, was uns guttut und worauf wir Appetit haben.

Wie sehr Gerüche Geborgenheit und das »Zu-Hause-Gefühl« auslösen können, hat eine clevere Immobilienmaklerin herausgefunden. Sie empfiehlt ihren Kunden, vor Besichtigungsterminen einen Apfelkuchen zu backen. Die Kaufinteressenten würden sich dann sogleich Zu Hause fühlen und viel eher zum Kauf des Hauses neigen.

Kraftvolle Orte, an denen du eine schöne Zeit erlebt hast, sind mit den dort erfahrenen Gerüchen verbunden und in dir abgespei-

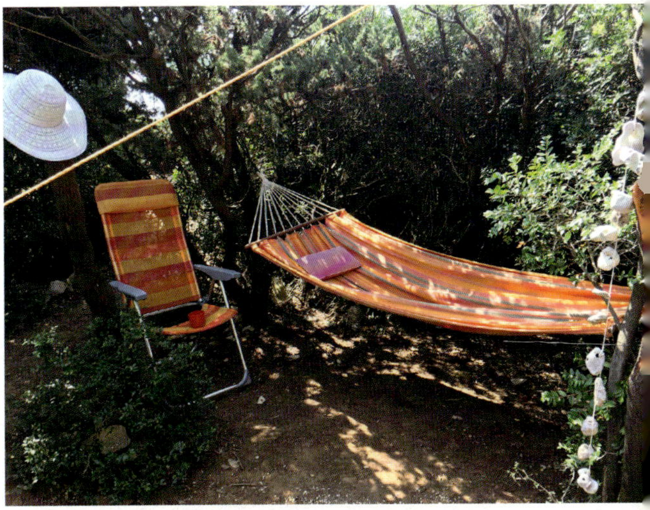

Ich liebe es, umgeben vom Duft der Myrten- und Pistaziensträucher in der Hängematte zu liegen und zu lesen.

chert. Mein Mann und ich lieben es, in Kroatien am Meer zu campen. Unser liebster Campingplatz hat einen sehr alten Baumbestand, und diese ganz besondere Mischung aus Pinien-, Pistazien-, Myrten- und Lorbeerbäumen in Verbindung mit dem Duft des Meeres versetzt mich in kürzester Zeit in einen Zustand tiefer Erholung. Ich habe einen Raumduft mit Sole und den ätherischen Ölen dieser Bäume und Sträucher kreiert und hole mir so diese entspannenden Erinnerungen ganz einfach nach Hause.

Jeder Mensch hat seine eigenen Duftvorlieben, welche durch die Erfahrungen und Erlebnisse seines bisherigen Lebens geprägt sind. Ein Duft, den wir in Verbindung mit schönen Erlebnissen bringen, speichern wir als angenehm ab. Düfte wie Zimt, Orange und Weißtanne wecken die Erinnerungen an besinnliche und geborgene Weihnachtstage im Kreise der Familie. Der Geruch von Bohnerwachs weckte selbst im Freigeist Harry Haller in »Der Steppenwolf« von Hermann Hesse die Sehnsucht nach bürgerlicher Alltäglichkeit und Geborgenheit. Gerüche wie die von Desinfektionsmitteln lösen bei vielen Menschen eher unangenehme Erinnerungen an Kran-

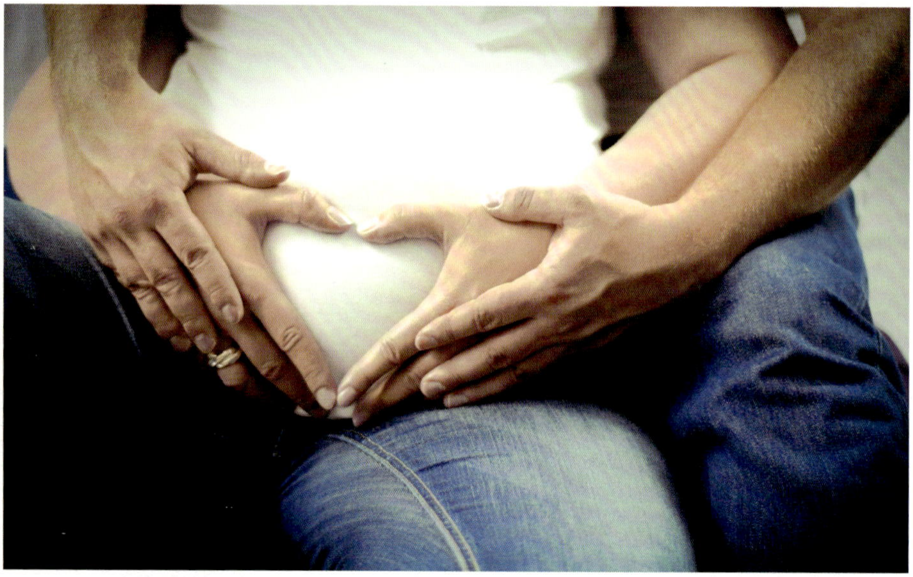

Bereits im Mutterleib nehmen wir Gerüche wahr. Sie prägen unsere späteren Duftvorlieben oder -abneigungen.

kenhausaufenthalte oder Ähnlichem aus und stehen deshalb auf der Liste der ungeliebten Gerüche. Während hingegen Schuhputzmittel oder Klebstoff durchaus gute Gefühle auslösen, da sie beispielsweise mit schönen Erinnerungen an das gemeinsame Schuheputzen oder Basteln mit den Eltern verbunden sind.

Wir erkennen Düfte übrigens schon im Mutterleib. Der Geruchssinn wird beim Embryo bereits ab dem 42. Tag entwickelt. Massiert die werdende Mutter ihren Bauch mit Rosenöl, wird das Kind auch eine besondere Beziehung mit Rosenöl eingehen und den Duft der Rose mit der liebevollen Zuneigung der Mutter in Verbindung bringen. Vorlieben für bestimmte Gerüche und bestimmtes Essen entstehen auch durch das, was die Mutter bevorzugt in der Schwangerschaft isst. Eine interessante Rolle spielt der Duft von Vanille. Vanille ist einer der meistgeliebten Düfte. Er vermittelt Sicherheit, Geborgenheit und lädt zum Wohlfühlen ein. Dazu muss man wissen, dass Fruchtwasser leicht nach Vanille riecht. Wir können uns mit dem Duft von Vanille an die beschütze und geborgene Zeit im Mutterbauch erinnern und diese Qualitäten in unser Leben holen.

Düfte helfen uns herauszufinden, wer zu uns passt. Ob Lebenspartner, berufliche Kooperationspartner oder Freunde. Wir erkennen es am ganz speziellen Duftcocktail, den ein jeder Mensch ausströmt. Unbewusst wissen wir, wen wir riechen können und wen nicht. Schwierig wird es, wenn dieser ganz besondere und individuelle Duft von künstlichen Parfüms überdeckt wird. Auch Verhütungsmethoden wie die Antibabypille verändern den eigenen Körperduft. So kommt es nicht selten vor, dass Paare sich trennen, nachdem die Frau die Pille abgesetzt hat. Sie konnten sich eigentlich noch nie so richtig riechen und haben das bei der Partnerwahl aufgrund der Beeinträchtigung des Körpergeruchs durch die Antibabypille nicht berücksichtigen können.

Wie Düfte zu mehr Kreativität und Schaffenskraft führen, zeigt uns die lustige Anekdote über Schiller. Seine Frau erzählte, er sei einmal unter einem Apfelbaum inmitten von Fallobst eingeschlafen und mit einem fertigen

Gedicht im Kopf aufgewacht. Seitdem liebte er den Geruch von faulen Äpfeln und brauchte diesen zum Schreiben. Er hatte wohl eine ganze Schublade gefüllt mit Fallobst in seiner Schreibstube.

Aromen für Wohlbefinden, Stärkung und die Liebe

Schon unsere Vorfahren machten sich vor Tausenden von Jahren Düfte aller Art zu eigen. Sie wurden zur Heilung, Gottesanbetung oder für reine Sinnesfreuden verwendet. Vor mehr als 4000 Jahren wurden im Nahen Osten Aromatika aus Weihrauch verbrannt, um die Götter gnädig zu stimmen. Man glaubte, der Weihrauch ziehe gute Geister an und vertreibe die bösen. Weihrauch wurde auch zur Heilung der Kranken und rituell zur Reinigung nach jedem Geschlechtsakt angewandt. Bei den Ägyptern standen Massageanwendungen und Bäder mit wohltuenden ätherischen Ölen auf der Tagesordnung. Sie verwendeten sie nicht, um Körpergeruch zu überdecken, denn durch das häufige Baden waren sie sehr rein, sondern liebten sie um des Duftes willen. Kleopatra war eine große Liebhaberin von Duftstoffen. Traf sie sich mit ihrem Liebhaber Marc Antonius, waren die Segel seines Schiffes mit Rosenwasser besprenkelt oder der Boden ihres Zimmers mit Rosenblättern bestreut. Er baute ihr auch eigens einen riesigen Garten mit balsamischen Bäumen und Duftpflanzen und stellte ihr einen eigenen Parfümeur zur Seite. Kleopatra wurde zum Inbegriff der Schönheit und Sinnlichkeit.

Spirituell wurde Weihrauch bei Gottesdiensten, Eröffnungen neuer Schreine, bei der Krönung des Pharaos oder bei rituellen Totenfesten geräuchert. Man glaubte, dass die Seelen der Toten mit den Weihrauchwolken ins Himmelreich emporsteigen. »Per Fumum« (mittels Rauch) überbrachten die Ägypter ihre Bitten an die Götter. Der Name »Parfum« ist daraus abgeleitet. Myrrhe, Fichtenharz und Eichenmoos wurden beispielsweise verwendet, um die Mumien einzu-

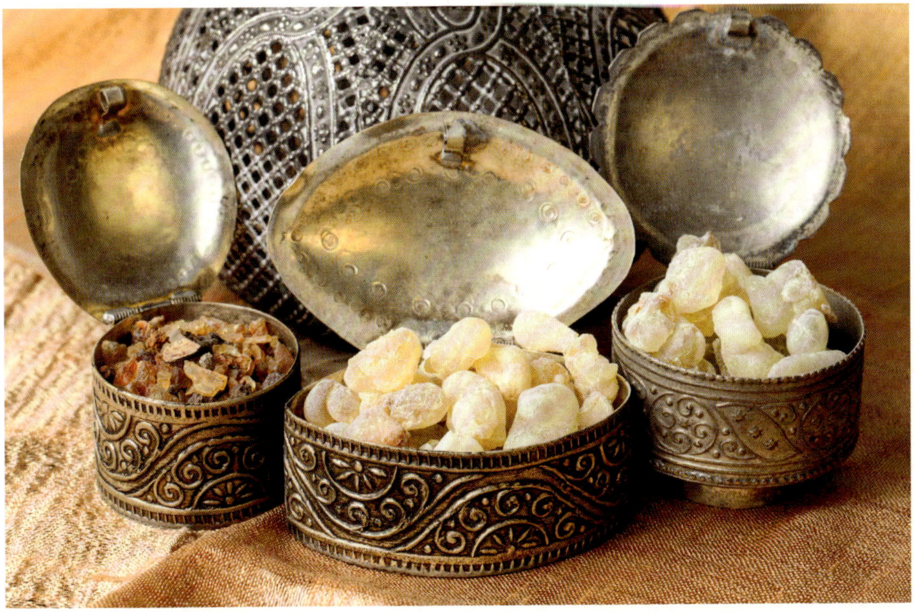

Weihrauch ist eines der ältesten Duft- und Räucherstoffe und wird noch heute für rituelle Handlungen verwendet.

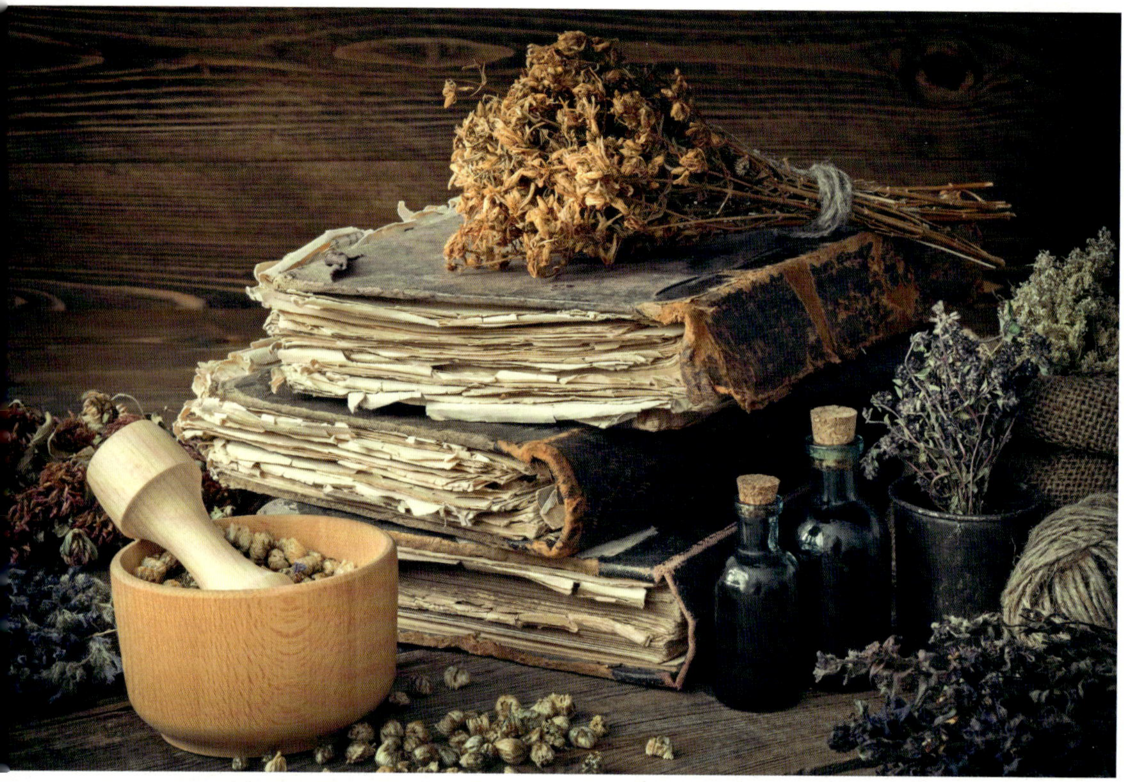

Schon bei den alten Römern und Griechen wurden getrocknete Blüten und Kräuter verräuchert.

balsamieren. Alabasterkrüge mit aromatisierten Salben wurden den Toten dann für das Leben in der nächsten Welt mitgegeben.

Die »Enfleurage«, die Gewinnung von aromatischen Blütendüften durch den Auszug in Schweine- und Rinderfett, wurde von den Priestergelehrten in Ägypten entdeckt. Die alten Römer und Griechen räucherten dagegen getrocknete Blüten und Kräuterteile zu diversen Zwecken.

Sei es, um schlechte Gerüche oder Krankheiten zu vertreiben, angenehme Schwingungen im Raum zu verbreiten oder um die Libido zu fördern. Jasmin zum Beispiel hat eine uralte Geschichte als Aphrodisiakum und Liebespflanze und wurde schon immer für Zaubertränke und Zaubersprüche benutzt. Unter Alexander dem Großen, einem großen Liebhaber des Orients und der dort verwendeten Aromatika wie Myrrhe und Weihrauch, verbreitete sich die Verwendung von Salben für das persönliche Wohlbefinden in Griechenland. Er unterstützte die Arbeiten von Theophrast, der über die Eignung verschiedener Parfüms für bestimmte Seelenzustände und Gesundheitsstörungen forschte.

Indien ist das Land mit den reichsten Vorkommen an aromatischen Pflanzen. Die Religionen der Buddhisten und Brahmanen ermunterten zum häufigen Waschen und Baden, und nach diesen Reinigungsritualen wurden duftende Öle, Puder und Pasten auf den Körper und die Haare verteilt. Insbesondere Inder der hohen Kasten wurden in täglichen ausführlichen Baderitualen mit einem Duftöl aus Sesamöl, Jasmin, Koriander, Kardamom, heiligem Basilikum, Agarholz, Kiefer und Gewürznelken massiert, um ihre Aufgaben mit Manneskraft und Mut ausführen zu können.

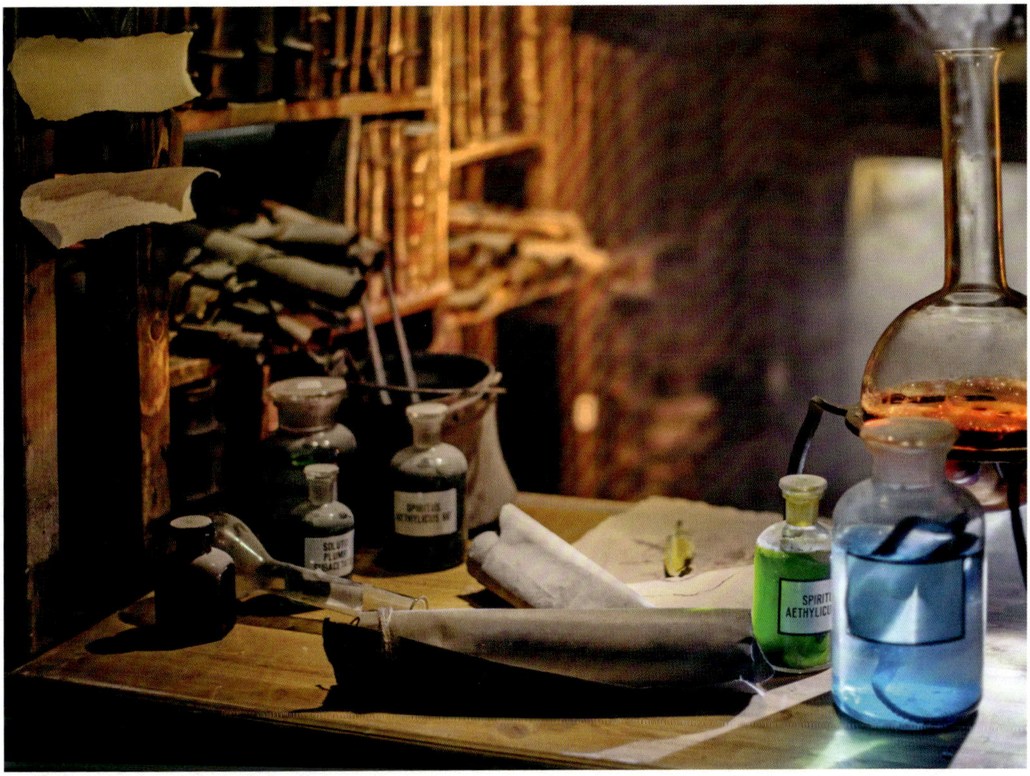

Es rauchte und brodelte in der Werkstatt eines Alchemisten, was nicht immer ganz ungefährlich war.

Im Islam sind blühende Blumen sehr stark mit der Gefühlswelt verbunden und wurden von den Dichtern in vielen Versen geehrt. Sie wurden Sufis zum Symbol des höchsten geistigen Aufstiegs. Die Narzisse mit ihrem weißen Auge galt als Erinnerung, dass man gegenüber dem Göttlichen in der Welt nicht blind sein sollte. Die Rose wurde als Symbol der Einheit verehrt. Ihr Name »Rosa damaszener« erinnert an Damaskus, die erste Hauptstadt des Islam.

Und bereits im 9. Jahrhundert verwendeten die Chinesen eine ganze Menge von Gewürzen aus dem heutigen Indonesien. Die Lieferungen waren als »aromatische Medikamente« ausgezeichnet. Es wurde kaum ein Unterschied gemacht zwischen Medikamenten, Gewürzen, Parfüms und Weihrauch. Es waren alles Substanzen, die den Körper und den Geist nährten.

Noch heute spielt die Verwendung von Kräutern und Pflanzenölen eine wichtige Rolle in der chinesischen Medizin. Als in Europa mehrere Jahrhunderte die Pest wütete, verbrannte man riesige Holzstöße von Wacholder und verdampfte aromatisierten Kräuteressig in den Wohnstuben. Da man davon ausging, dass sich die Pest durch Wasser verbreitet, ersetzte man in gehobenen Kreisen kurzerhand das Wasser durch Parfüm, um unangenehme Körpergerüche zu übertünchen. So entstand der Name »Eau de Toilette«.

Als Zentrum des Seehandels lag Venedig günstig und war die Quelle der Düfte der Welt. In verschwenderischer Manier wurde alles parfümiert: von den Handschuhen über Strümpfe hin zu Hemden und Geldmünzen. In England ließ Königin Elisabeth I. sogar ihren gesamten Palast samt Tapeten und Möbel beduften. Auch vor ihren Lieblingstieren

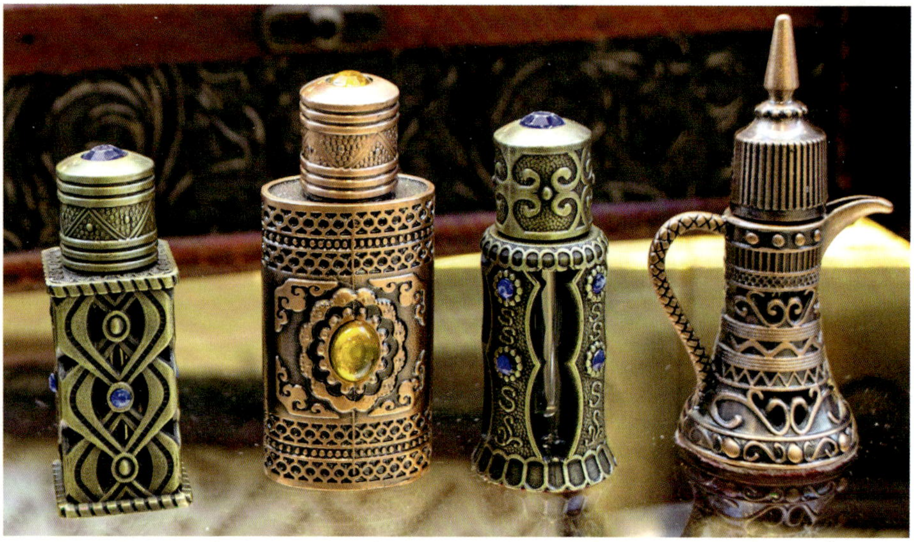

In kunstvollen Gefäßen und Flakons wurden die kostbaren Düfte aufbewahrt.

machte sie nicht halt. Katharina de Medici brachte im 16. Jahrhundert die Parfümerie nach Frankreich. Bei Hofe wurden vom 17. bis ins 19. Jahrhundert Aromaöle wie Lavendelöl auch zusammen mit Ammoniak in Riechsalz und Riechfläschen angewandt, um der oft durch das Tragen von Korsetts ausgelösten Ohnmacht entgegenzuwirken. Auch die durch Langeweile bei den Hofdamen weitverbreiteten depressiven Verstimmungen wurden mittels aromatischer Pflanzenöle mit stimmungsaufhellender Wirkung wie Bergamotte oder Neroli (Orangenblüten) kuriert.

In Italien und England forschte man an den Universitäten über die heilenden und stimulierenden Wirkungen von Pflanzenessenzen. Die daraus resultierenden Erkenntnisse beeinflussten viele Alchemisten, Heiler und Ärzte Europas. Paracelsus, Arzt und Alchemist dieser Zeit, nahm die Öle in seine Heilmittel auf. Durch den Alchemisten und Apotheker Francesco Tombarelli wurde das südfranzösische Grasse im 16. Jahrhundert zum Zentrum der Parfümherstellung. Die Gilde der Handschuh- und Parfümmeister wurde gegründet und somit der Grundstein für das Berufsbild des Parfümeurs gelegt.

Deutschlands berühmtester Duft, das echte »Eau de Cologne«, wurde von Johann Maria Farina im 18. Jahrhundert erfunden. Er schreibt über die Wirkung seines Duftes: »Ich habe einen Duft gefunden, der mich an einen italienischen Frühlingsmorgen erinnert – an Bergnarzissen, Orangenblüten, kurz nach dem Regen. Er erfrischt mich, stärkt meine Sinne und Phantasie.«

Napoleon Bonaparte hatte immer eine Flasche Eau de Cologne in einer eigens dafür angebrachten Tasche an seinem Stiefel. Sein Verbrauch des Wunderwassers von Farina soll sich auf ein bis zwei Flaschen pro Tag belaufen haben. Er versprach sich von dem erfrischenden Duft Kraft und Klarheit für seine strategisch ausgefeilten Feldzüge und vielleicht auch die Heilung seines Magenleidens.

In der Fachpresse wurde 1875 erstmals von W. S. Watson darauf hingewiesen, welche aufmunternde Wirkung Düfte auf Geisteskranke hätten. Es wurde mittels der Messung der Elektrizität der Haut festgestellt, dass Gerüche einen nachweisbaren Einfluss auf Gefühle haben. Herausgefunden wurde, dass beispielsweise Bergamotte, Zitrone und Lavendel Mut und Entschlossenheit verleihen und Vanille und Rose die Nerven beruhigen. Professor Paolo Rovesti wies darauf hin, dass in einem Zeitalter von Angst und Depression Düfte Muskeln entspannen, uns heiter stimmen und unsere Fantasien und Ideen neu beleben können. Rousseau schrieb: »Der Geruch ist der Sinn der Phantasie.« Wenn die Phantasie genährt wird, werden die Nerven gestärkt und die Hormonproduktion angeregt, sodass der Mensch gesunden kann.

Der französische Chemiker René Maurice Gattefossé wird als der Gründer der neuzeitlichen Aromatherapie angesehen. Als er seine durch einen Laborunfall verursachten Verbrennungen mit reinem Lavendelöl kurierte, spürte er die Heilkraft der ätherischen Öle, und sein Forschergeist war geweckt. Der Chirurg Jean Valnet entwickelte Gattefossés Erkenntnisse weiter und ergänzte sie um seine praktischen Heilerfahrungen, die er in seiner aromatherapeutischen Praxis bei seinen Klienten erlebte. In unserer heutigen Zeit ist man sich der umfassenden Wirkung der natürlichen Pflanzendüfte auf Körper, Geist und Seele des Menschen bewusst und setzt sie gezielt zur ganzheitlichen Heilung ein.

Künstliche Düfte

Seit Anfang des 20. Jahrhunderts ist es der Forschung gelungen, natürliche Düfte synthetisch »nachzubauen«. Ich setze in meiner Arbeit und auch in diesem Buch prinzipiell nur natürliche Pflanzendüfte ein. Dennoch möchte ich dir im Folgenden einen Einblick in die künstliche Duftwelt und ihr »Für und Wider« geben.

Der Bedarf an Duftstoffen übersteigt das Vorkommen natürlicher Pflanzenduftstoffe um ein Vielfaches. Nicht nur die Parfümindustrie bedient sich der Duftstoffe, auch die Kosmetik-, Lebensmittel-, Waschmittel-, Kleidungs- und Automobilindustrie sowie der Einzelhandel und das Gastgewerbe verwenden künstliche Duftstoffe. Kommen wir beispielsweise in ein Hotel, in dem wir uns wie durch ein Wunder sofort wohl- und wie Zu Hause fühlen, dann kann es gut sein, dass bereits die Hotellobby mit Geborgenheit auslösenden Gerüchen beduftet wurde. Das kann der dezente Geruch von Tonkabohne oder sogar Apfelkuchen sein. Beim Einkaufen fordert es mich sehr heraus, wenn ich in den Geschäften den künstlichen Geruch von Düften

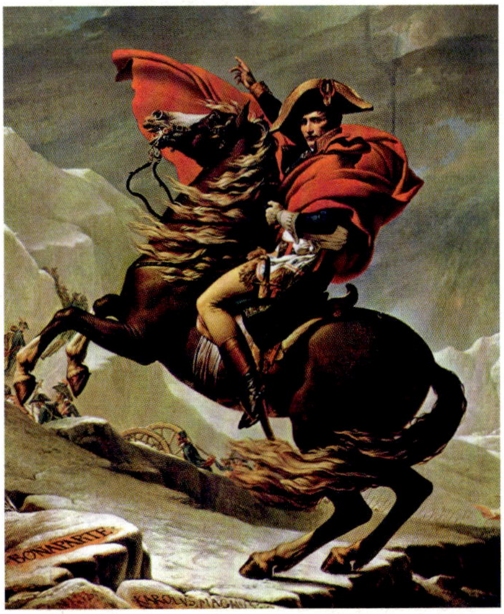

Napoleon schwor auf die Wirkung von Farinas Wunderwasser »Eau de Cologne«.

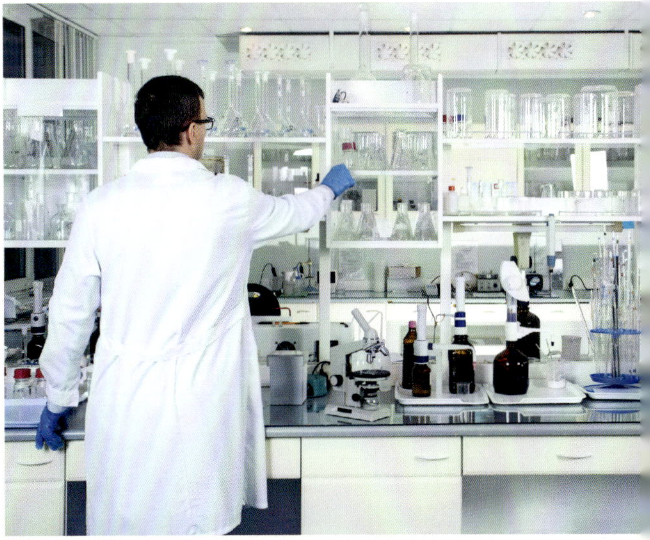

Bei der Herstellung künstlicher Düfte werden die Bestandteile natürlicher ätherischer Öle synthetisch »nachgebaut«.

wahrnehme, die das Kaufverhalten anregen sollen. Dennoch reagieren weniger empfindliche Nasen auf Bergamotte, Jasmin, Vanille oder Weihrauch mit wachsendem Konsumverhalten.

Autositze werden übrigens mit dem typischen »Neuwagenduft« beduftet, der dem Käufer das Gefühl gibt, wirklich einen ganz neuen und ungebrauchten Wagen zu kaufen. Aus wirtschaftlichen Gründen ist die Verwendung von synthetisch hergestellten Düften notwendig. Die niedrigen Herstellungskosten und stabilen Preise, welche unabhängig von den Schwankungen auf dem Rohstoffmarkt der Ursprungspflanzenöle sind, und die Stabilität der Düfte, welche nicht wie die natürlichen Düfte von klimatischen Bedingungen abhängig sind, machen künstliche Düfte so attraktiv für die Industrie. Synthetische Düfte haben auch eine hohe Duftintensität, und sie bleiben länger auf der Haut oder in der Nase haften.

Der erste synthetische Duft war übrigens das berühmte Chanel No. 5, welches 1920 erfunden wurde. Bis dato wurden in der Parfümherstellung ausschließlich natürliche Pflanzendüfte verwendet. Heutzutage werden drei Viertel der Parfümrohstoffe durch chemische Synthese gewonnen. Der Hauptinhaltsstoff ist Erdöl. Die Pflanze gilt als »Kopiervorlage«. Ihre Inhaltsstoffe werden künstlich »nachgebaut«. Der Geruch eines Pflanzenduftes ist im Labor bis zu 80 Prozent nachbaubar. Die restlichen 20 Prozent würden teurer als das natürliche Pflanzenöl werden. Doch natürlich gibt es auch viele Nachteile, die für mich so gewichtig sind, dass ich auf die Verwendung von synthetischen Duftstoffen komplett verzichte.

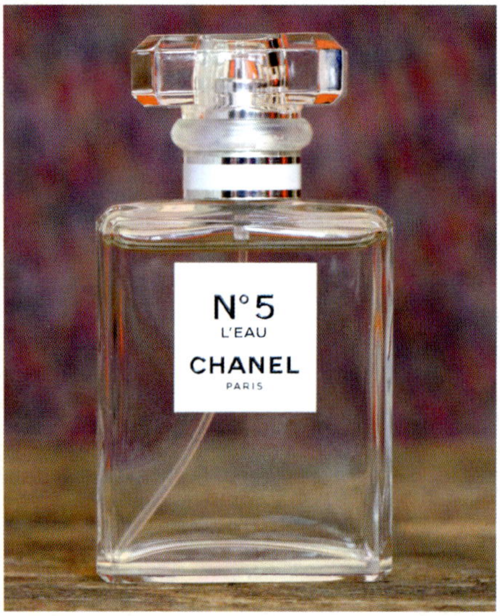

Chanel No. 5, ein Klassiker aus Zitrone, Mandarinorange, Orange, Neroli, Mairose, Jasmin, Ylang-Ylang, Zeder und weißem Moschus.

Künstliche Duftstoffe werden von sensiblen Menschen als unnatürlich und aufdringlich empfunden. TrägerInnen eines künstlichen Parfüms »beglücken« immer gleich die ganze Umgebung. Hautreizungen und Allergien auf synthetische Duftstoffe sind weitverbreitet und können die Lebensqualität der betroffenen Personen sehr einschränken. Künstliche Duftstoffe sind im Körper schwer abbaubar und können sich im Fettgewebe, Blut und in der Muttermilch als Schlacken ablagern. Durch die synthetische Herstellung wird der Gesamtcharakter des Pflanzenöls stark verändert, und die Wirkweise ist viel geringer als bei natürlichen, pflanzlichen Düften.

Künstliche Parfüms zu tragen ist für mich irgendwie wie das Tragen einer Maske. In der Werbung wird uns der Status oder die Rolle suggeriert, die wir mit dem Tragen des Parfüms ausfüllen können. Es umhüllt uns vielleicht wie der Duft der Reichen oder lässt uns der Vamp sein, der wir schon immer mal sein wollten. Doch versteckt er unsere eigentliche Persönlichkeit, da er sich so gut wie nicht mit unserem eigenen Duft verbindet. Er überdeckt ihn. So fällt es auch schwerer, den richtigen Partner zu »erschnuppern«. Denn wir riechen ja gar nicht mehr so, wie wir von Natur aus duften. Willst du also auf „Nummer Sicher" gehen und die wirklich passenden Menschen in dein Leben ziehen, dann solltest du auf künstliche Parfüms verzichten.

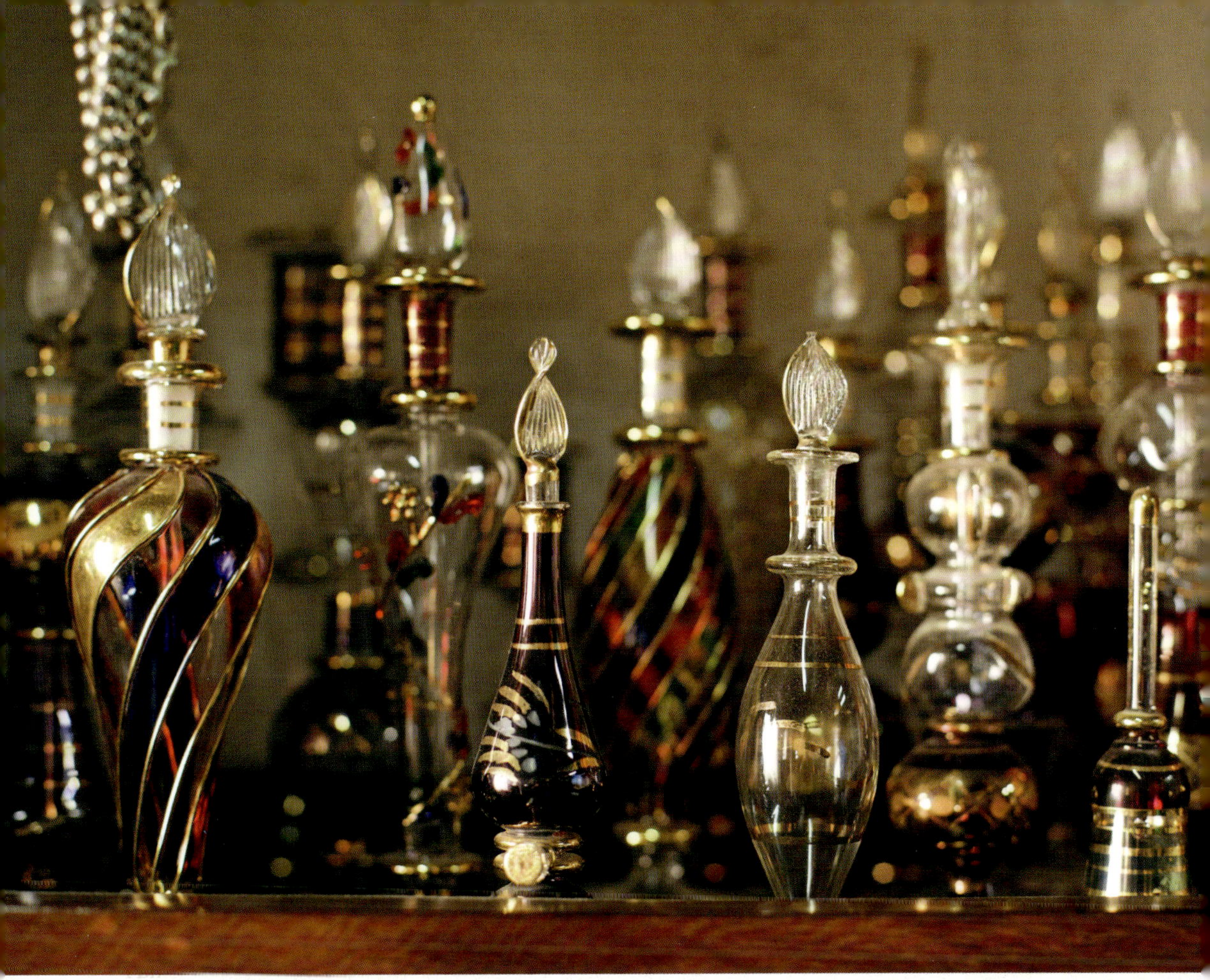

Kunstvolle Parfümflakons werden auch heutzutage zur Aufbewahrung von Naturparfüms verwendet.

Natürliche Düfte

Ein natürlicher Duft hingegen verbindet sich mit unserem eigenen Geruch. Er verstärkt die eigene Persönlichkeit, bringt das nach außen, was in unserem Inneren strahlt. Ein natürlicher Duft lässt dich ganz authentisch werden und kann dir auch helfen, den passenden Partner anzuziehen. Er hilft dir, dich in deiner ganzen Schönheit zu zeigen, statt dich hinter einer Fassade oder Rolle zu verstecken.

Natürliche Duftstoffe, wie beispielsweise das ätherische Rosenöl, können bis zu 400 verschiedene Inhaltsstoffe beinhalten. Sie stecken voller Energie und wirken ganzheitlich auf Körper, Geist und Seele. Pflanzen nehmen die elektromagnetische Energie der Sonne auf und speichern einen Teil der Energie in ihren ätherischen Ölen ab. Das erklärt, warum die Zitrusöle, welche im sonnenreichen Süden Europas wachsen, eine so stark stimmungsaufhellende Wirkung haben.

Im Gegensatz zu synthetischen Duftstoffen können natürliche Düfte ihre Wirkung an die Bedürfnisse des Körpers anpassen. So können beispielsweise Lavendel oder Bergamotte aufmunternd oder entspannend wirken, je nachdem, was für dich gerade wichtiger ist. Die Rosengeranie gleicht deinen Hormonspiegel aus, je nachdem, ob du gerade zu viel oder zu wenig von einem bestimmten Hormon hast. Das Pflanzenöl weiß genau, was zu tun ist. Die Moleküle der ätherischen Pflanzenöle sind denen des Menschen recht ähnlich und können so dazu beitragen, energetische Defizite auszugleichen und Blockaden zu lösen. Dein Körper und deine Seele verstehen die Kommunikation mit ätherischen Ölen. Zudem sind die Moleküle der ätherischen Öle so

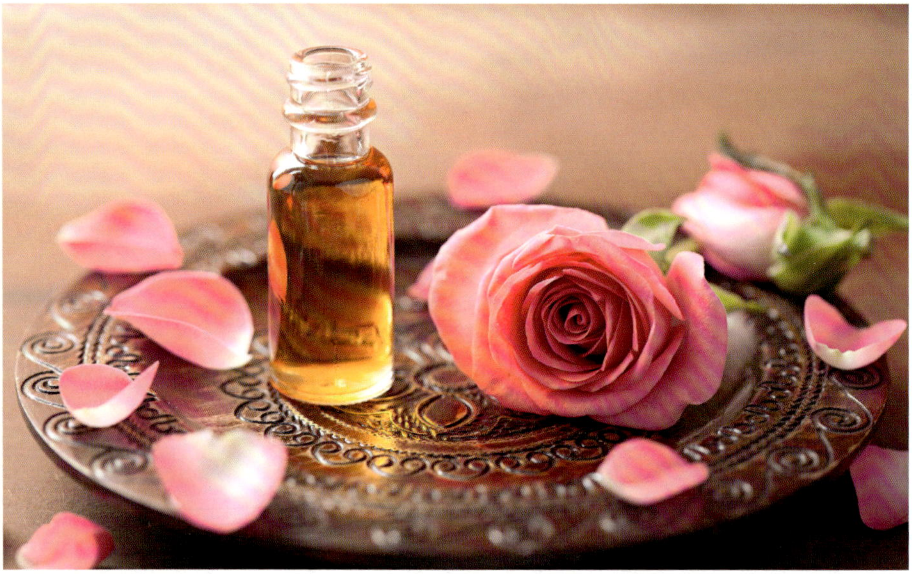

Das ätherische Rosenöl enthält bis zu 400 verschiedene Inhaltsstoffe und wirkt ganzheitlich auf Körper, Geist und Seele.

klein, dass sie direkt in die Zellen der Menschen gelangen und dort wirken können, wo sie am meisten gebraucht werden.

Der natürliche Duft der Pflanzen

Die Pflanze schenkt uns mit ihrem ätherischen Öl die Essenz ihres Wesens. Indem wir dieses Wesen näher kennenlernen, können wir auch erkennen, welche Unterstützung der Duft dieser Pflanze für uns und unsere Seele bietet. In ihrem Duft vereinen sich hochpotenziert die Wirkstoffe und Energien, welche die Pflanze aus ihrem Umfeld für ihr eigenes Wachstum aufgenommen hat. Pflanzen passen sich an ihren Standort und die klimatischen und sonstigen Bedingungen an. Die Thymianpflanze, die in den tiefer gelegenen Regionen wächst, muss sich gegen karge klimatische Bedingungen durchsetzen und bildet das scharf-würzige ätherische Thymianöl mit dem Chemotypen »Thymol«. Es ist hochwirksam und muss sehr vorsichtig eingesetzt werden. Der Thymian, der in höher gelegenen Regionen wächst, ist viel milder und duftet sogar leicht nach Zitrone. Sein ätherisches Öl mit dem Chemotypen Linalool ist viel leichter verträglich und kann auch bei Kindern angewendet werden. Für die Arbeit auf der seelischen Ebene setze ich den milderen Thymian »Linalool« ein.

Pflanzen bilden ätherische Öle als Schutz vor Sommer und Hitze, Pilzinfektionen, Bakterien, Viren und Fressfeinden. Zudem werden durch den Duft der ätherischen Öle der Pflanze Nützlinge wie Insekten oder Vögel angelockt, welche die Pflanzen bestäuben oder zur Verbreitung ihrer Samen beitragen. Die Duftstoffe werden als Botenstoffe eingesetzt, wie eine Sprache zur Kommunikation innerhalb der Pflanzen. Sie warnen sich beispielsweise untereinander, wenn ein Schwarm Fressfeinde angeflogen kommt. Jede Pflanzenfamilie hat ihren eigenen Dialekt und benötigt dazu verschiedene Duftstoffe. Florianne Koechlin, eine Schweizer Biologin und Chemikerin, die sich auf Pflanzenkommunikation spezialisiert hat, spricht sogar von 2000 Pflanzenduftstoffvokabeln, die 900 Pflanzenfamilien verwenden. Die meisten dieser »chemischen Wörter« gehören zu den »Terpenen«. Diese sind in den ätherischen Pflanzenölen zu finden. So wie die Pflanzen untereinander mittels der Terpene in ihrer »Duftsprache« kommunizieren können, so können sie auch zu uns sprechen. Es gilt nur gut zuzuhören und in uns hineinzuspüren, wenn wir in Kontakt mit einem Pflanzenduft kommen.

Umweltbewusstsein

In den letzten Jahren sind das Umweltbewusstsein und die Nachfrage nach natürlichen und biologischen Produkten gestiegen. Das freut mich sehr. Ein bewusster Lebensstil, Wertschätzung und Respekt der Natur und den Tieren gegenüber werden immer selbstverständlicher. Tierische Duftstoffe wie Moschus, Amber und Zibet werden aus Artenschutz- und Tierschutzgründen nicht mehr verwendet, und immer mehr ätherische Öle sind in biologischer Qualität erhältlich.

Mir ist es sehr wichtig einen bewussten Umgang mit den wertvollen Pflanzenessenzen zu pflegen. Insbesondere bei den ätherischen Ölen mit begrenzten Ressourcen wie beim Sandelholz und Rosenholz ist es wichtig, sie sehr achtsam zu verwenden und auf Nachhaltigkeit und biologischen Anbau zu achten. Ich habe eine große Achtung den Pflanzen gegenüber und wünsche mir, dass wir alle wertschätzen, was die Pflanzen uns von sich zur Verfügung stellen. Ätherische Öle sind hochkonzentrierte Pflanzenessenzen. Für einen Liter Neroliöl braucht es ungefähr 1000 Kilogramm von Hand gepflückte Blüten. Für einen Liter Jasminöl braucht es acht Millionen von Hand geerntete Blüten. Auch den Menschen, die diese Arbeit verrichten, gilt mein größter Respekt.

Seelendüfte als Begleiter auf deiner Reise zu dir selbst

»Der Duft, der deine Seele berührt.« In diesem Buch spreche ich oft von »Seelendüften«. Ein Seelenduft kann dir zu einem Verbündeten und Wegbegleiter werden. Er begleitet dich auf deiner Reise zu deinem

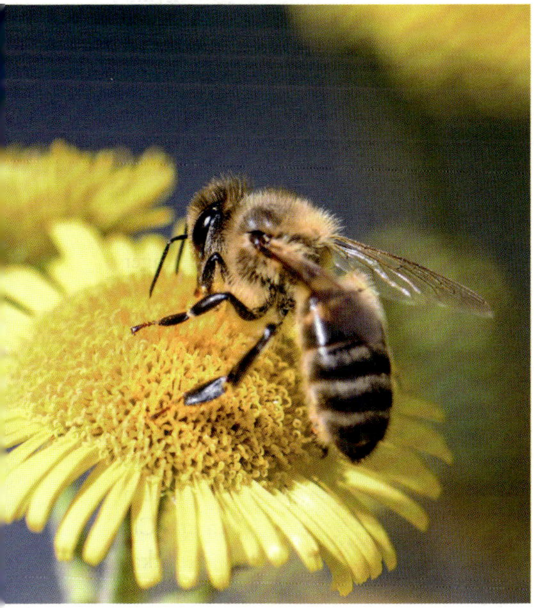

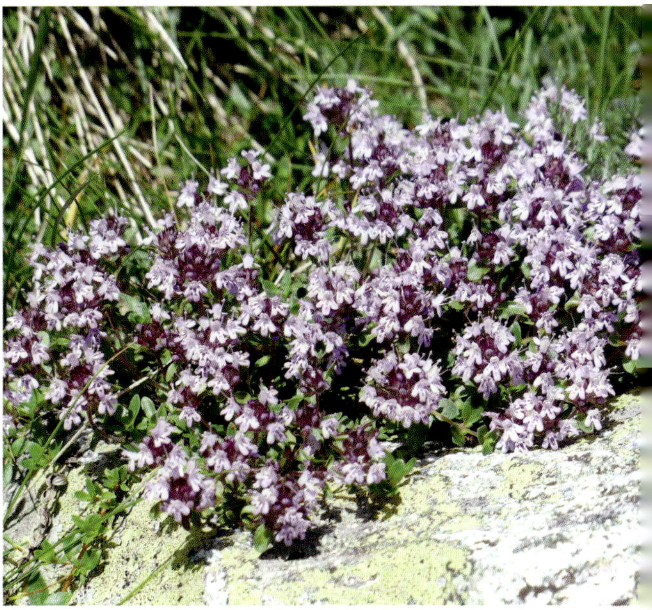

Mit dem Duft ihrer ätherischen Öle ziehen die blühenden Pflanzen Bienen zum Bestäuben an.

innersten Potenzial. Durch ihn kannst du dich selbst erkennen. Er kann dir Kraft spenden, deine Mitte stärken, dir zu mehr Erdung verhelfen oder dir eine klare Sicht auf deinen Seelenweg schenken. Schon viele Jahre begeistern mich hochwertige ätherische Öle und ihre feinstofflichen Auswirkungen auf die menschliche Seele. In meinen Seelenduft-Coachings setze ich sie ein, um tiefe Seelenthemen bei meinen Klienten herauszufinden und zu transformieren. Diese Arbeit ist sehr intuitiv, und ich bin immer wieder begeistert, wie klar auch meine Klienten die Wirkung der ätherischen Öle auf dieser feinen Ebene wahrnehmen.

Ich erlebe die Seelendüfte als starke Ressourcen für nachhaltige Entwicklungs- und Bewusstseinsprozesse. Mein Spezialgebiet ist deren Wirkung auf die Psyche und Seele. In meinen Seelenduft-Seminaren und -Workshops erlebe ich, wie die Teilnehmer ganz intuitiv die für sie in dem Moment genau richtigen Pflanzenduftverbündeten auswählen und mit ihnen durch kraftvolle Veränderungsprozesse gehen, aus denen sie für ihren weiteren Weg gestärkt hervortreten. Mich selbst begleiten die Seelendüfte sehr wirkungsvoll in meinem Leben als hochsensible und vielseitige Persönlichkeit. Ich komme beispielsweise immer wieder an einen Punkt, an dem ich merke, dass ich mich überfordere oder in meinen vielen Interessen verliere. Mein Seelenduft hilft mir, mich zu fokussieren und meinen weiteren Seelenweg wieder klar zu sehen. Er hüllt mich in einen Mantel, der mich vor dem Zuviel an Umwelteinflüssen schützt.

Die Erkenntnisse zur seelischen Wirkweise der ätherischen Öle in den Duftprofilen in diesem Buch habe ich aus meinen eigenen Wahrnehmungen, denen meines Mannes Alfred, meiner TeilnehmerInnen und KlientenInnen und aus der Literatur der Aromapsychologie entnommen und weiterentwickelt. Mein Wissen, meine Erfahrungen und meine Begeisterung für die Seelendüfte möchte ich in diesem Ratgeber mit dir teilen.

TESTIMONIALS

»Das Seelenduft-Coaching bei dir geht so leicht und gleichzeitig so tief. Ich fühle mich vollkommen getragen. Die Düfte geben mir die Impulse, die ich brauche, genau in der richtigen Dosis. Es ist, als würde ich mich selber riechen.«

Jasmine Wagner

»Mein Seelenduft hat mich jetzt ein Jahr begleitet und mir geholfen, ins Tun zu kommen und Großartiges umzusetzen und mich gleichzeitig geschützt und geborgen zu fühlen.«

Laura Zierer

Arbeit mit dem Buch

Dieses Buch ist für offen gesinnte und spirituell interessierte Menschen, die zu ihrem eigenen Selbst finden und ihr ganzes Potenzial leben wollen. Nachdem du mit diesem Buch gearbeitet hast, wirst du in der Lage sein, die für dich wichtigen ätherischen Öle und ihre Wirkung auf seelischer Ebene zu erspüren, die Düfte für deinen Seelenduft auszuwählen und ihn selbst herzustellen. Im Kapitel »Mit Aromaölen zu dir selbst finden« (siehe S. 23) stelle ich dir verschiedene energetische und astrologische Konzepte zur Duftauswahl vor, z. B. die Auswahl nach Sternzeichen, Yin oder Yang, den vier Elementen oder nach den Chakren. Du erfährst, wie Düfte dich dabei unterstützen können, dein feinstoffliches und energetisches System in Einklang zu bringen

Im Kapitel »Düfte individuell erspüren« (siehe S. 39) stelle ich dir Anleitungen und Meditationen zur Verfügung, die dir das mediale Erspüren der dich unterstützenden ätherischen Öle ermöglichen. Du lernst, intui-

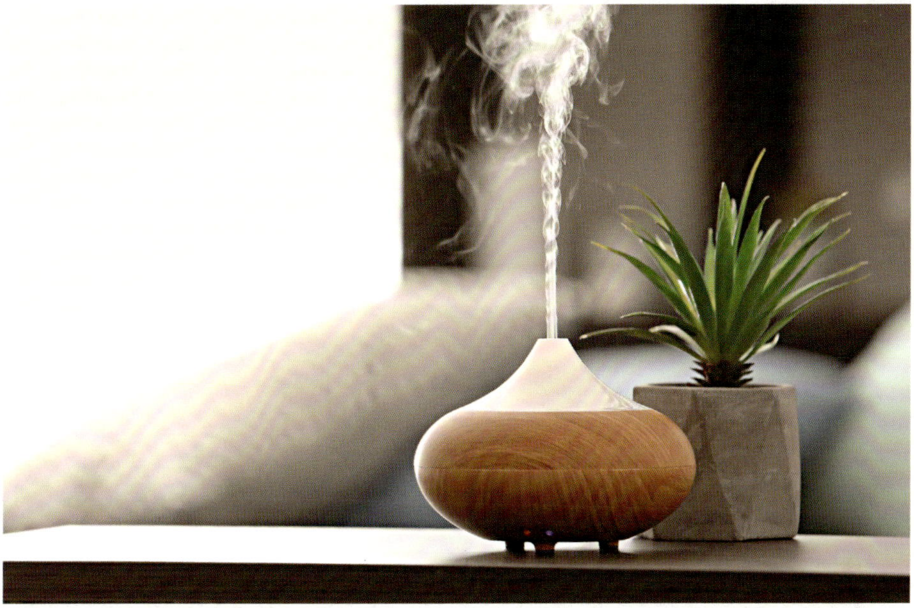

Ein Diffuser (Vernebler) zerstäubt mittels Ultraschall die feinen Duftmoleküle der ätherischen Öle und schafft so ein angenehmes Raumklima.

tiv wahrzunehmen, wie die Düfte auf dich wirken und wobei sie dich am besten unterstützen können. Im Kapitel »Ätherische Öle im Porträt« (siehe S. 47) stelle ich dir 20 Pflanzenduftprofile vor.

Anhand der Beschreibungen und Wirkweisen kannst du beispielsweise die Pflanzendüfte auswählen, die du in deiner nächsten Duft-Meditation näher erkunden möchtest. Vielleicht passt aber auch die Duftbeschreibung so genau auf deine momentane Situation, dass du bereits deinen Duft gefunden hast. Im Kapitel »Seelendüfte selbst kreieren« (siehe S. 89) bekommst du das Wissen an die Hand, um anschließend deinen ganz individuellen Seelenduft als Parfüm, Roll-On, Körper- und Massageöl, Raumduft oder Auraspray herstellen zu können. Genaue Schritt-für-Schritt-Anleitungen und Beschreibungen der Inhaltsstoffe leiten dich durch den Herstellungsprozess deines Seelenduftes. Im Kapitel »Themen & Rezepte« (siehe S. 115) stelle ich dir 16 Duftrezepte für Mutmacher- und Trösterdüften zur Verfügung, mit Anwendungen als Parfüm, Roll-On oder Spray. Folge deiner Nase und deiner Intuition. Prüfe auch immer jenseits des Wissens über den Duft deiner Wahl, ob er sich für dich gut anfühlt und ob du ihn gut riechen kannst. Düfte, bei denen du eine große Abneigung verspürst, sind jetzt einfach noch nicht dran.

Ich möchte dich einladen zu einer Reise in die Welt der Seelendüfte. Lass dich inspirieren, locken und verführen. Probiere aus und experimentiere mit der fröhlichen Art eines Kindes, welches spielerisch eine neue Welt entdeckt. Ich wünsche dir viel Freude dabei! »Folge der Freude, und die Seelendüfte werden dich in ungeahnte Welten entführen.« Schreibe mir gerne, was du bei deiner Entdeckungsreise mit den Seelendüften erlebst.

PS: Bei der Entstehung dieses Buches unterstützt mich beispielsweise mein Diffuser (Vernebler) mit einer Duftmischung für inspiriertes und fokussiertes Schreiben, bestehend aus 2 Tr. Zitrone, 2 Tr. Pfefferminze und 6 Tr. Rosmarin.

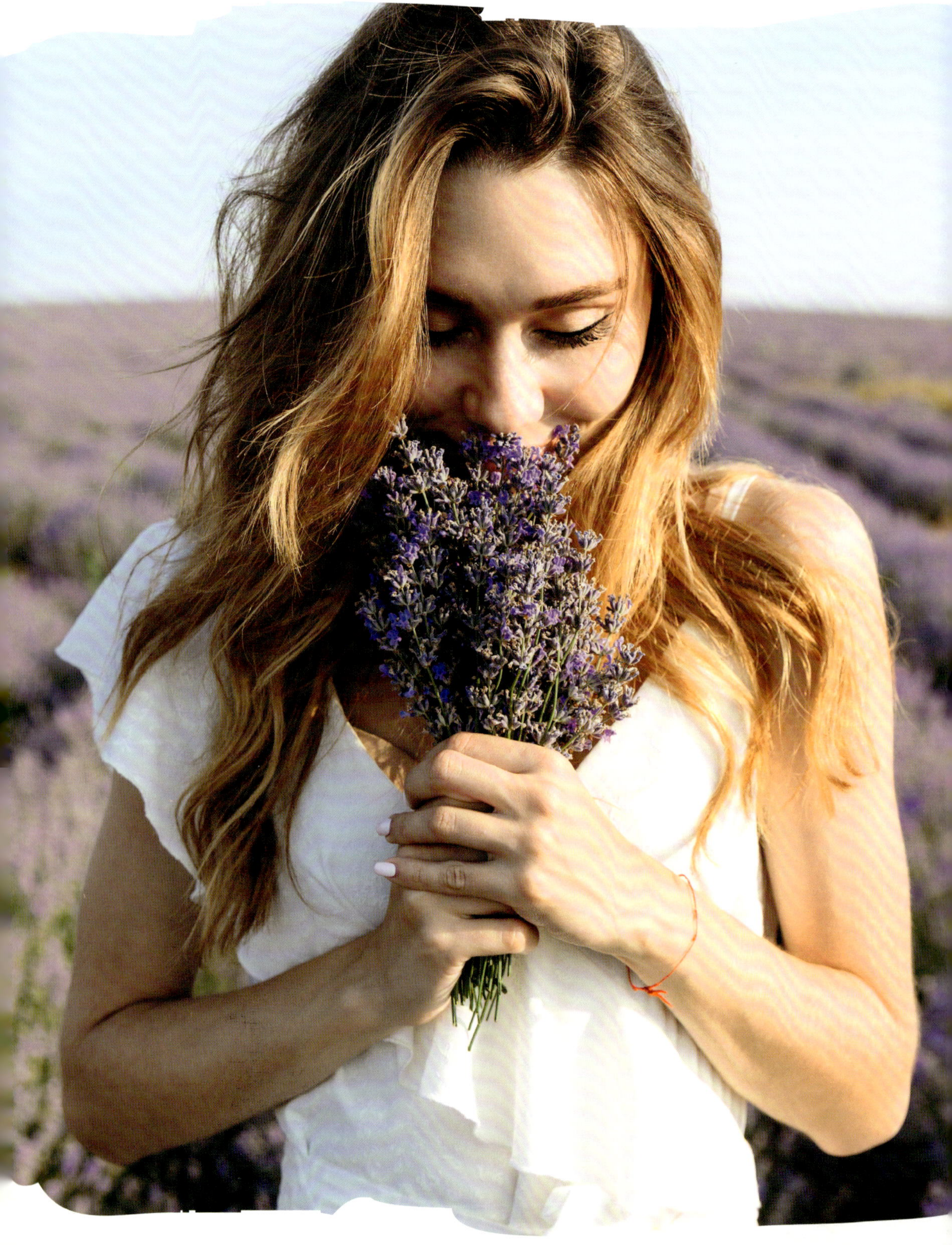

Mit Aromaölen zu dir selbst finden

Auf direktem Wege gelangen Düfte in dein Unterbewusstsein und vermögen von dort aus dein gesamtes Körper-Geist-Seele-System wieder in Einklang und dich ganz in deine Kraft und Mitte zu bringen. Natürliche Düfte können dich dabei unterstützen, deine Persönlichkeit zu entfalten, um dein ganzes Potenzial zu leben.

Das Wunder Nase

Riechen ist ein komplexer und faszinierender Vorgang, an dem Millionen von Riechzellen und Hunderte von Geruchsrezeptoren beteiligt sind. Laut Andreas Keller von der Rockefeller University in New York könnte der Mensch theoretisch bis zu einer Billion Düfte unterscheiden.

Mit jedem Atemzug nimmst du unzählige Düfte auf. Die Duftmoleküle gelangen durch die Nase und treffen auf eine ungefähr 2,5 cm große Riechzone auf beiden Seiten der Nasenscheidewand, die mit einer Riechschleimhaut überzogen ist. Je feuchter diese ist, desto besser können wir riechen. Die Riechschleimhaut erneuert sich etwa alle zwei bis drei Monate. In der Riechschleimhaut treffen wir auf unser Zentralnervensystem. Bis zu 30 Millionen Riechnervenzellen sind in ihr beherbergt. Beim Hund sogar um die 300 Millionen.

Jede Riechnervenzelle ist spezialisiert auf bestimmte Düfte. Eine Zelle kann bis zu 20 verschiedene Duftmoleküle erkennen, die allerdings in ihrem biochemischen Aufbau eine gewisse Ähnlichkeit aufweisen müssen. In den Riechnervenzellen befinden sich Rezeptoren, welche die unterschiedlichen Duftmoleküle aufnehmen und in Form eines chemisch-elektrischen Nervenreizes weiterleiten. Bisher wurden beim Menschen an die 350 verschiedene Geruchsrezeptoren entschlüsselt. Bei Ratten und Hunden wurden sogar 1000 Rezeptoren festgestellt. Die Nervenzellen geben den Reiz durch die »Siebbeinplatte« zum »Riechkolben«, wo die Ge-

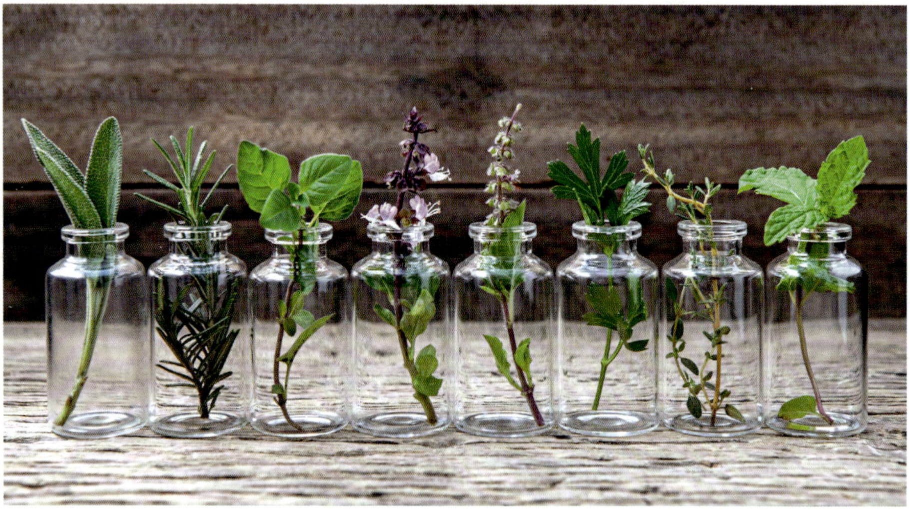

Duftpflanzen senden unzählige Duftmoleküle aus, die wir mit jedem Atemzug aufnehmen.

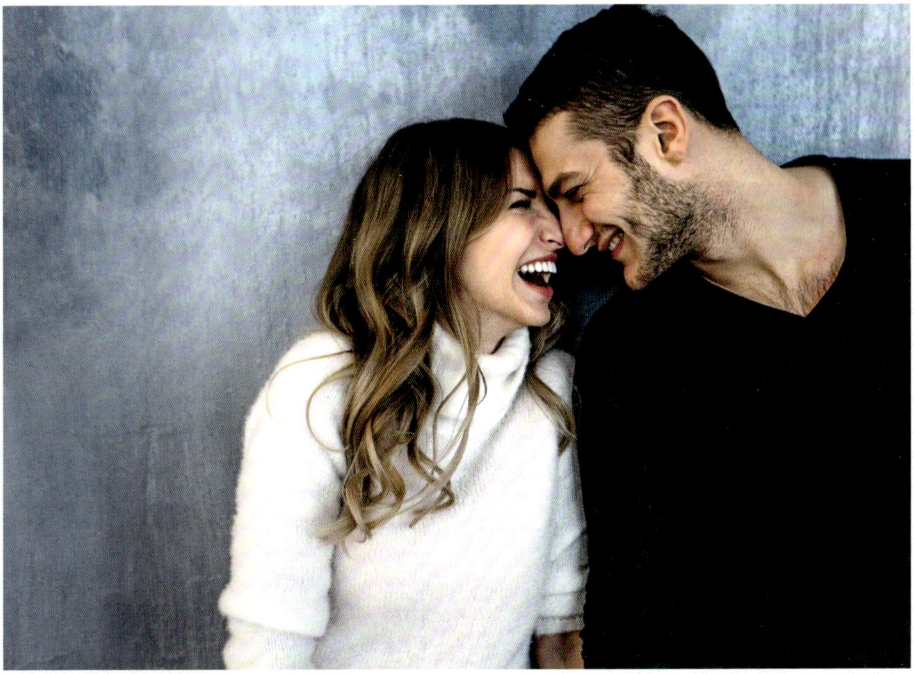

Riechen wir den Duft eines geliebten Menschen, löst das umgehend Glücksgefühle aus.

ruchsinformationen noch einmal verstärkt und direkt an das limbische System weitergeleitet werden.

Riechen und Emotionen – das limbische System

Das limbische System ist der Bereich in unserem Gehirn, der für Stimmungen und Gefühle zuständig ist. Es sitzt am oberen Teil des Rückenmarks und gehört zum ältesten Teil unseres Gehirns. Es ist die Steuerzentrale für Emotionen, Empfindungen und auch des Triebverhaltens des Menschen. Deshalb kann man mit der richtigen Anwendung von Düften die Emotionen und auch das Lustverhalten des Menschen gezielt beeinflussen. Aphrodisierende ätherische Öle können beispielsweise sexuelle Blockaden aufheben und die Libido steigern.

Unser Geruchssinn ist unersetzlich bei der Partnerwahl. Wir entscheiden, ob wir unseren potenziellen Partner »riechen« können oder nicht. Die Natur hat es so eingerichtet, dass Menschen, die wir gut riechen können, auch gut zu uns passen. Riechen ist eine Sinneswahrnehmung, die unmittelbar auf unsere Gefühle wirkt. Das Großhirn ist erst einmal nicht beteiligt. Bevor wir wissen, was wir riechen, reagieren schon unsere Gefühle. Im »Hypothalamus« werden dann die entsprechenden Glückshormone oder auch Stresshormone ausgeschüttet. Je nachdem, ob ein Duft Wohlgefühl oder Abneigung in uns auslöst.

Parallel dazu geht ein weiterer Impuls an den Hippocampus, wo unsere Erinnerungen verwaltet werden. Hier wird geprüft, ob wir den Duft von irgendwoher kennen. Die mit dem Duft verknüpfte Erinnerung kommt in unser Bewusstsein. In der Riechrinde wird der Duft anschließend identifiziert und mit einem Namen versehen, wenn er bekannt ist. Da das limbische System schon sehr früh in der Menschheitsgeschichte entwickelt war und mit ursprünglichen Gefühlen und Instinkten verbunden ist, sind Geruchserinnerungen oft sehr genau und intensiv. Geruchserinnerungen sind außerdem auch im Langzeitgedächtnis, in der Großhirnrinde abgelegt und auch noch nach vielen Jahren abrufbar.

Riechen und Erinnerungen

»Nichts bringt Vergangenes so zurück wie ein Geruch.« Vladimir Nabokov

Wie kein anderer Sinn kann das Riechen längst vergessen geglaubte Gefühle und Erlebnisse herbeiholen und uns wie aus heiterem Himmel in vergangene Zeiten zurückversetzen. Manchmal erinnert dich ein Pflanzenduft vielleicht an ein Naturerlebnis mit einem lieben Menschen. Sofort werden die Bilder und Erinnerungen vor deinem inneren Auge wieder ganz lebendig. Oder du riechst den Duft von Apfelkuchen und erinnerst dich an die Küche deiner Oma, wo du dich immer so geborgen gefühlt hast. Ich bin in Berlin aufgewachsen, und noch heute holt mich der ganz typische Geruch unseres Wohngebietes zurück in meine Kindheit. Jedes Mal, wenn ich meine Eltern besuche, schnuppere ich und lasse die Erinnerungen meiner Kindheit auf mich einwirken.

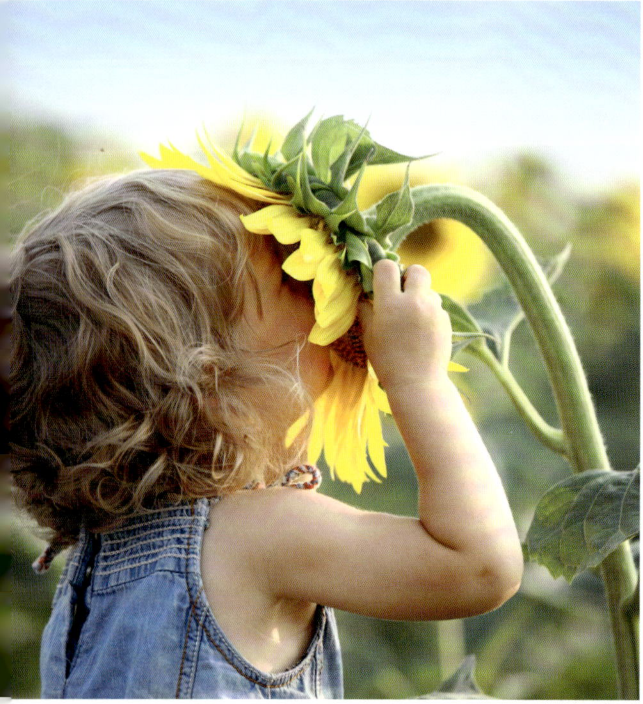

Düfte können in kürzester Zeit Kindheitserinnerungen in uns wachrufen.

Helen Keller, die nach schwerer Krankheit mit zwei Jahren erblindete und taub wurde, war eine beeindruckende Persönlichkeit. Trotz der Einschränkung der auditiven und visuellen Sinne lernte sie das Schreiben auf einer speziellen Schreibmaschine und wurde zu einer erfolgreichen Schriftstellerin. Ihr Motto war: »Ich bin blind, aber ich sehe; ich bin taub, aber ich höre.« Damit machte sie vielen taubblinden Menschen Mut, ihre Welt mit ihren inneren Sinnen wahrzunehmen.

Helen Keller ließ sich in ihrem Leben vom Riechen, Schmecken und Tasten leiten. Sie sagte über den Geruchssinn:

»Der Geruchssinn ist ein mächtiger Zauberer, der uns über Tausende von Kilometern und über alle Lebensjahre hinwegzutragen vermag. Obstduft bringt mich unter die Pfirsichbäume zurück, wo ich als Kind gespielt habe. Ich kenne Gerüche, bei denen sich mein Herz erinnerungsselig weitet, und andere, bei denen es sich erinnerungsweh verkrampft! Wenn ein Mensch von einer Stelle zur anderen eilt, hinterlässt er mir einen duftenden Eindruck des Ortes, von dem er herkommt – eine Küche, ein Garten oder ein Krankenzimmer.«

Die amerikanische Geruchsforscherin Rachel Herz führte eine Studie durch, bei der sie die Testpersonen mit verschiedenen Sinneseindrücken konfrontierte und dann untersuchte, welcher die meisten Erinnerungen hochbrachte. Sie wählte Popcorn für ihre Studie aus. Die Probanden hörten, wie der Puffmais ploppte, sahen Bilder von Popcorn oder durften an ihm schnuppern. Im Ergebnis erlebten die Probanden ihre Geruchseindrü-

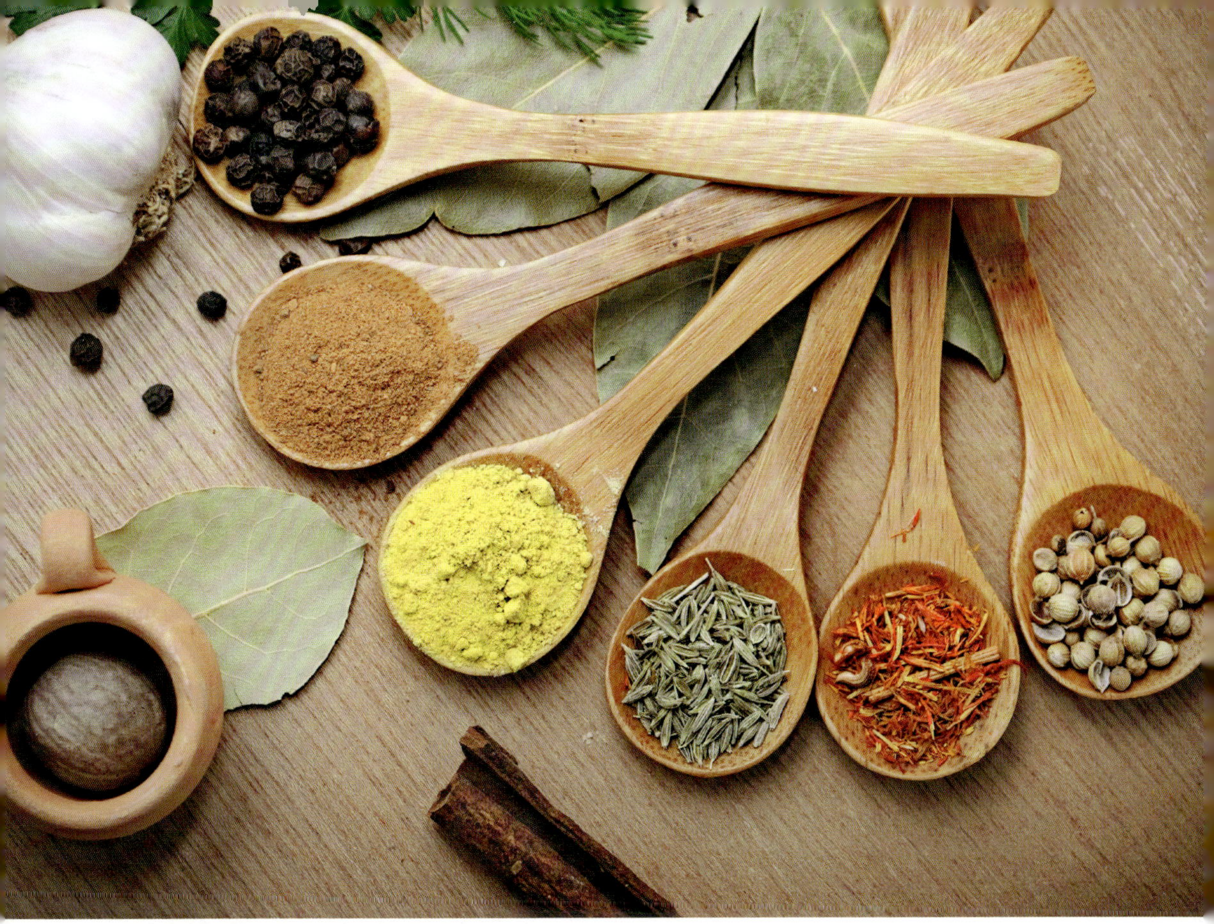

Den vielfältigen Geschmack der Gewürze nehmen wir beim Essen über die Nase auf.

cke am gefühlsintensivsten und am stärksten mit Kindheitserinnerungen verknüpft. Der Zusammenhang von Geruch und Erinnerungen zeigt sich auch bei Alzheimerpatienten. Als erstes Symptom dieser neurodegenerativen Erkrankung verlieren sie ihren Geruchssinn. Schon bevor die Betroffenen Beeinträchtigungen ihrer Merkfähigkeit wahrnehmen, haben sie Probleme damit, Alltagsgerüche zu erkennen.

Riechen und Schmecken

Unsere Nase ist sehr eng mit unserem Geschmackssinn verbunden. Hätten wir nicht unseren Geruchssinn zur Verfügung, könnten wir nur die vier Geschmacksrichtungen süß, sauer, salzig und bitter unterscheiden. Das ist das, was unsere Zunge durch die Geschmacksknospen wahrnehmen kann. Die restlichen Geschmackswahrnehmungen und somit das ganze Bouquet an kulinarischen Genüssen kommen durch unseren Geruchssinn. Die Duftmoleküle des Essens wandern durch die Nase und von dort in die Mundhöhle. Sie bereichern somit unser Geschmackserleben »von hinten herum«. Menschen, die ihren Geruchssinn verloren haben leiden sehr darunter, dass sie nur noch die elementaren Geschmacksrichtungen ihres Essens wahrnehmen können. Sie verlieren deshalb auch die Freude am Essen. Das kann dann in Folge zu einer unausgewogenen Ernährung und Gesundheitsproblemen führen. Man kann den Geruchssinn aber oftmals mit einem gezielten Riechtraining zurückholen.

Versuche doch mal, dir die Nase zuzuhalten, die Augen zu schließen und dann herauszufinden, was du gerade isst oder trinkst. Wahrscheinlich wirst du verwundert feststellen, dass das ohne den Geruchssinn gar nicht so einfach ist.

Düfte wirken ganzheitlich

Ätherische Öle bündeln die ganze Lebenskraft der Pflanze und wirken ganzheitlich auf unsere Gesundheit. Ihr Duft wirkt auf den Körper und die Psyche und gleichzeitig auf die Seele und den Geist.

Körper und Psyche

»Tu deinem Leib etwas Gutes, damit deine Seele Lust hat, darin zu wohnen.«
Teresa von Ávila

Die Aufnahme von Düften erfolgt über den Geruchssinn. Der Weg führt direkt ins Gehirn und dort in das limbische System. Gleichzeitig werden ätherische Öle über die Haut und Schleimhäute in den Körper aufgenommen. Von dort aus gelangen die Wirkstoffe der Öle über das Lymphsystem in den Blutkreislauf und den Stoffwechsel, so nehmen sie auf den gesamten Körper Einfluss.

Ätherische Öle können je nach ihrem biochemischen Aufbau antibakteriell (gegen Bakterien), antiviral (gegen Viren), antimykotisch (gegen Pilze) oder krampflösend, schmerzstillend und fiebersenkend wirken. Sie können die Verdauung anregen, den Blutdruck oder Blutzuckerspiegel senken. Sie helfen Zellen dabei sich zu regenerieren, und sie stärken das Immunsystem. Bei Erkältungen, Allergien, Wechseljahrsbeschwerden und unzähligen weiteren körperlichen Beschwerden sind sie starke Helfer. Ihre Wirkung auf körperlicher Ebene ist umfassend und in zahlreichen Studien nachgewiesen worden.

Ätherische Öle beeinflussen auch das Nervensystem und die Psyche des menschlichen Organismus in vielfacher Art und Weise. Sie vermögen im Gehirn Alphawellen zu aktivieren, die für Entspannung zuständig sind, können dem Gedächtnis auf die Sprünge helfen, nachweislich nervöse Anspannungen lösen und sogar Alzheimer verzögern. Bei Lethargie können sie anregend wirken und in depressiven Phasen stimmungsaufhellend. Eine Übersicht mit Wirkungsbeispielen ätherischer Öle auf körperlicher und psychischer Ebene (Auszug) findest du auf den Buchklappen.

Emotionen und Gefühle

Unser »Emotionalkörper« besteht aus unseren Emotionen, Gefühlen und Instinkten. Das limbische System könnte man als physischen Sitz dieses Emotionalkörpers sehen. Da Düfte direkt auf das limbische System wirken, haben sie auch eine unmittelbare Wirkung auf unsere Emotionen und Gefühle. Sie helfen uns, mit Emotionen besser umzugehen und sie auszugleichen.

Deine Emotionen und Gefühle sind davon beeinflusst, welche Erfahrungen du in der Kindheit und Vergangenheit gemacht und wie du gelernt hast, mit schwierigen Situationen umzugehen. Ätherische Öle können dir dabei helfen, die meist unbewussten emotionalen Reaktionen aufzuspüren und einen neuen Umgang mit ihnen zu lernen.

Du kannst mit den ätherischen Ölen entweder negative Emotionen in positive um-

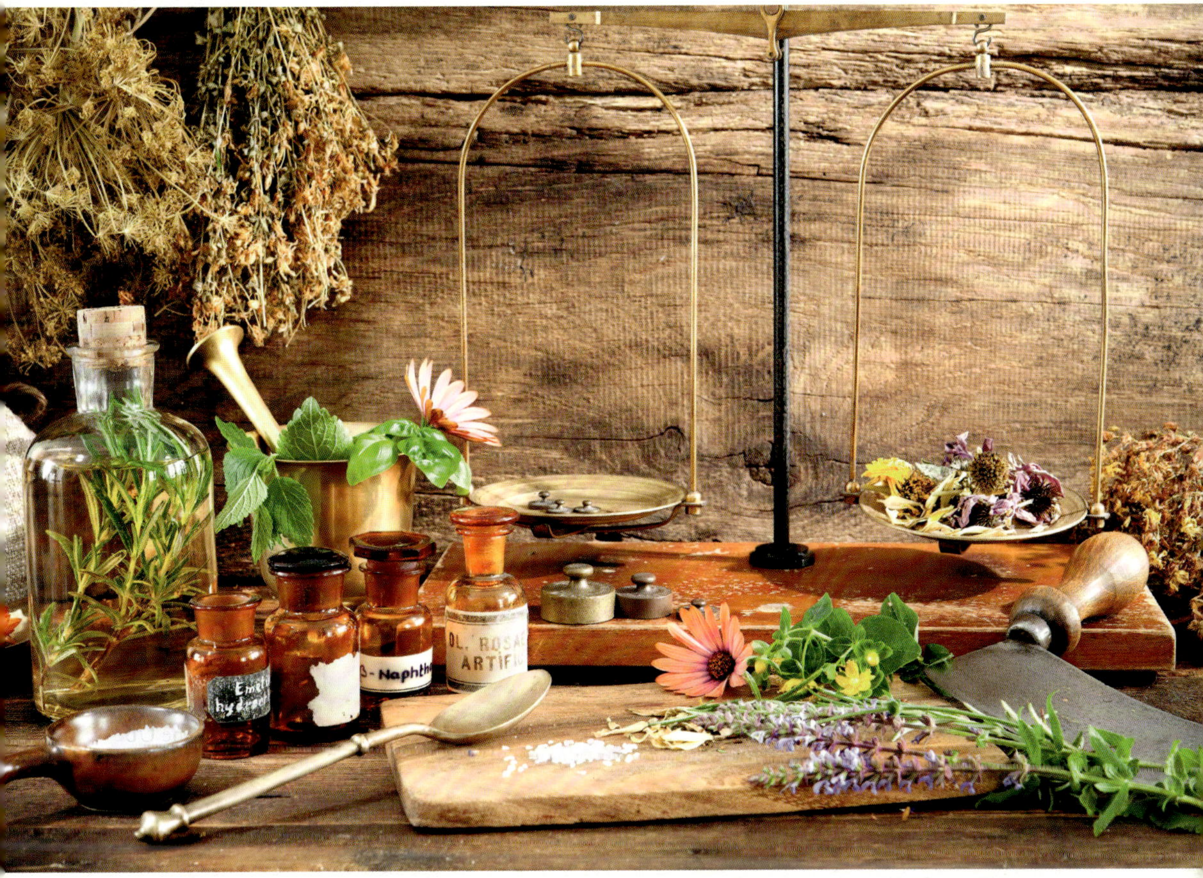

Die Natur schenkt uns mit den ätherischen Ölen hochpotenzierte Heilmittel.

wandeln oder positive Emotionen weiter stärken. Negative Emotionen wie Wut, Trauer und Angst kosten viel Kraft und können deinen Körper schwächen. Mit Düften wie Benzoe, Lavendel, Majoran, Melisse, Rose, Rosengeranie und Ylang-Ylang kannst du Wut in eine konstruktive Kraft verwandeln. Ein Duftrezept dazu findest du auf S. 131. Bei Liebeskummer wirken Benzoe, Rosengeranie, Orange und Cistrose unterstützend. Siehe dazu das Rezept auf S. 129. Angst kannst du mit Angelikawurzel, Benzoe, Majoran und Weihrauch in Gelassenheit verwandeln.

Positive Emotionen wie Freude kannst du mit Zitrusdüften wie Bergamotte, Grapefruit, Mandarine, Zitrone und Jasmin, Douglastanne und Vanille hervorrufen. Das passende Duftrezept findest du auf S. 119. Liebesgefühle kannst du mit der Rose, Jasmin, Sandelholz und Tuberose vertiefen. Das Duftrezept »Selbstliebe« findest du auf S. 126.

Mithilfe der Übersicht auf den Buchklappen kannst du dir die ätherischen Öle, die für dein emotionales Gleichgewicht unterstützend sind, zusammenstellen und mit den Anleitungen aus dem Kapitel »Seelendüfte selbst kreieren« (siehe S. 89) deinen ganz eigenen Seelenduft kreieren. Welche Düfte bei dir positive Gefühle auslösen, hängt auch von deinen individuellen Glückserlebnissen ab, die mit diesen Düften verknüpft sind. Lass am besten wieder deine Nase entscheiden.

Eine Tabelle mit Wirkungsbeispielen ätherischer Öle auf emotionaler Ebene (Auszug) findest du ebenfalls auf den Buchklappen.

Die geistig-seelische Ebene

Pflanzendüfte können dir dabei helfen, dich in deiner Persönlichkeit zu entwickeln, dein Bewusstsein zu erhöhen und damit dein innewohnendes Potenzial in seiner ganzen Kraft und Schönheit zu entfalten. Ätherische Öle haben eine starke Wirkung auf das Unterbewusstsein und können alte Erinnerungen ins Bewusstsein holen. Sie können somit alten Seelenschmerz nach oben bringen, damit er angeschaut und dadurch geheilt werden kann. Die Rosengeranie ist beispielsweise ausgesprochen wirksam darin, Verletzungen aus gescheiterten Liebesbeziehungen ans Tageslicht zu holen, damit diese in Dankbarkeit und Vergebung losgelassen werden können. Oftmals ist es erst dann wieder möglich, sein Herz erneut für die Liebe zu öffnen.

Wir wollen immer so gern, dass nur die schönen Dinge gesehen und erlebt werden. Doch gerade die schmerzhaften und prägenden Erfahrungen lassen uns wachsen. Die Düfte wirken sehr komplex und tief greifend. Sie bringen gleichzeitig die Kräfte mit, die es erleichtern, dass wir durch solche Wachstumsprozesse gut durchgehen können. Die Rosengeranie lenkt deinen Blick beispielsweise wieder auf die »rosigen« Zeiten in deinem Leben und gibt dir die Sicherheit, das Vertrauen und die Geborgenheit zurück, die du damals verloren hattest. Als ich die Rosengeranie für die Duftprofile erspürt habe, hat sie mich sehr herausgefordert. Ich konnte sie kaum riechen. Mit ihr kamen viele alte Themen hoch, durch die ich erst einmal durchgehen musste, bevor ich weiterschreiben konnte. Gleichzeitig hat sie mir die Zuversicht gegeben, dass ich es schaffen kann. Und ich habe es geschafft. Jetzt kann ich sie auch wieder gut riechen.

Du erkennst, dass ein Duft für dein Weiterkommen ein guter Begleiter ist, wenn du ihn richtig gut riechen kannst. Wenn du einen Duft stark ablehnst, kann es sein, dass dieser Duft mit einer sehr alten und sehr tiefen Verletzung aus deinem Leben in Resonanz geht.

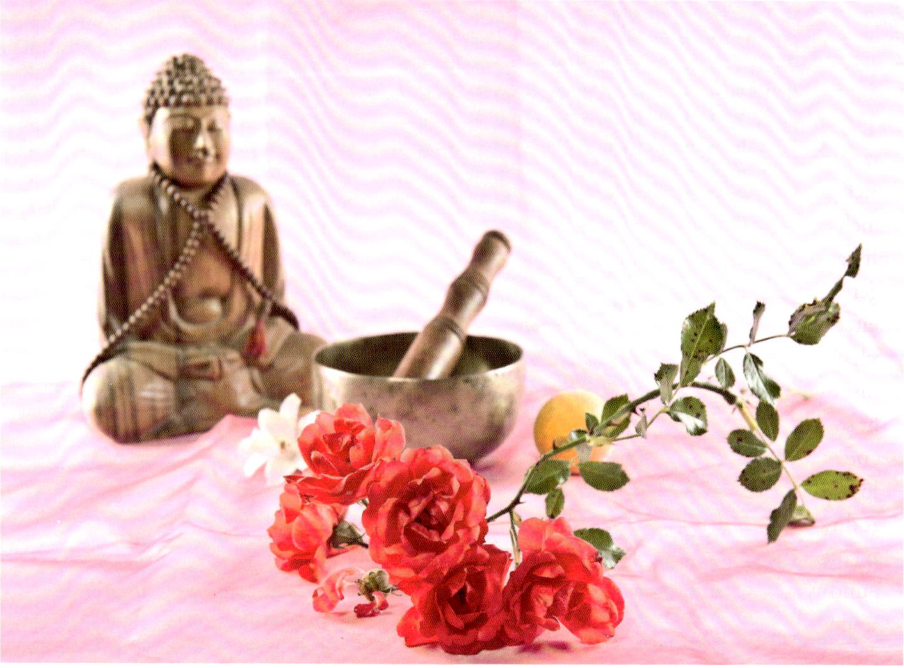

Natürliche Düfte können tiefe Entspannungs- und Meditationszustände hervorrufen.

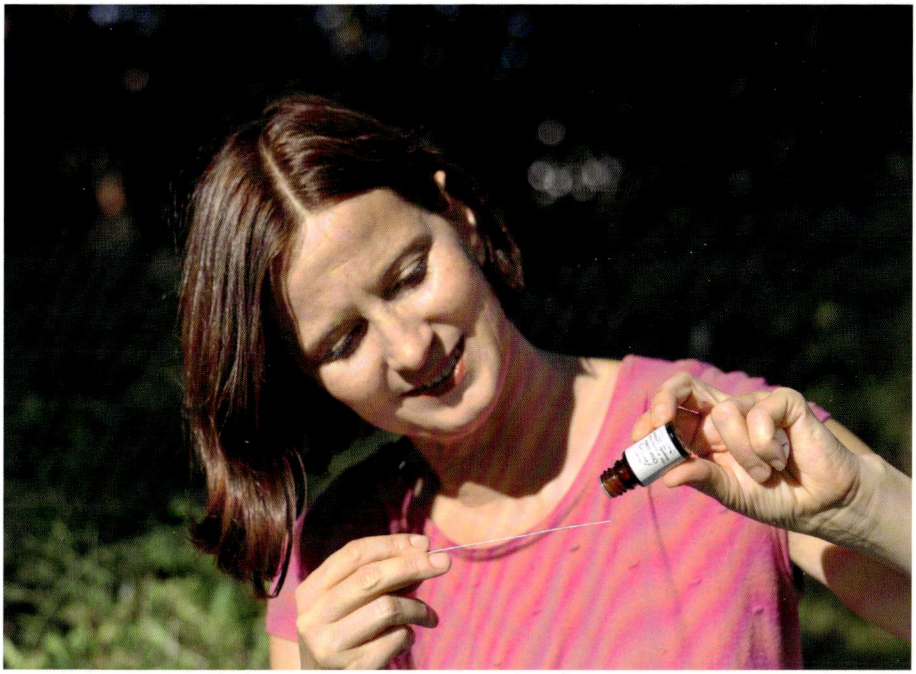

Einen Duft zu erspüren heißt, sich ganz auf ihn einzulassen. So kann er am besten wirken.

Dein System braucht erst noch viel Kraft und Stabilität, um sich dieser Verletzung zu stellen. Die Ablehnung ist ein Schutz deines Körpers und deiner Seele, da die Verarbeitung jetzt noch zu viel für dich wäre.

Deshalb empfehle dir, dich auf die Düfte zu konzentrieren, die du gut riechen kannst. Manchmal höre ich so etwas wie: »Ich könnte mich in dem Duft baden.« Dann ist dieser Duft genau richtig für dich! Hast du schon längere Zeit mit deinen »Leckerdüften« gearbeitet und befindest dich in Begleitung durch einen Therapeuten oder Coach, dann kannst du dich auch an Düfte wagen, die du nicht so gut riechen kannst. Düfte, die Übelkeit oder einen starken Widerstand bei dir auslösen, solltest du dennoch vermeiden. Hier zeigt dir dein System eine klare Grenze.

In einem sicheren Rahmen von Achtsamkeit und Wertschätzung darf ich tiefgreifende Veränderungsprozesse bei meinen Klienten erleben. In meinen Seelenduft-Coachings und -Workshops lassen sich meine Klienten ganz auf die Pflanzendüfte ein. Sie kommen zu mir mit Themen wie der tiefen Sehnsucht, ihren Herzensweg zu finden, dem Wunsch ganz bei sich anzukommen, eine erfüllte Beziehung zu leben oder den Seelenpartner zu finden. Eine meiner Klientinnen fühlte sich von Männern ungesehen, so gar nicht in ihrer Weiblichkeit erkannt und fast schon unattraktiv. Sie hatte mit ihren vierzig Jahren das Thema Partnerschaft abgeschlossen und meinte, dass sie dann eben den Rest ihres Lebens als Single verbringe. Und doch war da diese Sehnsucht nach einem Seelengefährten.

In einem intuitiven und sehr spannenden Prozess fanden wir die Düfte heraus, die sie dabei unterstützen, ihre Weiblichkeit und Schönheit sehen zu können und den Mut zu haben, sich den Männern mit ihrem ganzen Wesen zu zeigen. Ihre Ausstrahlung veränderte sich, und sie wurde plötzlich sichtbar. Schon nach ein paar Tagen wurde sie von drei Männern angesprochen, die mir ihr ausgehen wollten. Heute hat sie einen Lebenspartner

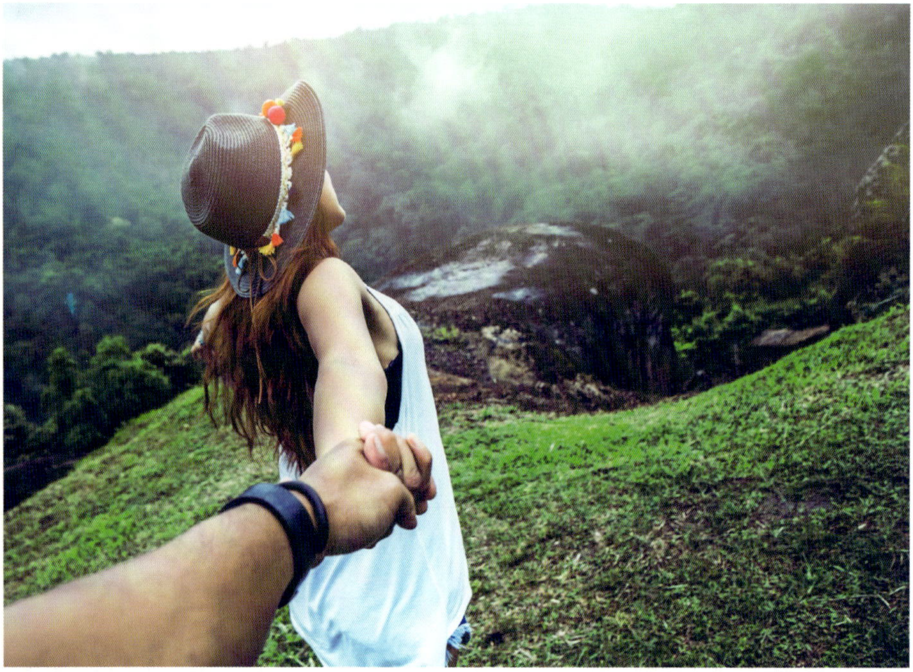

Mit dem passenden Liebesduft kann man sich seinen Seelenpartner ins Leben holen.

und ist voll und ganz in ihrer weiblichen Erotik erwacht. Düfte ihres Seelenparfüms waren unter anderem Atlas-Zeder, Bergamotte, Gewürznelke, Orange, Rosengeranie, Rosmarin, Lavendel und Zimt.

Im Kapitel »Themen & Rezepte« (siehe S. 115) findest du Duftrezepte, unter anderem zu den Themen Liebeskummer, Selbstliebe, Selbstvertrauen, Weiblichkeit und Männlichkeit. Einen Auszug von möglichen Themen und den unterstützenden Düften findest du auf den Buchklappen.

Die feinstoffliche Ebene

Düfte helfen dein Energiesystem zu harmonisieren, indem sie den Energiemangel aufzufüllen oder zu viel Energie abführen. Die Natur strebt nach Harmonie, und Pflanzendüfte helfen dir, auf der feinstofflichen Ebene, in diese Harmonie zu kommen. Mithilfe der folgenden energetischen Systeme des Yin und Yang, der vier Elemente, der Sternzeichen und der Chakren möchte ich dir Methoden an die Hand geben, deinen feinstofflich wirkenden Seelenduft zusammenzustellen. Suche dir dazu das System aus, das dir am nächsten ist und am sinnvollsten erscheint. Es gibt da kein Richtig oder Falsch. Mit den ausgewählten ätherischen Pflanzendüften kannst du dann nach den Anleitungen aus dem Kapitel »Seelendüfte selbst kreieren« (siehe S. 89) dein ganz persönliches Auraspray herstellen.

YIN UND YANG

Die chinesische Harmonielehre basiert auf dem Konzept des Yin und Yang. Mit dieser Einteilung können wir die Düfte noch gezielter einsetzen und ihre Wirkung herleiten. Die Yin-Qualität ist eher das weibliche Prinzip. Es ist geprägt von der Fähigkeit der Hingabe, des Da-Seins, des Sich-Einlassens, der Weichheit, des Nach-innen-gekehrt-Seins. Hier geht es um Entspannung, in die Mitte finden und in ihr bleiben, Gefühlstiefe zulassen, Raum für Sinnlichkeit schaffen, annehmen lernen

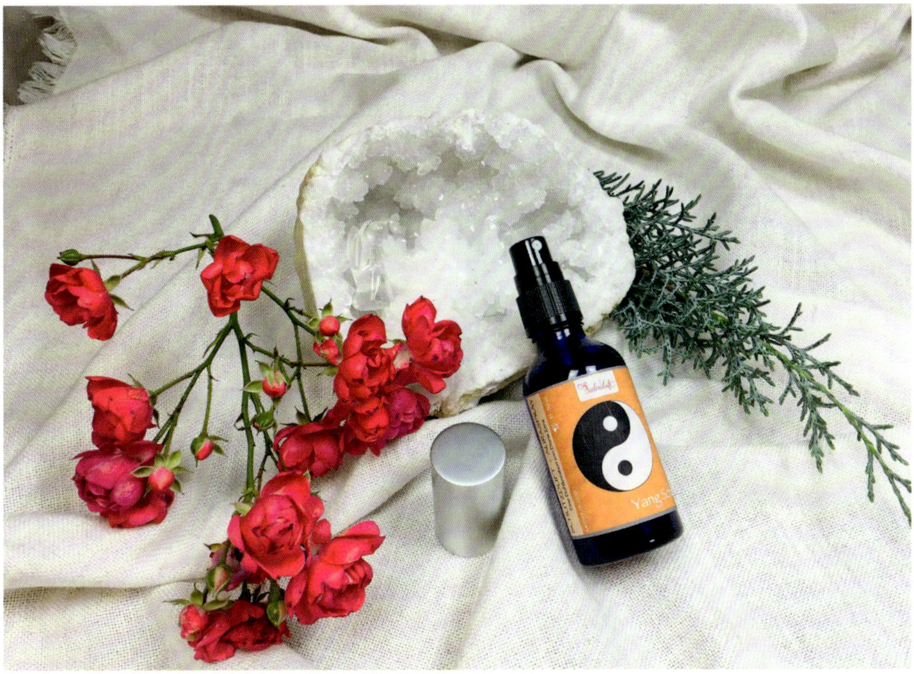

Das Auraspray »YANG-Schutz« hilft dir, klare Grenzen zu setzen und gibt dir Kraft und Stabilität.

und Vertrauen ins Leben schöpfen. In der Yin-Qualität fühlt man sich umsorgt, genährt, geborgen, geschützt und behütet wie von einer liebevollen Mutter. Es ist eine entspannende Energie.

Blütendüfte, sanfte Kräuterdüfte und erdige Wurzeldüfte repräsentieren die Yin-Qualität. Yin-Düfte sind zum Beispiel Rose, Jasmin, Ylang-Ylang und Vanille. Solltest du dir mehr Yin-Qualitäten in deinem Leben wünschen, kannst du die entsprechenden Düfte auswählen und mit ihnen diese Qualitäten in dein Leben holen.

Die Yang-Qualität verkörpert eher das männliche Prinzip. Es symbolisiert eine nach außen gekehrte, vorwärtsstrebende und planende Energiequalität. Beim Yang geht es um Grenzen setzen und wahren. Es geht ums Kämpfen und Sich-Durchsetzen. Diese Energie hilft, einen klaren Kopf zu bekommen, Handlungsimpulse zu empfangen und in die Gänge zu kommen. Sie ist in der Tendenz aktivierend, belebend und regt insbesondere das mentale Feld, den Geist, an. In der Yang-Qualität kann man die unterstützende Vater-Qualität erkennen. Zitronige und holzige Düfte repräsentieren die Yang-Qualität. Yang-Düfte sind beispielsweise Fichte, Ingwer, Rosmarin und Schwarzer Pfeffer. Auch die Yang-Qualitäten kannst du mit den entsprechenden Düften bewusst in dein Leben holen.

Alle ätherischen Öle sorgen dafür, dass das Qi – die Lebensenergie – gleichmäßiger fließen kann. Es gibt auch ätherische Öle, die auf beide Elemente harmonisierend wirken. Bei ihnen geht es um die Vereinigung der männlichen und weiblichen Energie. Diese androgynen Düfte können sowohl aktiv oder passiv als auch belebend oder entspannend wirken. Je nachdem, was gerade wichtiger ist. Beispiele dieser Qualitäten sind die Düfte Lavendel, Melisse und Narde.

Eine Übersicht mit der Zuordnung der Düfte zu Yin und Yang sowie eine Übersicht der ausgleichenden Düfte findest du auf den Buchklappen.

DIE VIER ELEMENTE

Die Vier-Elemente-Lehre ist aus der griechischen Philosophie abgeleitet. Der Grundgedanke ist, dass sich alles Sein in der Natur in die vier Elemente Erde, Wasser, Luft und Feuer unterteilen lässt. Da der Mensch auch zur Natur gehört, finden sich die vier Elemente auch in ihm wieder. Anhand des Zusammenwirkens der vier Elemente lässt sich genau beschreiben, wo sich im Menschen Ungleichgewichte befinden. Bei Störungen des Gleichgewichts der Elemente kann es zu Erkrankungen im körperlichen, seelischen und emotionalen Bereich kommen. Dieses Ungleichgewicht kann mit ätherischen Ölen wieder ausgeglichen werden. Manche Öle wirken unterstützend für mehrere Elemente.

Das Element **Erde** steht für Stabilität, Geborgenheit und Beständigkeit. Ist dieses Element in Harmonie, fühlen wir uns sicher und gut aufgehoben. Zu viel Erde könnte zu Unflexibilität und Lethargie führen. Ist zu wenig Erde vorhanden, dann macht sich das z. B. durch Haltlosigkeit und Flatterhaftigkeit, durch häufige Sorgen und fehlendes Vertrauen ins Leben bemerkbar. Düfte zur Stärkung des Elements Erde sind beispielsweise Angelikawurzel, Eichenmoos, Immortelle, Myrrhe, Patchouli, Sandelholz, Tonkabohne, Vetiver, Weihrauch und Zedernholz. Ihr Duftspektrum reicht von schwer über modrig-holzig bis hin zu moosig und streng.

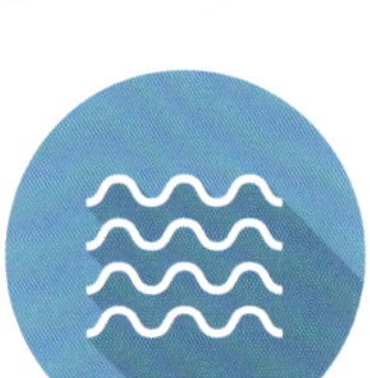

Das Element **Wasser** hilft, das Herz zu öffnen und Gefühle zuzulassen. Ist ausreichend Wasser vorhanden, können sich Mitgefühl, Liebe und Verbundenheit entfalten. Zu viel Wasser kann Emotionen überfließen lassen und z. B. die Neigung zum Weinen verstärken. Zu wenig Wasser kann zu Verschlossenheit und Einsamkeit führen. Unterstützende ätherische Öle für das Element Wasser sind Cistrose, Douglasie, Fenchel, Jasmin, Kamille, Rose, Vanille, Veilchenblätter und Ylang-Ylang. Diese Düfte kommen weich, sanft und fließend daher.

Das Element **Luft** öffnet den Raum für Inspirationen, Visionen, Kreativität und Leichtigkeit. Zu viel Luft kann zu Realitätsfremde und dem Bauen von Luftschlössern führen. Zu wenig Luft könnte Ideenlosigkeit zur Folge haben. Dem Element Luft zugeordnete Aromapflanzen sind Bergamotte, Eukalyptus, Fichte, Kampfer, Melisse, Minze, Weihrauch und Zitrone. Ihr Charakter ist erfrischend, kühlend und flüchtig.

Das Element **Feuer** entfacht Selbstbewusstsein und Durchsetzungsvermögen. Es ist sehr aktivierend und steht für unbändige Lebenskraft und Mut. Zu viel Feuer kann zu Aggressionen und Hyperaktivität führen, zu wenig Feuer zu Lethargie oder Unsicherheit. Das Feuer stärkende ätherische Öle sind beispielsweise Basilikum, Ingwer, Kardamom, Nelke, Pfeffer, Rosmarin, Thymian und Zimt. Diese Öle sind warm, scharf und eher stechend in ihrer Duftcharakteristik.

Du kannst mit ätherischen Ölen deine Elemente ausgleichen, indem du das Element, das zu wenig vorhanden ist, mit den Ölen, die diesem Element zugeordnet sind, stärkst. Ist von einem Element zu viel vorhanden, dann ist es hilfreich, die ätherischen Öle des gegenüberliegenden Elements zu verwenden. Zu viel Feuer-Energie, erkennbar z. B. an schnellem Aufbrausen, kann mit den ätherischen Ölen des Elements Wasser ausgeglichen werden. Wenn dagegen zu viel Erde vorhanden ist, was z.B. an starren Prinzipien erkennbar ist, dann wirken die ätherischen Öle des Elements Luft ausgleichend und bringen die nötige Portion Leichtigkeit und Flexibilität. Bei zu viel Luft wiederum wirken die Öle des Elements Erde unterstützend. Sie holen dann sprichwörtlich den Luftikus wieder auf den Boden der Tatsachen zurück. Wenn das Element Wasser überfließt, was sich in überschwänglichen Emotionen bemerkbar machen kann, dann helfen die Essenzen des Feuers.

STERNZEICHEN

Naturreine ätherische Öle können die Eigenschaften der Sternzeichen unterstützen, wenn diese nicht ausreichend gelebt werden. Mithilfe der Düfte können die positiven Charakterzüge der Sternzeichen gestärkt, negative Aspekte ausgeglichen oder fehlende Qualitäten ergänzt werden.

So ist der Widder als Feuerzeichen beispielsweise ein sehr aktiver und abenteuerlustiger Zeitgenosse. Er mag ungeduldig sein, wenn es um das Erreichen seiner Ziele geht, und schießt schon mal übers Ziel hinaus. Ständig braucht er neue Herausforderungen, damit sein Feuer nicht erlischt. Bist du ein Widder, der sein Feuer nicht richtig lebt, dann helfen dir Düfte wie Pfeffer, Zimt oder Kardamom, dich durchzusetzen und deine Feurigkeit einzusetzen, um deine Ziele zu erreichen. Die Weißtanne verhilft dir zu mehr Geduld, und die Rosengeranie gleicht dich aus, sodass du gut in deiner Mitte bleiben kannst und dich mit deinem Feuer nicht ausbrennst.

Die Düfte wurden den Sternzeichen aufgrund ihrer Eigenschaften und Wirkungen zugeordnet. In der Astrologie geht man davon aus, dass das Entwicklungspotenzial im Aszendenten liegt und wir uns in unserem Leben immer mehr zu den Qualitäten unseres Aszendenten hinbewegen. Mein Vorschlag wäre, dass du mit den Düften deines Sternzeichens (Sonnenzeichens) beginnst und die für dich gut duftenden ätherischen Öle auswählst. So kannst du deinen eigenen Sternzeichenduft nach den Anleitungen des Kapitels »Seelendüfte selbst kreieren« (siehe S. 89) zusammenstellen. Hast du nach einer Weile das Gefühl, dass du deinen Sternzeichenduft nicht mehr benötigst, ihn vielleicht immer wieder vergisst aufzutragen, dann ist es Zeit für deinen Aszendentenduft. Dazu rechnest du deinen Aszendenten aus (entweder über eine entsprechende Website im Netz oder über einen Astrologen) und wählst in der Tabelle auf den Buchklappen die entsprechenden Düfte aus und kreierst deinen Duft zur Entfaltung der Qualitäten deines Aszendenten. Auf den Buchklappen findest du auch eine Übersicht mit einer Zuordnung der ätherischen Öle zu allen Sternzeichen.

CHAKREN

Das Wissen über die Chakren kommt ursprünglich aus Indien. »Chakra«, aus dem Sanskrit, heißt übersetzt »Kreis« oder »Rad«. Chakren sind feinstoffliche Energiewirbel und damit auch Kraftzentren, die sich entlang der Wirbelsäule im Energiefeld des Menschen befinden. Man kann sie sich gut als

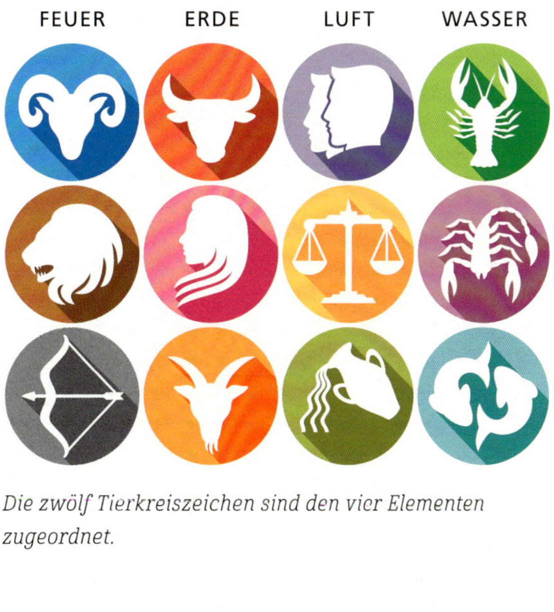

Die zwölf Tierkreiszeichen sind den vier Elementen zugeordnet.

Räder mit schnellen, kreisenden Bewegungen vorstellen. Dadurch ziehen sie die kosmische Energie an und verteilen sie im feinstofflichen Körper, versorgen die nahe liegenden Organe und haben Einfluss auf unsere Gefühle und Gedanken. Jedes Chakra hat seine eigene Schwingung. Sind alle Chakren ausgeglichen, befinden wir uns in Harmonie und seelischer Gesundheit. Durch äußere Einflüsse, traumatische Ereignisse oder herausfordernde Situationen kann es zu Blockaden der Chakren kommen. Der Energiefluss ist dann gestört. Mittels Energiearbeit, wie z. B. durch Yoga, und dem Einsatz der passenden ätherischen Öle können die Chakren harmonisiert und der Energiefluss wiederhergestellt werden. Im Folgenden stelle ich dir die sieben Hauptchakren mit ihrer Wirkung auf körperlicher und seelischer Ebene sowie den ihnen zugeordneten ätherischen Ölen vor.

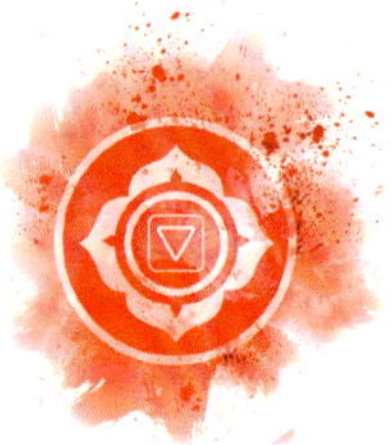

Das **Wurzelchakra**, auch »erstes Chakra« oder »Steißchakra« genannt, ist das unterste Chakra und sitzt am unteren Ende der Wirbelsäule auf der Höhe des Steißbeins. Mit seiner Energie versorgt es den Beckenboden und insbesondere den Dick- und Enddarm. Es versorgt den physischen Körper mit Lebenskraft und bildet die Basis für alle anderen Chakren. Das Wurzelchakra steht für Urvertrauen, ungezähmte Lebenskraft, Mut, Stabilität und Sicherheit. Durch das Wurzelchakra sind wir mit der Energie von Mutter Erde verbunden. Zeichen für ein blockiertes Wurzelchakra können Existenzängste, Kraftlosigkeit, fehlender Halt im Leben oder mangelndes Selbstvertrauen sein. Düfte zur Harmonisierung des Wurzelchakras finden wir vorwiegend in den aus Hölzern, Harzen und Wurzeln gewonnenen ätherischen Ölen: Angelikawurzel, Vetiver, Narde, Eichenmoos, aber auch Immortelle oder Karottensamen.

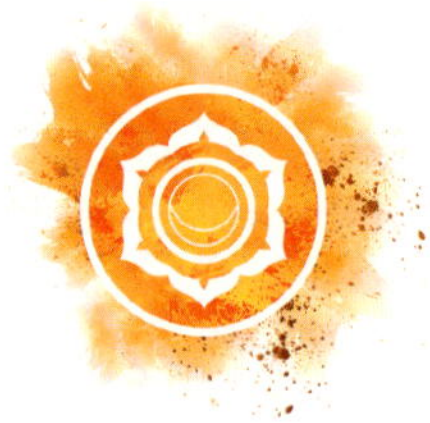

Das **Sakralchakra**, auch »zweites Chakra« oder »Sexualchakra« genannt, liegt auf der Höhe des Kreuzbeines, drei Fingerbreit unterhalb des Bauchnabels. Es versorgt die Geschlechts- und Unterleibsorgane, die Nieren und die Blase mit Energie. Mit einem harmonischen Sakralchakra können sich Sinnlichkeit und Sexualität, Schöpferkraft und die Weisheit des Unterbewusstseins entfalten. Störungen des Sakralchakras können zu Sorgen, Suchtneigung, Schuldgefühlen, Eifersucht, sexuellen Störungen, Mangelempfinden und Freudlosigkeit führen. Mithilfe von Düften wie Orange, Fenchel süß, Gewürznelke, Kardamom, Jasmin, Tonka und Ylang-Ylang kann das Sakralchakra gestärkt werden.

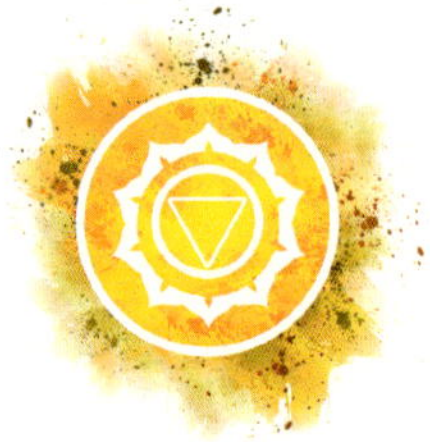

Das **Solarplexuschakra**, auch »drittes Chakra« oder »Nabelchakra« genannt, befindet sich im Oberbauch, in der Magengrube. Es versorgt den Magen, Dünndarm, die Leber, Milz und Gallenblase und steuert den Verdauungsprozess, den Stoffwechsel und auch die Emotionen. Zudem vitalisiert es das sympathische Nervensystem. Es steht für Durchsetzungskraft, Begeisterung und ein klares Bauchgefühl. Das Solarplexuschakra ist Sitz des Ichs und des Selbstvertrauens. Ein unausgeglichenes Nabelchakra erkennt man an Entscheidungsschwierigkeiten, Kontrollzwängen, einem geringen Selbstvertrauen und Machtthemen wie Abhängigkeit oder Dominanz. Stärkend und harmonisierend auf das Solarplexuschakra wirken würzige und aktivierende Düfte wie Ingwer, Muskat, Zimt und Rosmarin und beruhigende und ausgleichende Düfte wie Lavendel, Kamille und Melisse.

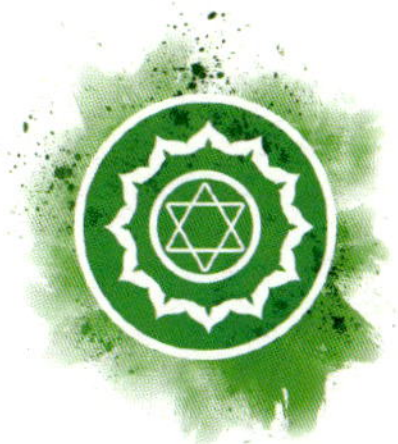

Das **Herzchakra**, auch »viertes Chakra« genannt, liegt auf der Höhe des Herzens in der Mitte des Brustraumes. Der organische Wirkungsbereich erstreckt sich auf den oberen Brustkorb mit Herz, Lunge und Blutkreislauf. Es verbindet die drei unteren Chakren mit den drei oberen. Liebe, Mitgefühl, Heilung, Harmonie und Hingabe sind im Herzchakra angesiedelt. Ist das Herzchakra blockiert, können Vorurteile, Einsamkeit, Verbitterung und Streitigkeiten entstehen.

Die blumigen Düfte Rose, Jasmin, Iriswurzel, Davana, Tuberose oder Rosengeranie können ein blockiertes Herzchakra stärken und wieder für die Liebe öffnen.

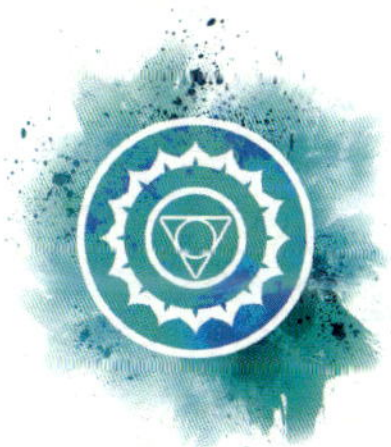

Das **Halschakra**, auch »fünftes Chakra« oder »Kehlkopfchakra« genannt, befindet sich im Halsbereich in der Nähe des Kehlkopfes. Es beliefert den Hals, Kiefer, Kehlkopf und die Speise- und Luftröhre mit Energie. Das Halschakra steht für klare Kommunikation, Ausdruck von Gedanken und Gefühlen, leichtes Lernen, Kreativität und Offenheit. Ist dieses Chakra blockiert, fällt es schwer, Bedürfnisse auszudrücken, fehlen die Ideen, können Schüchternheit oder Geschwätzigkeit auftreten. Düfte, die das Halschakra stärken sind frische und kampfrige ätherische Öle wie Bergamotte, Kampfer, Niaouli, Eukalyptus und Grapefruit.

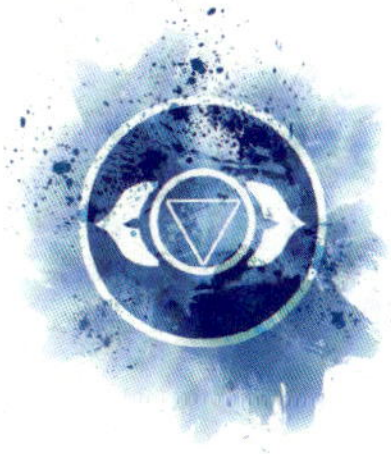

Das **Stirnchakra**, auch als »sechstes Chakra« oder »Drittes Auge« bezeichnet, liegt in der Mitte der Stirn, zwischen den Augenbrauen, etwas oberhalb der Nasenwurzel. Das Kleinhirn, das zentrale Nervensystem und die Sinnesorgane Augen, Ohren und Nase werden vom Stirnchakra energetisch versorgt. Das Dritte Auge gilt als das geistige Zentrum der Intuition und Weisheit. Ein kraftvolles Stirnchakra fördert die Wahrnehmung, Visionen, Fantasie, Bewusstsein und tiefe Selbsterkenntnis. Blockaden des Stirnchakras erkennt man an Konzentrationsschwäche, Vergesslichkeit oder mentaler Überlastung. Düfte wie Eukalyptus, Muskatellersalbei, Schafgarbe, Kamille blau und Wacholderbeeren öffnen das Dritte Auge und klären den Geist.

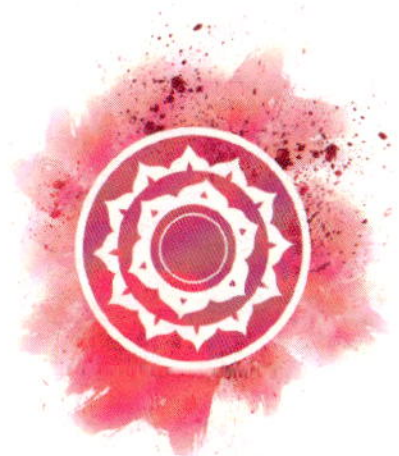

Das **Kronenchakra**, auch »siebtes Chakra« oder »Scheitelchakra« genannt, befindet sich am obersten Punkt des Scheitels im Bereich des Schädeldaches. Sein Wirken erstreckt sich unter anderem auf die Zirbeldrüse und den gesamten Organismus. Es steht für die Anbindung an das Göttliche, für den Sinn des Lebens, für Hingabe, Vollkommenheit und Erleuchtung. Ein geschwächtes Kronenchakra erkennt man an einem Gefühl der Sinnlosigkeit, Weltschmerz, Ziellosigkeit und Verzweiflung. Spirituelle Düfte wie Weihrauch, Sandelholz, Styrax und Myrrhe eignen sich sehr gut, um das Kronenchakra zu öffnen. Allerdings ist es ratsam, vorher die Energie der anderen Chakren anzuregen. Insbesondere das Wurzelchakra sollte gestärkt sein, damit die spirituelle Öffnung mit Bodenhaftung einhergehen kann.

Eine Übersicht weiterer, den Chakren zugeordneter ätherische Öle findest du auf den Buchklappen. Die Auswahl kannst du anhand der Farben, Symbolik oder Chakrenbeschreibungen treffen. Wähle auch hier erst einmal nur die Düfte aus, die du gut riechen magst.

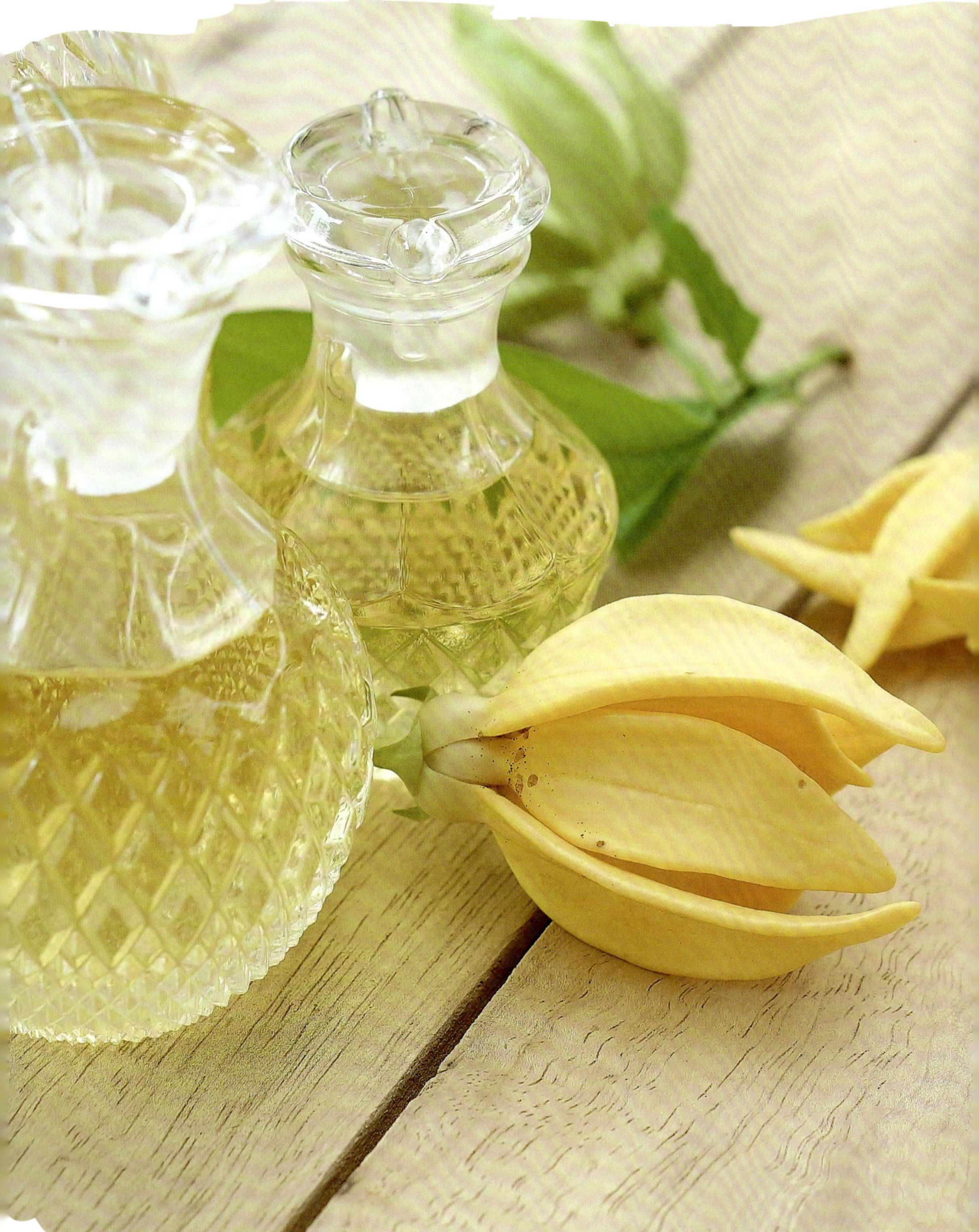

Düfte individuell erspüren

Es gibt so viele unterschiedliche Duftvorlieben, wie es Menschen gibt. Das, was der eine sprichwörtlich nicht riechen kann, duftet für den anderen betörend schön. Finde heraus, zu welchen Düften du dich hingezogen fühlst. Lass dir von den Düften zeigen, wie sie dich auf deiner Reise zu dir selbst unterstützen können.

Vertraue deiner Intuition

Du fragst dich vielleicht, warum du die Wirkung ätherischer Pflanzendüfte selbst erspüren sollst, wenn es doch viel einfacher wäre, in den Duftprofilen ab S. 47 nachzulesen. Ich ermutige dich dennoch, bewusst in die Welt deiner eigenen Wahrnehmung einzutauchen. Denn die Beschreibungen der Duftprofile bilden die Schnittmenge der Wahrnehmungen vieler unterschiedlicher Menschen. Auf dich persönlich können die Düfte ganz anders wirken. Die Pflanzen stimmen sich auf dich und deine individuelle Schwingung ein.

Indem du sie über deine eigenen Kanäle wahrnimmst, empfängst du ihre ganz persönliche Botschaft und kannst sie gezielt anwenden. So trainierst du deine Wahrnehmung und bekommst immer mehr Vertrauen in deine Intuition. Wenn du dich spielerisch und mit Leichtigkeit auf die Pflanzendüfte einlässt, wirst du mit jedem Mal mehr Facetten eines Duftes entdecken.

Mit allen Sinnen wahrnehmen

Sehen, Hören, Fühlen, Riechen und Schmecken – jeder Mensch nimmt die Welt mit unterschiedlich ausgeprägten Sinnen wahr. So entstehen im Laufe des Lebens »Lieblingswahrnehmungskanäle«. Manche Menschen nehmen Informationen bevorzugt visuell wahr, also über die Augen. Sie werden bei den folgenden Duftspürübungen Bilder, Farben oder Formen vor dem inneren Auge sehen. Ein auditiv ausgerichteter Mensch wird den Duft eher hören, ihn z. B. in Verbindung mit einer Tonhöhe bringen. Eine mögliche Aus-

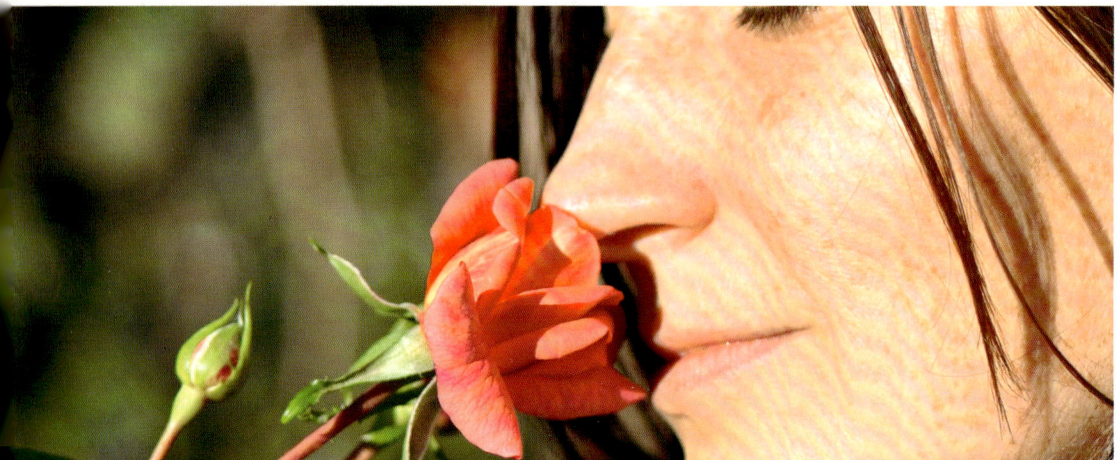

Sich mit voller Aufmerksamkeit auf einen einzigen Duft konzentrieren.

sage könnte sein: »Der Duft ist für mich wie ein hohes C.« Kinästhetisch wahrnehmende Menschen »fühlen« wiederum Informationen. Ihnen ist es wichtig, die Dinge zu berühren und zu ertasten. Sie werden einen Duft nach der Qualität einer Berührung beschreiben, wie: »Der Duft fühlt sich kantig, hart an und hat eine raue Oberfläche.« Ein olfaktorisch ausgerichteter Mensch beschreibt einen Duft tatsächlich sehr »nasenfixiert«, z. B. als holzig, stechend oder würzig, während ein gustatorischer Mensch möglicherweise den Geschmack von Vanillepudding auf der Zunge hat.

Natürlich ist es auch möglich, dass du einen Mix aus den oben beschriebenen Wahrnehmungsmöglichkeiten erlebst. Mit der Duftspürübung wirst du deine Wahrnehmungskanäle nach und nach besser kennenlernen.

Zusätzlich zu den fünf bekannten »irdischen« Sinnen – Sehen, Hören, Fühlen, Riechen, Schmecken – können wir noch die vier sogenannten Übersinne für unsere Duftwahrnehmung einsetzen. Da gibt es das Hellsehen, Hellfühlen, Hellhören und Hellwissen. Jeder Mensch hat diese feineren Wahrnehmungskanäle. Dem einen fällt der Zugang vielleicht leichter als dem anderen, prinzipiell ist aber auch diese übersinnliche Wahrnehmung mit den Duftübungen trainierbar.

Duft-Spür-Übungen

DIE NASE VORBEREITEN

Damit du die ätherischen Öle gut riechen kannst, solltest du vor den Spürübungen keine stark gewürzten Speisen, keinen Knoblauch und keine Zwiebeln essen. Hinderlich können auch stark duftende Cremes oder Parfüm sein. Insbesondere synthetische Parfüms beeinträchtigen das Riechvermögen stark. Am besten reinigst du deine Nase gut und befeuchtest sie anschließend. Sehr hilfreich ist hierfür eine Nasendusche mit Salzwasser.

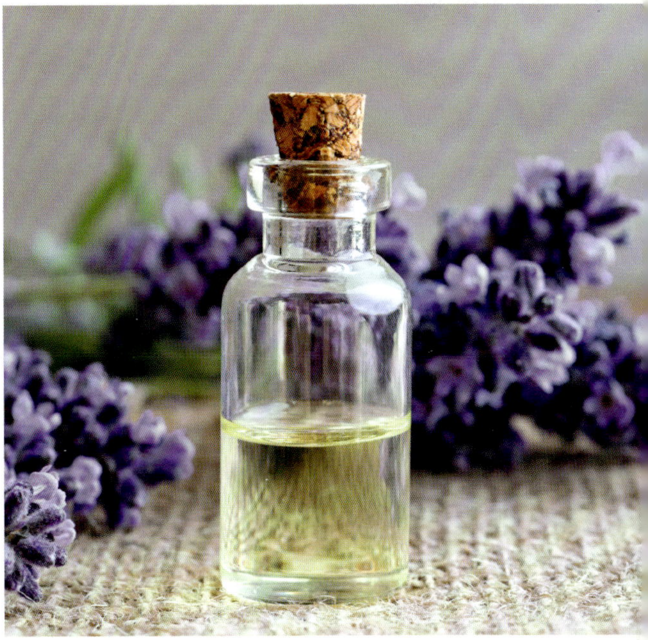

Du wirst überrascht sein, wie fein deine Nase den Duft ohne störende Reize wahrnimmt.

Den Raum, in welchem du die Duft-Spür-Übungen durchführst, solltest du vorher gut lüften. Schalte alle Störfaktoren wie Telefon, Handy oder Computer aus, und schaffe dir einen Ort, an dem du ungestört bist. Am Morgen riecht man übrigens am besten. Wenn du es in deinen Tagesablauf einfügen kannst, würde ich empfehlen, deine Spür-Übung am Vormittag einzuplanen.

TIPP

Wenn man einen Duft nicht mag, hat das oft mit einem tiefer liegenden persönlichen Thema zu tun oder mit einer unschönen Erinnerung. Wenn das dahinterliegende Thema gelöst oder das unangenehme Erlebnis verarbeitet wird, kann man danach einen vorher abgelehnten Duft oft wieder gut leiden.

Solltest du zwischendurch mal die »Nase voll haben«, dann empfehle ich dir, an einer Kaffeedose zu schnuppern. Kaffee neutralisiert Gerüche. So kannst du dich danach wieder ganz deinem Dufterlebnis zuwenden. Schreibe am besten direkt im Anschluss der Duftreise deine Wahrnehmung und Erlebnisse auf. Das erleichtert dir die Deutung und den Einsatz deines Duftes. Bei erneutem Erspüren des Duftes kannst du dann deine Wahrnehmungen vergleichen und eventuell ergänzen. Deine Nase wird durch Training immer feiner in ihrer Wahrnehmung: Nach einer gewissen Übungszeit wirst du immer mehr von deinem Duft wahrnehmen und seine Botschaft für dich empfangen.

EINEN DUFT WAHRNEHMEN

Mach dir bewusst, dass deine ganze Aufmerksamkeit jetzt darauf liegen sollte, den ausgewählten Pflanzenduft wahrzunehmen. Konzentriere dich zuerst auf eine einzige Pflanze. Dazu gibst du einen Tropfen ätherischen Öls dieser einen Pflanze auf einen Duftstreifen und wedelst damit mit einem möglichst großen Abstand vor deiner Nase.

Du kannst dir die Duftfragen der drei folgenden Übungen entweder selbst durchlesen oder du lässt sie dir von einer anderen Person vorlesen. Ich stelle dir die Fragen auch in Form von drei verschiedenen Meditationen zum Download zur Verfügung. Folge dazu einfach dem Link »https://seelenduft.at/duftwahrnehmung« oder scanne mit deinem Mobiltelefon den QR-Code unten ein.

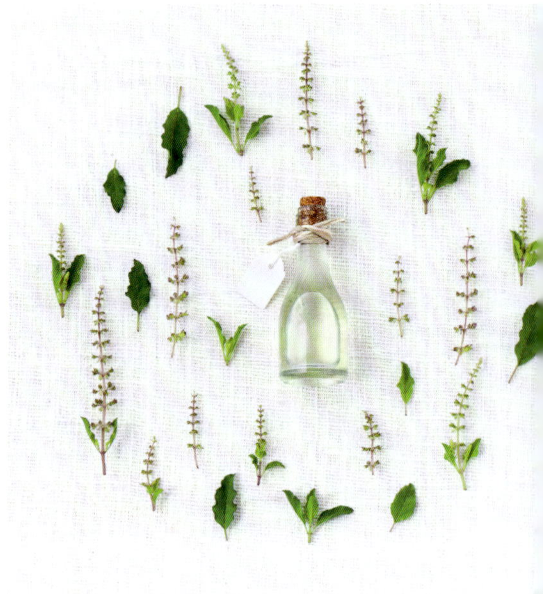

Den Duft zu ergründen, bedeutet seine Nuancen wahrzunehmen.

Übung 1 – Einen Duft kennenlernen

Im ersten Schritt geht es darum, dass du einen Duft erst einmal in seinen Grundzügen wahrnimmst. Vielleicht erkennst du so auch schon, welchen Wahrnehmungskanal du bevorzugst. Stelle dir die folgenden Fragen, wenn du den Duft in der Nase hast.

DUFTFRAGEN

1. Wie ist dein erster Eindruck? Magst du den Duft oder eher nicht?
2. Mit welchen Eigenschaften beschreibst du ihn?
3. Welche Farbe bringst du mit ihm in Verbindung?
4. Welche Form erscheint dir passend zum Duft? Ist er eher spitz oder rund?
5. Wenn der Duft einen Ton hätte, wäre es eher ein tiefer oder ein hoher?
6. Wo im Körper spürst du ihn?
7. Was spürst du, wenn du mit dem Duft in Verbindung gehst? Ist es ein Prickeln, Schwere, Leichtigkeit, Enge, Helligkeit,

Dunkelheit? Welche Körperreaktionen löst der Duft bei dir aus?

8. Was für einen Geschmack hast du auf der Zunge?
9. Kommt er dir bekannt vor? Welche Erinnerungen verknüpfst du mit ihm?
10. Verändert sich der Duft mit der Zeit? Wenn ja, wie?

Übung 2 - Die Duftrichtung erkennen

Nachdem du nun einen ersten Eindruck vom Duft gewonnen hast, geht es im zweiten Schritt darum, dass du die Duftrichtung erkennst, z.B. fruchtig, blumig, holzig oder krautig. Dieser Kategorien bedient sich auch ein professioneller Parfümeur, um das harmonische Zusammenspiel eines Duftes zu beschreiben.

Dein Körper dient dir als hervorragendes Wahrnehmungsinstrument. Du wirst erspüren, wie der Duft auf deinen Körper wirkt, welche Chakren (Energiezentren deines Körpers) er anspricht und welche Qualität er hat – z. B. leicht, schwer, kühl oder warm. Die folgenden Fragen helfen dir dabei.

DUFTFRAGEN

1. Welche Duftrichtung nimmst du wahr?
2. Riecht der Duft fruchtig? An welche Früchte erinnert er dich?
3. Empfindest du den Duft als blumig? Welche Blumen kommen dir in den Sinn?
4. Wirkt der Duft würzig? An welche Gewürze musst du denken?
5. Kommt dir der Duft krautig vor? Welche Kräuter kommen ihm am nächsten?
6. Riecht er vielleicht holzig? An das Holz welchen Baumes erinnert er dich?
7. Riecht der Duft harzig? An das Harz welchen Baumes denkst du?
8. Wirkt der Duft eher kühl oder warm?
9. Nimmst du ihn als leicht oder schwer wahr?
10. Wo in deinem Körper spurst du ihn am ehesten? Steigt er in die Kopfregion,

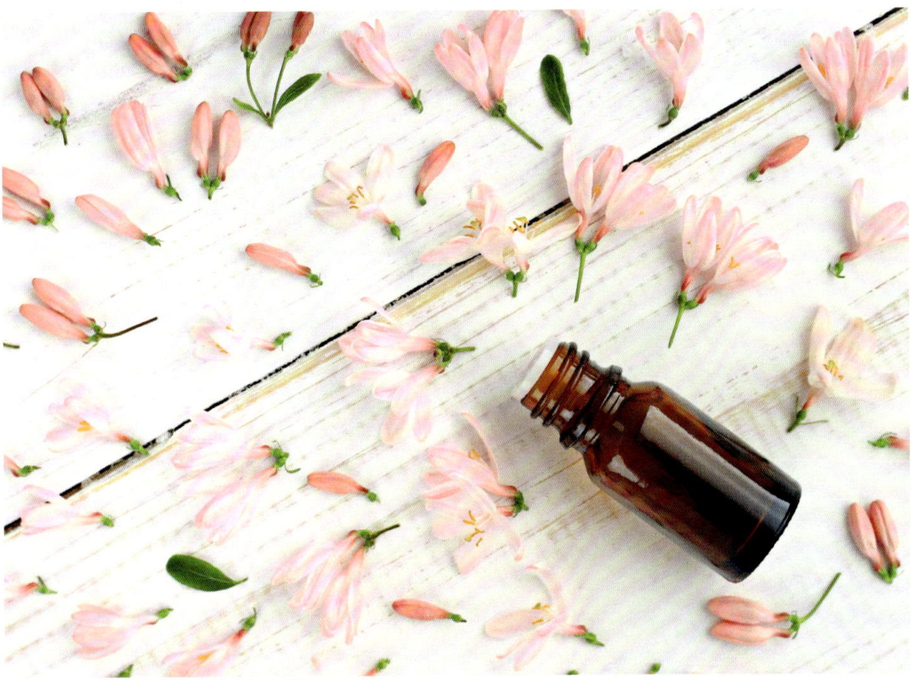

Je besser du die Düfte kennenlernst, umso gezielter kannst du sie für dich einsetzen.

füllt er deinen Brustraum, oder spürst du ihn tief in deinem Bauch?

11. Welches Chakra (Energiezentrum) spricht auf den Duft an? Oder sind es mehrere?
12. Würdest du den Duft eher dem Weiblichen (Yin) oder eher dem Männlichen (Yang) zuordnen?
13. Ist es für dich ein leichter Duft der Kopfnote – leicht und flüchtig –, ein Duft der Herznote – blumig oder krautig –, oder ein Duft der Basisnote – schwer und langanhaltend?

Übung 3 – Die Duftbotschaft verstehen

Düfte sind stark mit unseren Erinnerungen und Gefühlen verknüpft. Sie haben eine direkte Verbindung zu unserem Unterbewussten. Es ist möglich, dass beim Riechen Erinnerungsbilder in dir hochkommen, die wichtige Botschaften über deinen weiteren Weg mit sich bringen. Ein Duft kann auch Gefühle auslösen, die dir zeigen, ob du auf dem richtigen Weg bist oder nicht.

Bei der folgenden Spürübung trittst du in Kontakt mit dem Wesen des Duftes. Es gibt dir Auskunft über seine Wirkungsweise. Du lernst, wie dein Duft dich bei der persönlichen Weiterentwicklung am besten unterstützen kann. Spüre in dich hinein, ob dieser Duft dir zu einem treuen Begleiter werden kann.

Sinnvoll ist, zuerst die Übung 1 und 2 zu machen, damit du Zugang zu deinem Duft bekommst. Du kannst aber natürlich auch in der von dir gewählten Reihenfolge vorgehen.

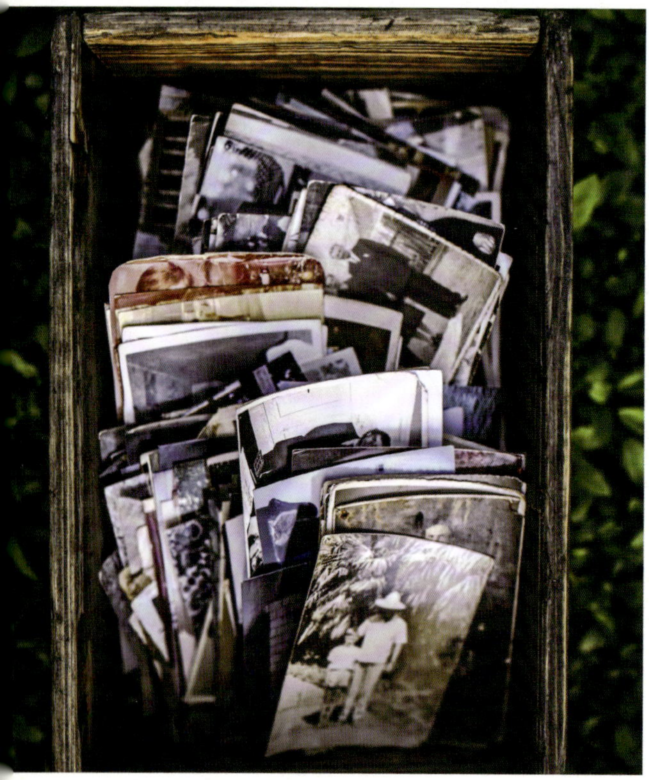

Ein Duft kann Erinnerungen und Bilder in uns wachrufen, die wir längst vergessen glaubten.

DUFTFRAGEN

1. An was erinnert dich der Duft?
2. Welche Bilder oder welchen Film siehst du vor deinem inneren Auge? Ist es eine spezielle Landschaft, eine besondere Situation oder ein längst vergessen geglaubtes Erlebnis?
2. Was löst dieser Duft in dir aus?
3. Wie wirkt sich der Duft auf deine Stimmung aus? Welche Gefühle kommen hoch?
4. Inwiefern könnte der Duft dich herausfordern?
5. Welches Thema bringt er ans Licht?
6. Wobei kann dich der Duft auf emotionaler oder seelischer Ebene momentan unterstützen?
7. Welche Ressource gibt dir der Duft mit? Das können Liebe, Leichtigkeit, Vertrauen, Kraft oder Gelassenheit sein.
8. Was für ein Symbol erscheint dir?
9. Welche Botschaft hat dein Pflanzenduftverbündeter für dich? Welche Worte oder Sätze kommen dir in den Sinn?
10. Welches sind die nächsten Schritte, die du unternehmen solltest?

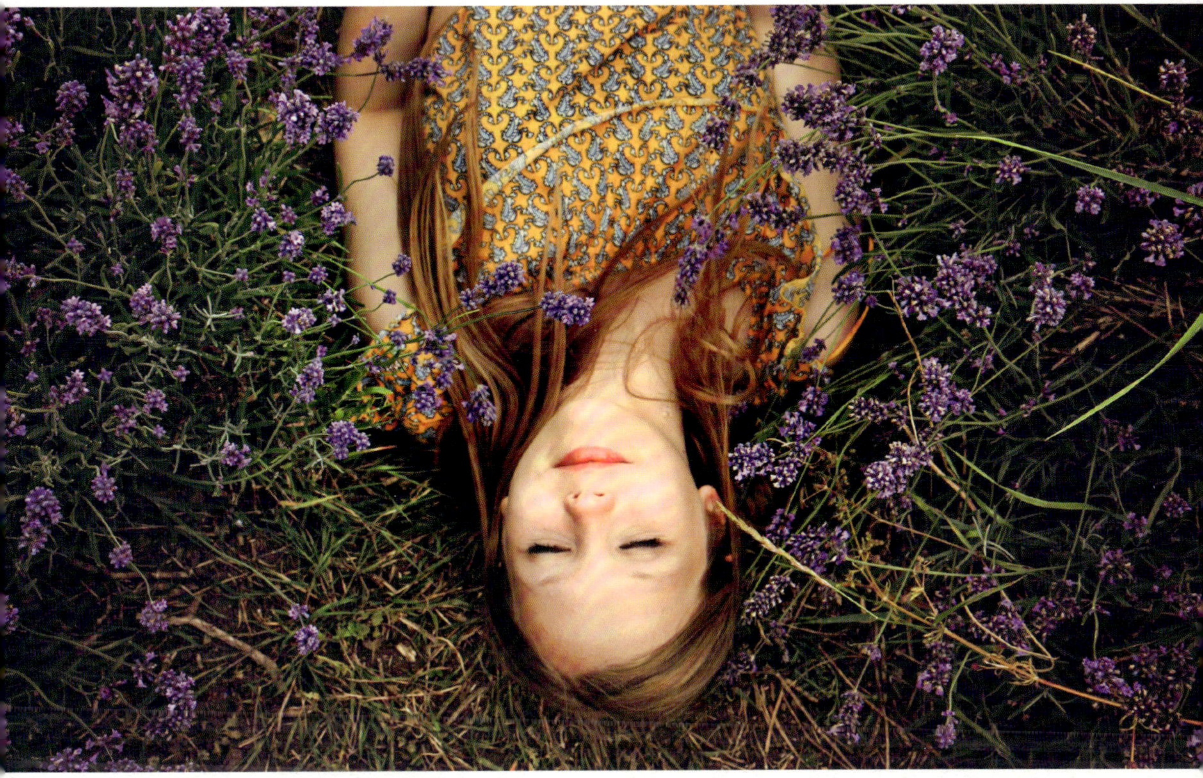

Du trittst in Kontakt mit dem Wesen des Duftes.

Was bedeutet der Duft für mich?

Je nachdem, welchen Sinneskanal du bevorzugst, wirst du Unterschiedliches erleben. Wo im Körper du den Duft spürst, kann Aufschluss darüber geben, wo der Duft bei dir am stärksten wirkt. Wenn du ihn im Kopf spürst, dann pustet er dir vielleicht deine quälenden Gedanken weg und verschafft dir Klarheit und Weitsicht, sodass du wieder erkennen kannst, was dir wirklich wichtig im Leben ist. Wenn du ihn im unteren Körperbereich oder in deinen Beinen spürst, gibt er dir vielleicht Halt im Leben und ein Gefühl von Sicherheit.

Wenn es innere Bilder sind, die dich auf deiner Duftreise begleiten, dann können sie vielleicht Hinweise auf eine starke Ressource in dir sein. Eine meiner Klientinnen erlebte beispielsweise in einem Seelenduftcoaching eine sehr tief greifende Verbindung zu ihrem Duft. Sie wählte intuitiv Rosmarin als ihren Pflanzenduftverbündeten. Als ich sie in Kontakt mit dem Rosmarinduft führte, stiegen Bilder vor ihrem inneren Auge auf, als sie erstmals mit 16 Jahren ganz alleine Urlaub in der Provence (Frankreich) machte. Sie fühlte plötzlich die Kraft und das Selbstbewusstsein dieser Zeit in sich aufsteigen. Der Duft hilft ihr seither immer dann, wenn sie sich in schwierigen Lebenssituationen befindet, indem er sie an ihre innewohnende Kraft erinnert.

Wenn du dich auf die Pflanzendüfte ganz einlässt, können sie dir zu wertvollen Begleitern auf dem Weg zu deinem ganz authentischen, wundervollen Selbst werden. Lass dich von ihnen liebevoll führen und entdecke mit spielerischer Leichtigkeit die Aufforderung des Lebens, über sich hinauszuwachsen.

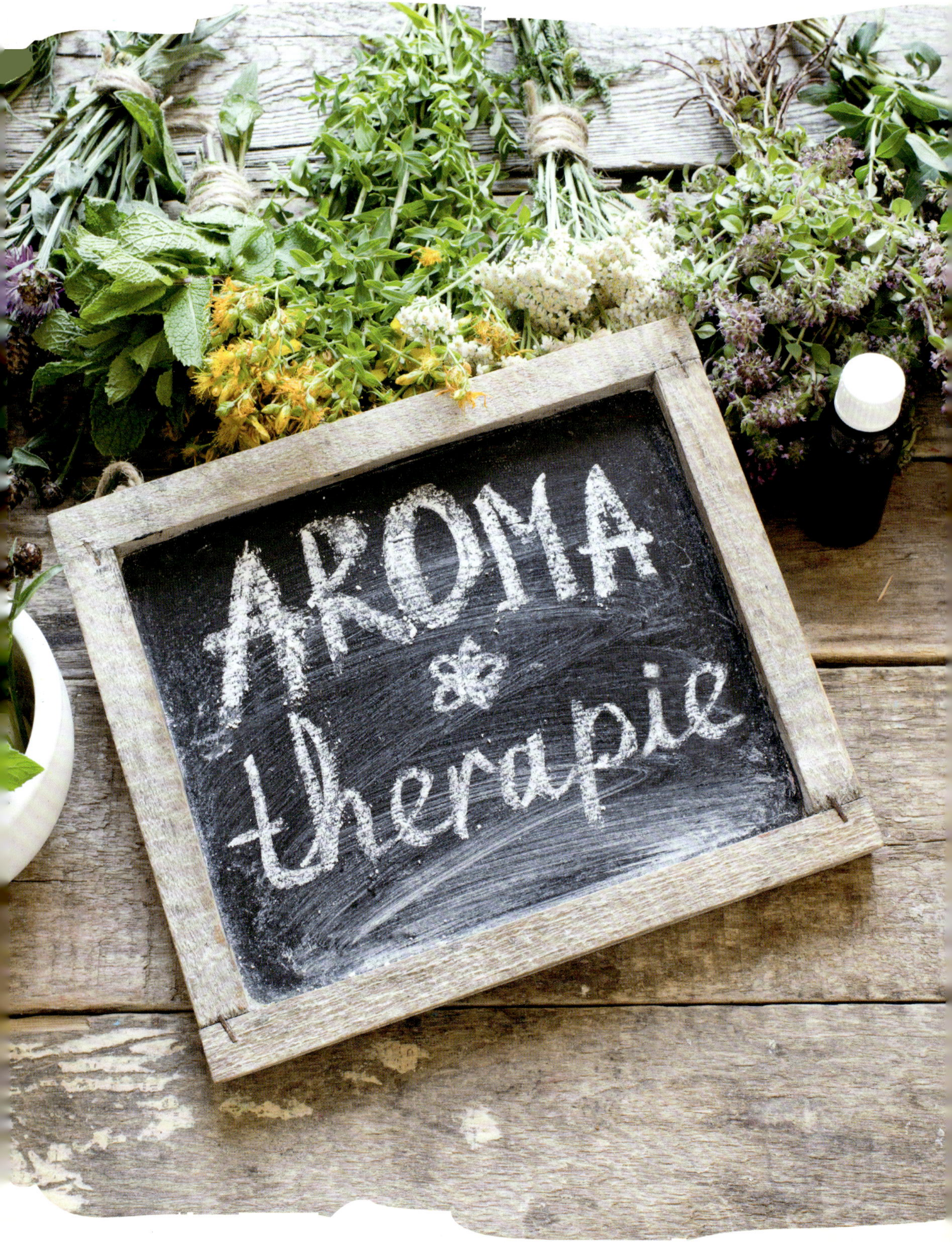
AROMA
therapie

Ätherische Öle im Porträt

Zwanzig Aromapflanzen schenken dir einen Einblick in ihr Pflanzenwesen. Auf einen Blick erkennst du, wobei sie dich unterstützen können. Du lernst die seelische Wirkung ihrer ätherischen Öle kennen und kannst gezielt nach deinen Lebensthemen die richtigen Duftbegleiter finden.

Atlas-Zeder

BOTANISCHER NAME: *Cedrus atlantica*
PFLANZENFAMILIE: *Pinaceae* – Kieferngewächse

- **ELEMENT:** Erde
- **NOTE:** Basis
- **DUFTRICHTUNG:** holzig-warm, balsamisch, würzig, leicht herb, männlich, waldig, harzig
- **YIN / YANG:** Yin
- **STERNZEICHEN:** Steinbock
- **CHAKRA:** 1., Wurzelchakra

Duftbotschaft

»Spüre deine innewohnende Stärke und wachse über dich hinaus.«

PFLANZENBESCHREIBUNG

Die Atlas-Zeder wächst in Nordafrika und kann bis zu 30 Meter hoch und bis zu 2000 Jahre alt werden. Das ätherische Öl gewinnt man mittels Wasserdampfdestillation aus den Holzspänen der Atlas-Zeder. Aus 30 Kilogramm Spänen kann ein Liter ätherisches Öl gewonnen werden. Das Zedernöl ist leicht zähflüssig und hat eine ähnliche Farbe wie Honig. Es wird vorwiegend für die Parfümindustrie verwendet.

DUFTTHEMEN

Das ätherische Öl der Atlas-Zeder vermittelt ein Gefühl von unbändiger Kraft und Stabilität. Es verwurzelt dich in der Tiefe deines Seins und lässt dich über dich hinauswachsen. Die Zeder gibt dir Selbstvertrauen und schützt dich vor Überforderung.

Die Atlas-Zeder hat eine beruhigende Wirkung auf die Psyche. Sie harmonisiert Menschen, die überbesorgt sind und hilft ihnen, aus dem Gedankenrad auszusteigen. Das ätherische Öl der Atlas-Zeder ist ein wichtiger Begleiter für jede Art von Neubeginn und Wandel. Sei es ein Umzug, Schulwechsel, neuer Partner, berufliche Neuorientierung oder eine Schwangerschaft. Es hilft dir, Altes loszulassen und mutig dem Ruf des Lebens zu folgen.

Die Zeder setzt deine innewohnenden Kräfte frei und unterstützt dich dabei, Blockaden aus dem Weg zu räumen und zielbewusst deinem persönlichen Lebensweg zu folgen. Sie steht für eine bewusste Präsenz im Hier und Jetzt. Sie hilft dir dabei, dich abzugrenzen, um in Ruhe zu arbeiten, Probleme zu lösen oder Pläne für die Zukunft zu schmieden. Aus ihr kann ein Schutzöl für ängstliche und sensible Menschen gewonnen

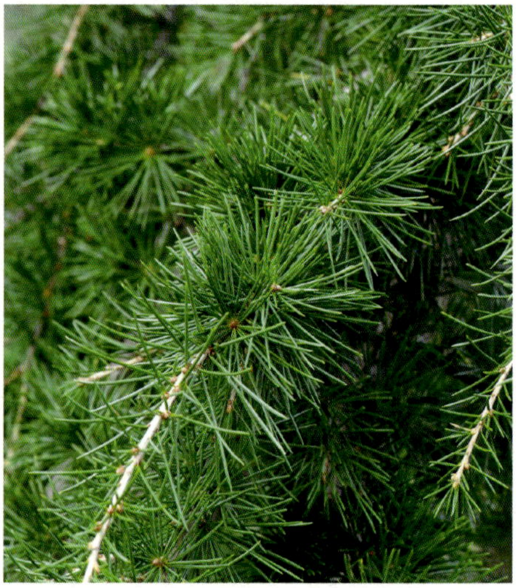

Zu erkennen ist die Atlas-Zeder an ihren ca. 2 cm langen, in Büscheln wachsenden Nadeln.

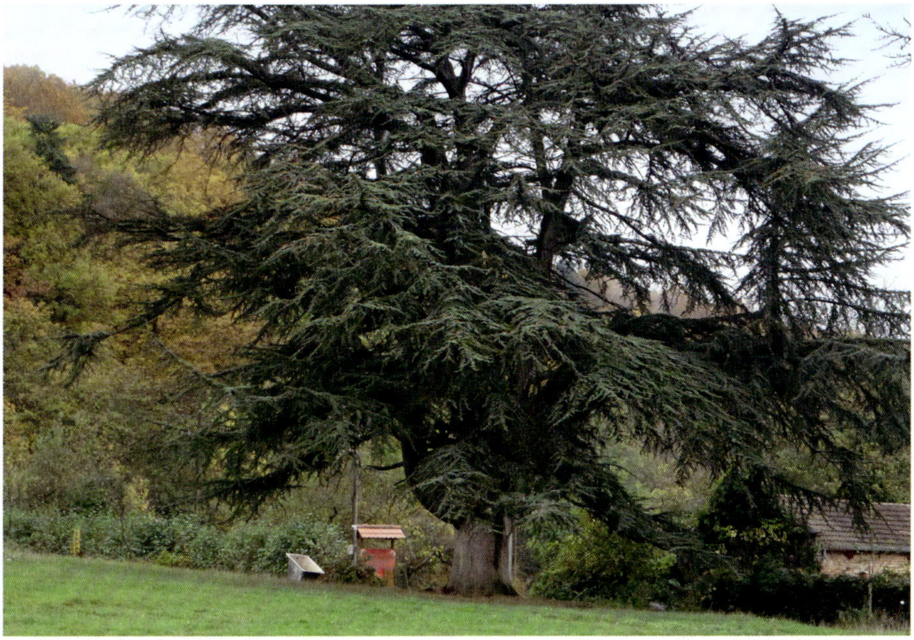

Ihre majestätische Erscheinung zeigt die Entschlossenheit, mit der sie sich dem Leben stellt.

werden, das Vertrauen und Zuversicht vermittelt. Der Glaube an dich selbst und deine Fähigkeiten sowie das Vertrauen an die Verbindung zum Göttlichen werden unterstützt. Sie macht deinen Geist frei, fördert deine Intuition und lässt dich in der Meditation zu deinen spirituellen Fähigkeiten finden.

Das Öl der Atlas-Zeder hat eine starke aphrodisierende Wirkung. Es weckt die Lust, in der Liebe Neues auszuprobieren und entspannt dabei gleichzeitig den Verstand. So kannst du dich ganz den Freuden der Sinnlichkeit hingeben. Durch seine pheromonsteigernde Wirkung kann es deine individuelle Ausstrahlung und Anziehungskraft verstärken und Menschen in dein Leben ziehen, die gut zu dir passen.

Eine Qualität der Atlas-Zeder ist, dass sie dir dabei hilft, echte Verbindungen einzugehen und soziale Netzwerke aufzubauen. Mit ihr erkennst du, welche Menschen dir guttun und dich auf deinem Lebensweg unterstützen können. Du lernst außerdem, ihre Hilfe auch annehmen zu können.

DUFTHARMONIE

Benzoe siam, Bergamotte, Cistrose, Douglasfichte, Iris, Jasmin, Lavendel, Lindenblüte, Narde, Orange, Rose, Sandelholz, Tonkabohne, Styrax, Weihrauch, Zitrone.

VORSICHTSGEBOT Das ätherische Öl der Atlas-Zeder ist sehr gut verträglich. Bei sachgemäßer Anwendung sind keine Nebenwirkungen bekannt. »Virginia-« oder »Texas-Zedern« gehören zur Familie der Wacholdergewächse und können hautreizend wirken.

AUF EINEN BLICK

- steht für Kraft und Stabilität
- hilft bei Abgrenzung
- Schutzöl für sensible Menschen
- wertvoller Begleiter für Neubeginn und Wandel
- fördert die Anbindung an das Göttliche

Bergamotte

BOTANISCHER NAME: *Citrus aurantium* var. *bergamia*
PFLANZENFAMILIE: *Rutaceae* - Rautengewächse

- **ELEMENT:** Luft
- **NOTE:** Kopf
- **DUFTRICHTUNG:** leicht, zitronig, herb-frisch, lebhaft, hell, spritzig, blumig im Hintergrund
- **YIN / YANG:** Yang
- **STERNZEICHEN:** Wassermann
- **CHAKRA:** 5., Halschakra

Duftbotschaft

»Hab Vertrauen in dich und deine Fähigkeiten.«

PFLANZENBESCHREIBUNG

Die Bergamotte ist eine Zitrusfrucht – eine Kreuzung aus Bitterorange und Zitrone. Sie wächst an Bäumen, die bis zu vier Meter hoch werden können und stammt ursprünglich aus Asien. Sie wird heute überwiegend in Sizilien und Kalabrien – Süditalien – angebaut.

Das ätherische Öl wird mittels Kaltpressung aus den Schalen der noch grünen Frucht gewonnen. Zweihundert Kilogramm Fruchtschalen werden für ein Kilogramm ätherisches Öl benötigt. Das dünnflüssige ätherische Öl hat eine gelbliche bis grüne Farbe. Es wird vor allem für die Parfümindustrie oder auch zur Aromatisierung des Earl-Grey-Tees verwendet.

DUFTTHEMEN

Das Öl der Bergamotte lädt dich auf eine Reise zu dir selbst ein. Es zeigt dir, mit welchen Talenten und Fähigkeiten du ausgestattet und auf das Leben vorbereitet wurdest. Die Bergamotte hilft dir, dich selbst anzunehmen und

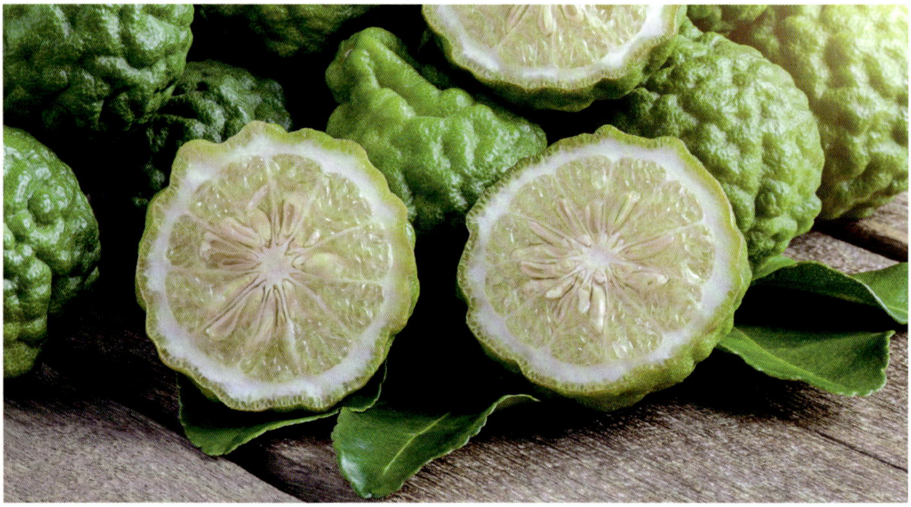

Die Bergamottefrucht erkennt man an ihrer gerippten Schale.

so zu lieben, wie du bist. Sätze wie »Ich bin nicht gut genug« oder »Keiner mag mich« haben bei der Bergamotte keine Chance. Sie ermutigt dich, aufrecht voranzuschreiten und in schwierigen Situationen über dich selbst hinauszuwachsen. Sie lädt dich ein, ins Licht zu treten und sichtbar zu werden, mit allen Facetten deines Ichs.

Mithilfe dieser Zitrusfrucht wird es dir mehr und mehr gelingen, deine wahren Gefühle zu zeigen, ohne Angst zu haben, verletzt zu werden. So kannst du dich leichter auf intensive und tiefe Beziehungen einlassen, sei es in der Liebe, in Freundschaften oder in Geschäftsbeziehungen.

Das Öl der Bergamotte erleichtert Übergänge in herausfordernden Lebensphasen wie Pubertät, Trennung oder beruflichem Neuanfang. Es lenkt den Blick auf das Positive der Situation und aktiviert somit die Vorfreude auf das Neue. Die Bergamotte leuchtet wie mit einer Taschenlampe in dein tiefstes Innerstes und zeigt dir deine dunklen Seiten. Sie gibt dir die Kraft, sie im Licht zu transformieren.

Menschen mit schnellem Lebenswandel, die sich immer wieder in stressigen Situationen wiederfinden, hilft sie, einen Gang runterzuschalten. Sie bringt in die eigene Mitte zurück und hilft zu entspannen. Insbesondere sensible Menschen schützt sie vor übermäßigen Reizen und Überforderung.

Ärger, Wut und Zorn hilft sie zu besänftigen und schenkt gleichzeitig Gelassenheit und neue Sichtweisen auf die auslösende Situation. Das Öl der Bergamotte bringt Licht und Zuversicht und hilft besonders in der dunklen Jahreszeit, Antriebsschwäche und Lustlosigkeit zu überwinden. Die kleinen Freuden des Alltags werden wieder sichtbar.

Es fördert den Freigeist in dir, lädt dich ein, Dinge auszuprobieren und das Leben spielerisch und mit Leichtigkeit zu erfahren. Die Bergamotte verleiht dir Flügel und inspiriert dich, mit weiten Schwingen das Abenteuer Leben zu erkunden.

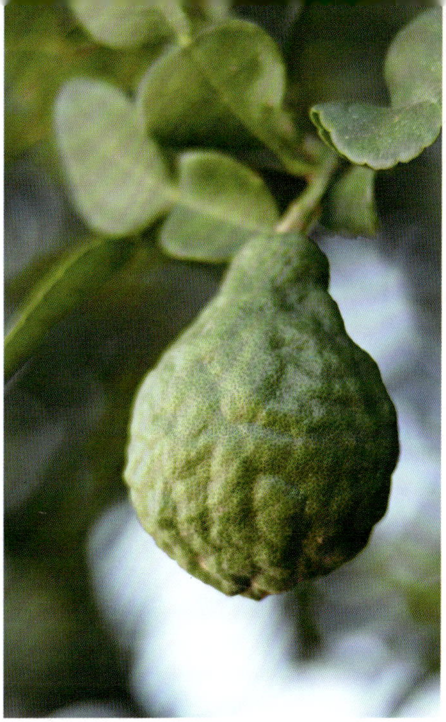

Die Form der Bergamotte ist rund bis leicht birnenartig.

DUFTHARMONIE

Atlas-Zeder, Anis, Bay, Kardamom, Douglasfichte, Ingwer, Jasmin, Lavendel, Muskat, Myrte, Patchouli, Rosmarin, Rosengeranie, Vanille, Ylang-Ylang, Zypresse.

VORSICHTSGEBOT Aufgrund der enthaltenen Furocumarine, welche die Lichtempfindlichkeit der Haut stark erhöhen (Fotosensibilisierung), empfiehlt es sich, das ätherische Öl der Bergamotte nicht an Stellen aufzutragen, die der Sonne ausgesetzt sind.

AUF EINEN BLICK

- bringt Freude und Gelassenheit ins Leben
- stärkt das Selbstvertrauen und die Selbstliebe
- hilft bei Prüfungs- und Bühnenangst
- macht individuelle Talente und Fähigkeiten sichtbar
- lädt ein, Gefühle zuzulassen

Grapefruit

BOTANISCHER NAME: *Citrus × paradisi*
PFLANZENFAMILIE: *Rutaceae* – Rautengewächse

- **ELEMENT:** Luft
- **NOTE:** Kopf
- **DUFTRICHTUNG:** spritzig-frisch, fruchtig, bitter-süß, hell, rund
- **YIN / YANG:** Yin
- **STERNZEICHEN:** Steinbock und Schütze
- **CHAKRA:** 3., Solarplexuschakra

Duftbotschaft

»Das Leben ist einfach.«

PFLANZENBESCHREIBUNG

Die Grapefruit ist aus einer Kreuzung der Orange *(Citrus × sinensis)* und der Pampelmuse *(Citrus maxima)* entstanden. Der Grapefruitbaum wächst im Durchschnitt bis zu einer Höhe von fünf bis sechs Metern. Die wichtigsten Anbaugebiete sind heute Florida, Israel, Zypern und Spanien.

Gewonnen wird das ätherische Grapefruitöl durch Kaltpressung der Fruchtschale. Aus ca. 200–300 Kilogramm Fruchtschalen bzw. ca. 2000 Grapefruits gewinnt man einen Liter ätherisches Öl. Es ist hellgelb bis grünlich und dünnflüssig. Für das Öl »complet« wird das Fruchtfleisch der Grapefruit destilliert. Es duftet besonders fruchtig.

DUFTTHEMEN

Die Grapefruit steht für übersprudelnde Freude, Lebenslust und fördert die Leichtigkeit des Seins. Sie lädt ein zu Müßiggang und dazu, es sich mal richtig gut gehen zu lassen. Durch ihre Augen kann man die Schönheit des Lebens sehen. Sie gibt die Zuversicht, die eigenen Ziele erreichen zu können und mit Herausforderungen fertigzuwerden. Das Öl der Grapefruit lädt dich dazu ein, dich und deinen Körper mit wohlwollenden Augen anzuschauen. Es lenkt deinen Blick fort von kleinen Unzulänglichkeiten und zeigt dir dafür die schönen Seiten deines Körpers. Mithilfe der Grapefruit kannst du deine körperlichen Bedürfnisse besser spüren und dem Körper somit das geben, was ihn gesunden und erstrahlen lässt.

Wie ein sanfter, frischer Wind pustet der Duft deinen Kopf frei und schafft Klarheit, Frische und Konzentration. Diese Klarheit kann dir helfen, dein Ziel oder deine Bestimmung klar zu erkennen, um dich dann mit Fokus und Freude auf den Weg zu machen.

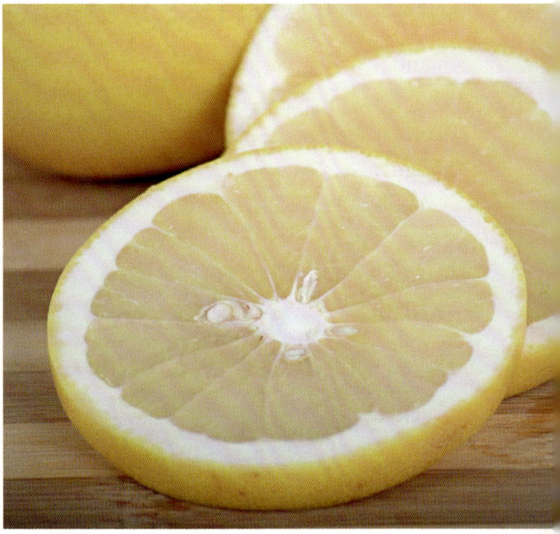

Der frische und spritzige Duft der Grapefruit pustet den Kopf frei.

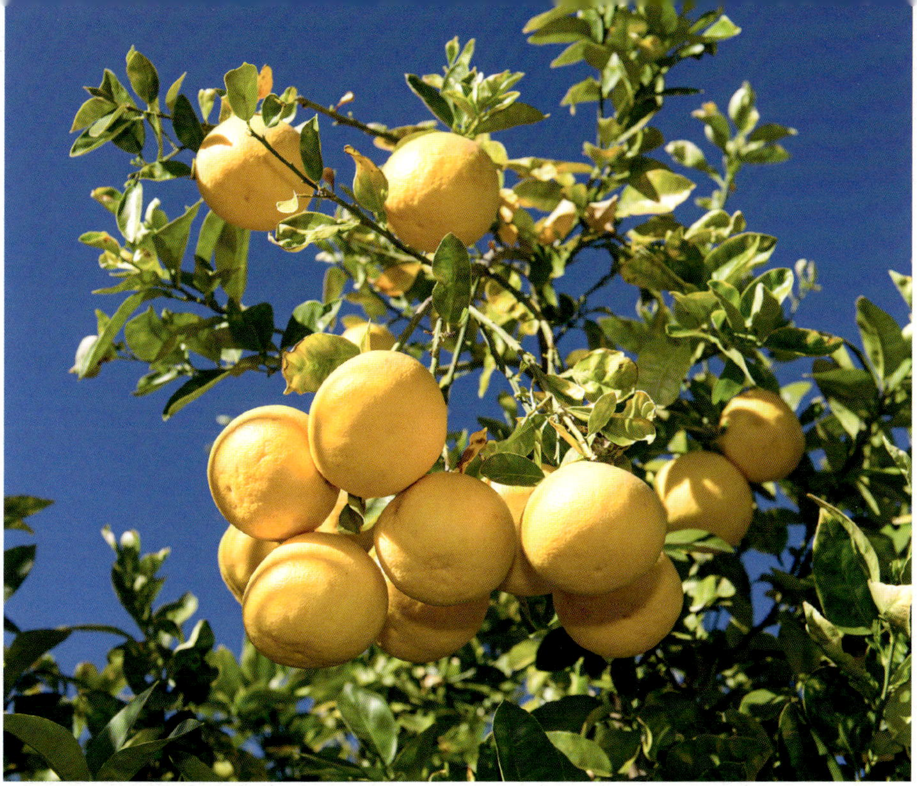

Die Grapefruitbäume wachsen fünf bis sechs Meter hoch und haben breite Kronen.

Auf der mentalen Ebene hilft das Grapefruitöl, die Gedanken zu beruhigen und mal runterzufahren. Es wirkt schlaffördernd, wenn du müde bist und erfrischend, wenn du deine Tatkraft ausleben möchtest.

Die Grapefruit hilft dir, mit Freude und Leichtigkeit so lange an deinen Projekten dranzubleiben, bis du sie zum Erfolg gebracht hast. Außerdem stärkt sie dein Selbstvertrauen und hilft dir, dem Weg der Freude zu folgen. Sie weckt in dir Neugierde und Abenteuerlust, sollten dir Herausforderungen begegnen. So kannst du all deine Kräfte aktivieren und diese Hürden mit Leichtigkeit überwinden. Und wenn es doch mal schiefgehen sollte, dann lässt sie dich die missliche Situation mit Humor nehmen.

In der Liebe schafft der warme Duft der Grapefruit ein heimeliges Umfeld, in dem es dir leichter gelingt, dich zu öffnen und Nähe zu genießen. Ihre Sprache sind sanfte Berührungen, zarte Worte und ein inniger Umgang miteinander. Das Öl reinigt die Aura und erhöht die Empfänglichkeit für deine innere Stimme und intuitiven Fähigkeiten.

DUFTHARMONIE
Honig, Muskatellersalbei, Myrrhe, Orange, Pfeffer schwarz, Rosengeranie, Sandelholz, Wacholderbeere, Ylang-Ylang, Zitrone, Zypresse.

VORSICHTSGEBOT Nach dem Auftragen des Grapefruitöls empfiehlt sich der direkte Aufenthalt in der Sonne nicht. Auch lange und heiße Bäder mit Grapefruitöl sind nicht ratsam, da sie die Haut reizen könnten. Grapefruitöl reagiert außerdem empfindlich auf Sauerstoff und sollte deshalb nach dem Öffnen der Flasche nicht länger als ein Jahr verwendet werden.

AUF EINEN BLICK

- Öl der Lebenslust und Freude
- hilft, deinen Körper ganz anzunehmen
- klärt die Gedanken
- stärkt das Selbstvertrauen
- schafft Freiraum

Immortelle (Strohblume)

BOTANISCHER NAME: *Helichrysum italicum*
PFLANZENFAMILIE: *Asteraceae* – Korbblütler

- **ELEMENT:** Erde
- **NOTE:** Herz und Basis
- **DUFTRICHTUNG:** würzig, warm, balsamisch, schwer, dezent krautig mit Honignuance
- **YIN / YANG:** Yang
- **STERNZEICHEN:** Löwe
- **CHAKRA:** 1., Wurzelchakra

Duftbotschaft

»Indem du dich auch für die Dunkelheit öffnest, kannst du tiefe Transformation erfahren.«

PFLANZENBESCHREIBUNG

Die Immortelle wird auch gelbe »Strohblume« oder »Currykraut« genannt. »Immortelle« bedeutet »die Unsterbliche«. Sie hat diesen Namen bekommen, da sogar die verblühten Blüten ihre gelbe Farbe und ihren unverkennbaren Duft noch lange beibehalten.

Der Immortellen-Halbstrauch fühlt sich in warmen Regionen des Mittelmeerraumes besonders wohl. Er wird ungefähr 30 bis 60 Zentimeter hoch. Die Immortelle ist sehr genügsam und wächst sogar auf kargen, steinigen Böden.

Das ätherische Immortellenöl kommt vorwiegend aus Kroatien, Korsika, Italien, Spanien oder Südfrankreich. Es wird mittels Wasserdampfdestillation aus dem blühenden Kraut gewonnen. Für einen Liter ätherisches Öl benötigt man ungefähr 700 bis 800 Kilogramm Kraut. Das Öl der Immortelle ist hellgelb bis leicht rötlich und normal flüssig. Es wird gern als Fixativ für Naturparfüms verwendet.

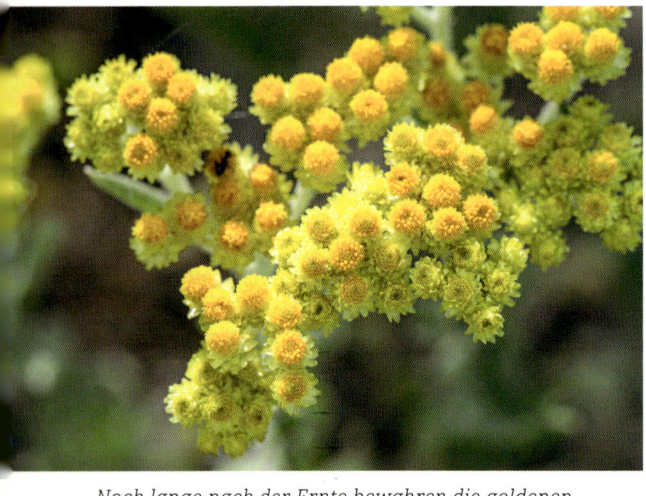

Noch lange nach der Ernte bewahren die goldenen Blütenköpfchen der Immortelle ihren typischen Duft.

DUFTTHEMEN

Das ätherische Immortellenöl hat eine sehr starke Wirkung auf die Psyche und sollte insbesondere bei Duftanfängern vorsichtig verwendet werden. Die Immortelle kann in tiefere Schichten der Seele eindringen und so unterbewusste Programme, ungelöste Konflikte, emotionale Traumata und tief sitzenden Seelenschmerz transformieren und heilen. Das ätherische Öl der Immortelle ist ideal für die psychotherapeutische Arbeit. Insbesondere die Wirkung von Trancen, Traumreisen und Rückführungen kann mit dem Duft der Immortelle intensiviert werden. Die Immortelle hilft dir dabei, Vertrauen in dich selbst und das Leben zu gewinnen. Sie zeigt dir, dass alles, was du auf deinem Weg erlebt hast, für

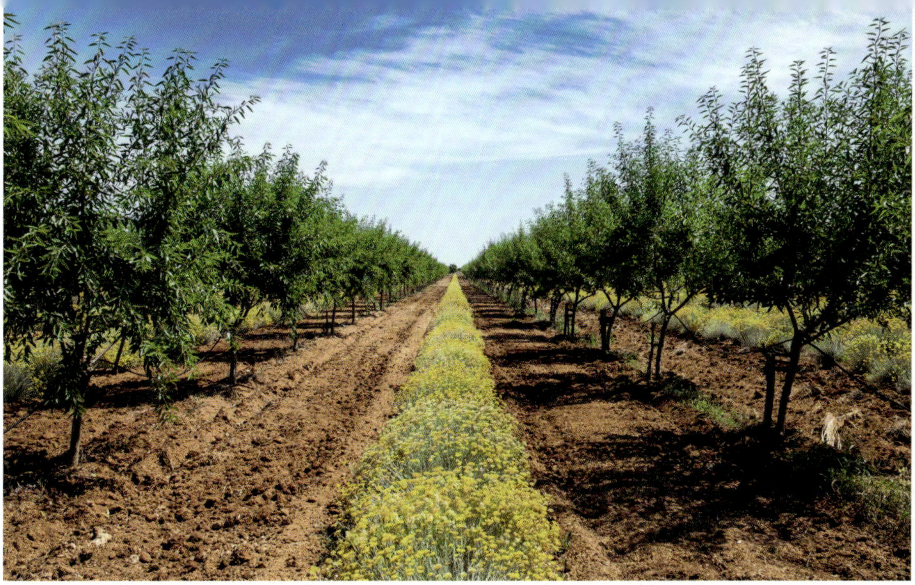

Eine starke Verbundenheit zum Element Erde zeichnet die Immortelle aus.

dein Wachstum und deine spirituelle Entwicklung hilfreich war. Sie erdet Menschen, die den Boden unter den Füßen verloren haben und bringt sie wieder in die Realität zurück. Sie lässt sie teilhaben an ihrer starken Verbindung zur Erde.

So sehr sie auch herausfordern kann, bringt sie auch Geborgenheit mit sich. Sie wärmt deine Seele und spendet dir Halt und Stabilität. Als Sonnenanbeterin trägt sie die Wärme und Energie der Sonne in sich. Sie wirkt dadurch entspannend auf deine Psyche und hilft dir in stressigen und hektischen Zeiten wieder in deine Mitte zu finden. Menschen, die nur schwer abschalten können, bringt sie dazu, Kontrolle abzugeben und die Gedankenflut im Kopf abebben zu lassen.

Die Immortelle fordert dich auf, dir ein Herz zu nehmen und deine Projekte in die Welt zu bringen. Sie erinnert dich an deine Mission, mit der du hierhergekommen bist. Dazu verleiht sie dir Mut und Entschlossenheit. Sie stärkt deine Nerven, solltest du auf deinem Weg Herausforderungen begegnen.

Sie hilft dir dabei, dich von Menschen zu lösen, die dir nicht guttun oder dir bei der Umsetzung deiner Herzensdinge sogar im Wege stehen. Sie unterstützt dich in Zeiten der Veränderung, nach Trennungen oder dem Verlust eines geliebten Menschen. Sie hilft dir loszulassen.

Die Immortelle kann dich in das nächste Level spirituellen Bewusstseins führen und gleichzeitig dafür sorgen, dass du dabei den Boden unter den Füßen nicht verlierst.

DUFTHARMONIE

Atlas-Zeder, Bergamotte, Cistrose, Eucalyptus, Grapefruit, Honig, Lavendel, Mandarine, Muskatellersalbei, Neroli, Orange, Rosengeranie, Rosmarin, Ylang-Ylang, Zitrone, Zypresse.

VORSICHTSGEBOT Sehr gut verträgliches Öl. Bei vorsichtiger Anwendung sind keine Nebenwirkungen bekannt. Für die psychotherapeutische Arbeit stark verdünnt anwenden (z. B. einen Tropfen auf 10 ml Trägeröl). Es ist nicht für die innerliche Einnahme geeignet.

AUF EINEN BLICK

> öffnet das Tor zu unserem Unterbewusstsein
> gibt seelischen Halt und Geborgenheit
> verbindet dich mit dem göttlichen Plan
> hilft nach Trennungen oder Verlusten
> verbindet spirituelles Wachstum mit Erdung

Ingwer

BOTANISCHER NAME: *Zingiber officinale*
PFLANZENFAMILIE: *Zingiberaceae* – Ingwergewächse

- **ELEMENT:** Feuer
- **NOTE:** Kopf, Herz
- **DUFTRICHTUNG:** exotisch, feurig, würzig, herb, bitter, leicht frisch, warm
- **YIN / YANG:** Yang
- **STERNZEICHEN:** Schütze, Löwe, Steinbock, Krebs
- **CHAKRA:** 3., Solarplexuschakra

Duftbotschaft

»Folge mutig und mit Freude deinem Herzensweg.«

PFLANZENBESCHREIBUNG

Ingwer wird vorwiegend in tropischen Ländern wie Sri Lanka, Indien, Südchina, Malaysia und Japan angebaut, da er bei tropischer Wärme und hoher Luftfeuchtigkeit am besten gedeiht. Die Ingwerpflanze erreicht Wuchshöhen von 50 bis 150 Zentimetern und sieht schilfartig aus. Zur Gewinnung des ätherischen Öls wird das Rhizom, der Wurzelstock des Ingwers, verwendet. Das eher milde ätherische Ingweröl wird aus den getrockneten Rhizomen destilliert, das feurigscharfe durch CO_2-Extraktion gewonnen. Aus 25 Kilogramm getrockneten, gemahlenen Rhizomen erhält man ungefähr ein Kilogramm ätherisches Öl.

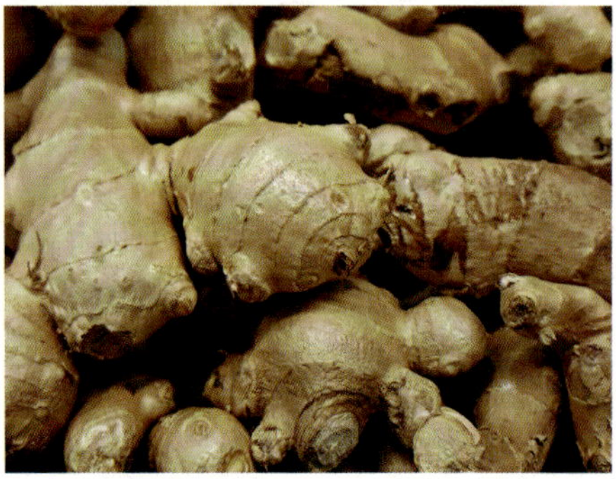

Im Rhizom, dem Wurzelstock des Ingwers, sammelt sich seine Kraft.

DUFTTHEMEN

Ingwer ist ein kräftiger und feuriger Duft, der deine Stärke weckt. Wenn du dich schwach, kraftlos und antriebslos fühlst, gibt er dir neue Kraft und Vitalität. Er fördert dein Vertrauen in deine Fähigkeiten und schenkt dir Tatendrang für neue Ideen. Kreativität, Selbstausdruck und das Feuer der Leidenschaft bringt er mit sich.

Ingwer hilft dir, deine tiefsten Wünsche zu erkennen und in deinem Leben zu verwirklichen. Er lehrt dich, an deinen Erfolg zu glauben und ihn in dein Leben zu lassen. Er ist nicht bescheiden, Erfolg auf höchster Ebene ist sein Ziel. Er lädt dich ein, deinem Herzen zu folgen und dein Leben selbst in die Hand zu nehmen. Er kennt das Geheimnis deines Lebenspfades und lässt dich daran teilhaben. Die Lebensfreude soll dein Wegweiser sein. Wenn es doch mal schwierig werden sollte, gibt er dir die nötige Portion Mut und Risikofreude mit.

Das Ingweröl fordert dich gnadenlos auf, authentisch zu sein. Sollten dich Minderwertigkeitskomplexe, Selbstsabotage, Zerstreutheit oder behindernde Glaubenssätze bisher kleingehalten haben, werden sie mit dem Ingweröl sichtbar und können so überwunden

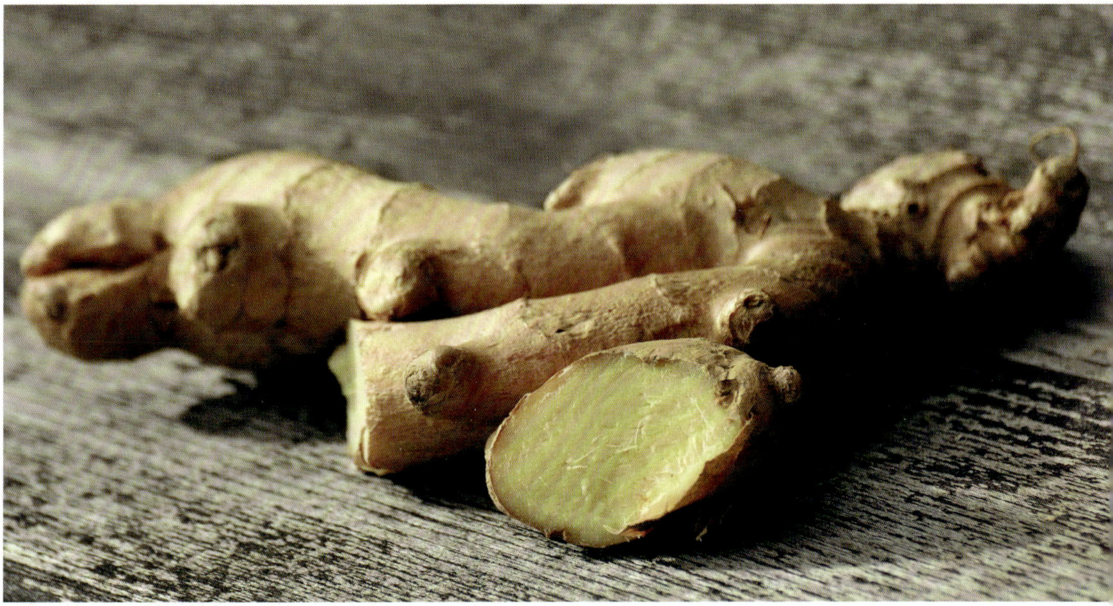

Das ätherische Öl des Ingwers hilft dir, Entscheidungen zu treffen.

werden. Es hilft dir, wenn du mental und körperlich erschöpft bist und stabilisiert dich, wenn deine Nerven blank liegen. Es schenkt dir Wärme und Geborgenheit und lässt dich deine Kraftreserven erkennen. Das Öl des Ingwers ermuntert dich dazu, dir kreative Pausen zu gönnen, um dann gestärkt und motiviert weiter deiner Freude zu folgen.

Menschen, die vor wichtigen Entscheidungen stehen und sie nur schwer treffen können, schenkt Ingwer Kraft und Mut. So können sie schnell ihren Weg wählen. Er lädt ein, der Freude zu folgen und sich für das zu entscheiden, was man wirklich liebt.

DUFTHARMONIE

Geranie, Honig, Jasmin, Koriandersamen, Limette, Linaloeholz, Orange, Rose indisch, Ylang-Ylang, Weihrauch, Rosmarin, Thymian, Vanille, Zitrusöle.

VORSICHTSGEBOT Das destillierte Ingweröl ist etwas milder als das CO_2-extrahierte und bei sachgemäßer Anwendung sehr gut verträglich, büßt aber etwas an Dufttiefe ein. Wichtig ist es, auf die Haltbarkeit zu achten, da oxidiertes Ingweröl stark hautreizend wirken kann. Generell sollte Ingweröl nicht bei Kindern angewendet werden und bei Menschen mit Blutgerinnungsstörungen, die unter Medikation mit Aspirin, Marcumar u. Ä. stehen, nur vorsichtig eingesetzt werden.

Ingweröl aus CO_2-Gewinnung muss extrem verdünnt werden, da es die Haut und die Schleimhäute reizen kann. Es sollte nicht bei empfindlichen Personen angewendet und in der Schwangerschaft unbedingt nur sehr niedrig dosiert werden.

AUF EINEN BLICK

- steht für Mut und Stärke
- lädt Erfolg in dein Leben ein
- fordert dich auf, deinem Herzen zu folgen
- fegt Blockaden aus dem Weg
- unterstützt dich dabei, klare Entscheidungen zu treffen

Jasmin

BOTANISCHER NAME: *Jasminum grandiflorum*
PFLANZENFAMILIE: *Oleaceae* - Ölbaumgewächse

- ELEMENT: Wasser
- NOTE: Herz
- DUFTRICHTUNG: betörend, blumig, sinnlich, intensiv, süß, exotisch, schwer, berauschend
- YIN / YANG: Yin
- STERNZEICHEN: Stier, Krebs, Skorpion
- CHAKRA: 5., Halschakra

Duftbotschaft

»Vertraue dem Leben und der Liebe.«

PFLANZENBESCHREIBUNG

Jasmin kommt ursprünglich aus dem Norden Indiens. Der bis zu fünf Meter hoch kletternde Strauch kam im Mittelalter nach Spanien, von wo aus er dann vor allem nach Frankreich, Rumänien und in den Kaukasus gelangte. Es gibt inzwischen über 2000 Jasminsorten. Das arabische Jasmin *(Jasminum Sambac)* duftet etwas schwerer und voller und kann sowohl als Herz- als auch als Basisnote verwendet werden.

Das Jasminöl wird mittels Extraktion aus den Blüten gewonnen. Die Blüten werden von Hand in der Nacht oder am frühen Morgen geerntet, bevor die Sonne aufgeht, da sie nachts ihr betörendes Aroma entfalten und sich tagsüber schließen. Für einen Liter Jasmin Absolue werden ca. 1000 Kilogramm oder acht Millionen Blüten benötigt. Bei kühlen Temperaturen wird das Jasminöl dickflüssig.

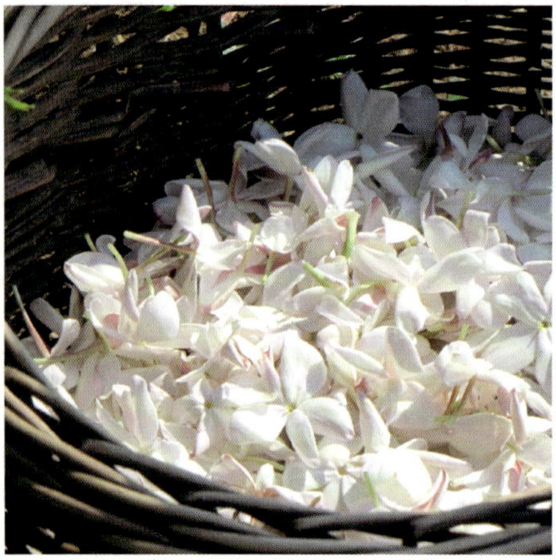

Noch vor Sonnenaufgang werden die Jasminblüten liebevoll per Hand geerntet.

DUFTTHEMEN

Das betörend exotische Öl des Jasmin öffnet unseren Blick für die schönen Dinge des Lebens. Es macht gute Laune und weckt ein optimistisches Gefühl. Jasminöl zeigt dir, wie du voller Vertrauen dem Rhythmus des Lebens folgen kannst. Es hilft dir, Vergangenes, das dir nicht mehr dient, loszulassen.
Es schenkt dir Selbstvertrauen und hilft dir, deine dir selbst gesetzten Grenzen und Blockaden zu überwinden. Du kannst mit der liebevollen Kraft des Jasminöls deine einzigartigen Fähigkeiten und Talente besser erkennen und Zweifel, mangelndes Selbstbewusstsein oder Zaghaftigkeit hinter dir lassen.

Wie ein schützender Mantel voller Liebe und Geborgenheit legt sich der Duft um deine Seele. Er gibt dir Sicherheit und Ruhe. Selbst tiefe Ängste und angestaute Gefühle können sanft an die Oberfläche gebracht und im Licht der Liebe geheilt werden.

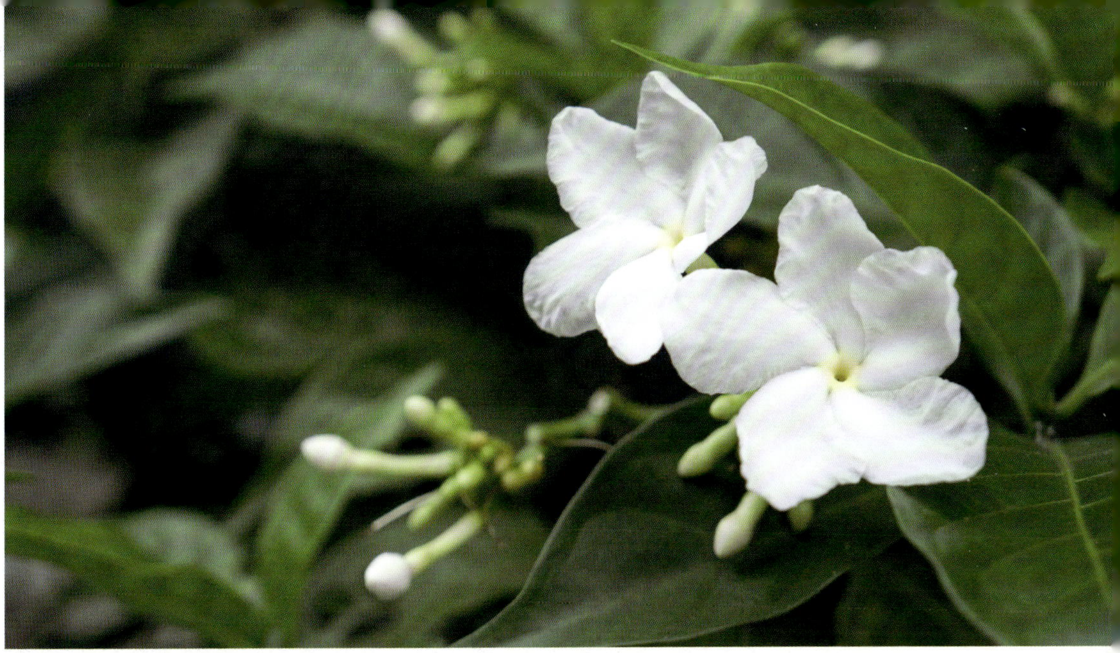

Jasminblüten entfalten nachts ihr betörendes Aroma.

Jasmin ist bei Frauen eng verbunden mit dem Gefühl sinnlicher Weiblichkeit und selbstbewusstem Frausein. Es unterstreicht ihre ganz besondere und charismatische Ausstrahlungskraft. Bei Männern wirkt es stark auf der Herzebene. Es reduziert starke Kopflastigkeit und fördert dafür die Fähigkeit, Gefühle besser auszudrücken. Generell unterstützt es den Ausgleich von Yin und Yang, unseren weiblichen und männlichen Anteilen.

Das Jasminöl fördert die Herzöffnung und die Liebesfähigkeit. Es hilft, Gefühle leichter zu äußern und sich anderen Menschen gegenüber mehr zu öffnen. So können sich Begegnungen und Beziehungen in ihrer ganzen Schönheit und Tiefe entfalten. Es ist ein großartiger Helfer in Beziehungskrisen, da es einen offenen und respektvollen Umgang fördert und das Feuer von starken Emotionen sanft in konstruktive Bahnen lenken kann. Menschen mit Beziehungsängsten, Bindungsstörungen oder Verlustängsten können durch das ätherische Jasminöl wertvolle Impulse zur Heilung erfahren.

Der sinnliche Duft beflügelt die Erotik und Fantasie. Er öffnet den Raum zum Träumen und Genießen. Das macht es leichter, sich der Liebe völlig hinzugeben. Sexuelle Blockaden können sich lösen, die durch Stress, Anspannung oder Ängste entstanden sind. Er öffnet die Tore für sinnliches Erleben und erweckt schlummernde Leidenschaften.

DUFTHARMONIE

Benzoe siam, Cistrose, Kardamom, Koriandersamen, Moschuskörner, Muskatellersalbei, Nelkenknospe, Neroli, Patchouli, Rose, Rosenholz, Sandelholz, Vanille, Vetiver, Zeder, Zimt, Zitrusöle.

VORSICHTSGEBOT In der Schwangerschaft nur sehr stark verdünnt anwenden und in der Stillzeit generell nicht verwenden, da Jasmin die Milchproduktion hemmen kann. Nicht für die innerliche Einnahme geeignet.

AUF EINEN BLICK

- öffnet die Augen für die Schönheit des Lebens
- fördert Vertrauen statt Kontrolle
- schafft einen schützenden Raum für Entfaltung
- beflügelt die sinnliche Weiblichkeit
- ist sehr hilfreich in Beziehungskrisen

Lavendel, Echter

BOTANISCHER NAME: *Lavandula angustifolia*
PFLANZENFAMILIE: *Lamiaceae* – Lippenblütler

- **ELEMENTE:** Luft
- **NOTE:** Herz
- **DUFTRICHTUNG:** mild, süßlich, leicht krautig, blumig, klar, frisch, warm
- **YING / YANG:** ausgleichend
- **STERNZEICHEN:** Stier, Jungfrau, Krebs
- **CHAKRA:** 7., Scheitelchakra

Duftbotschaft

»Habe den Mut, ganz du selbst zu sein.«

PFLANZENBESCHREIBUNG

Lavendel kommt vorwiegend aus dem Mittelmeerraum, insbesondere dem Süden Frankreichs, der Provence. Weitere Anbaugebiete sind Bulgarien, Kroatien, Marokko und Italien. »Lavendel fein« wird bis zu 900 Meter über dem Meeresspiegel angebaut.

»Lavendel extra« (Berglavendel) ist wild wachsend an Berghängen bis zu 1800 Metern über dem Meeresspiegel zu finden. »Lavandin« *(Lavandula × intermedia)* ist eine Kreuzung aus Echtem Lavendel und Speiklavendel. Lavandin riecht mehr nach Kampfer und ist preisgünstiger als der Echte Lavendel.

Das ätherische Öl des Lavendels gewinnt man mittels Wasserdampfdestillation der Blütenrispen. Aus 100 bis 160 Kilogramm Blütenrispen erhält man einen Liter ätherisches Öl. Lavendel in Duftmischungen bewirkt, dass sich die ätherischen Öle noch harmonischer miteinander verbinden. Es verstärkt zudem die Wirkung der anderen in der Mischung enthaltenen Öle.

DUFTTHEMEN

Lavendelöl hat eine ausgleichende Wirkung. Es kann dich beruhigen oder erfrischen, je nachdem, was gerade wichtiger für dich ist. Es relativiert emotionales Durcheinander und stoppt sich im Kreis drehende Gedanken. Es vermittelt Gelassenheit und Angekommensein und stärkt energielose und ausgebrannte Menschen. Lavendel weckt die Liebe für die scheinbar unwichtigen Dinge und lässt dich wieder Kraft tanken. Es hilft dir, in die eigene Mitte zu kommen.

Lavendelöl ist dir ein starker Gefährte, wenn es darum geht, dich auf dein wahres Selbst und deine eigenen Wünsche zu besin-

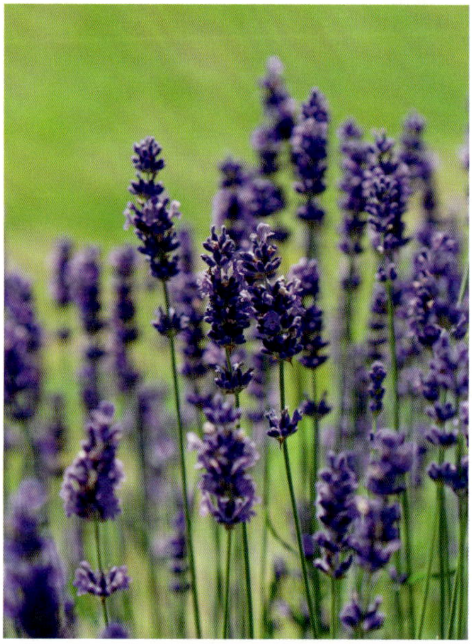

Lavendel ist bekannt für seine typischen violetten Blütenrispen.

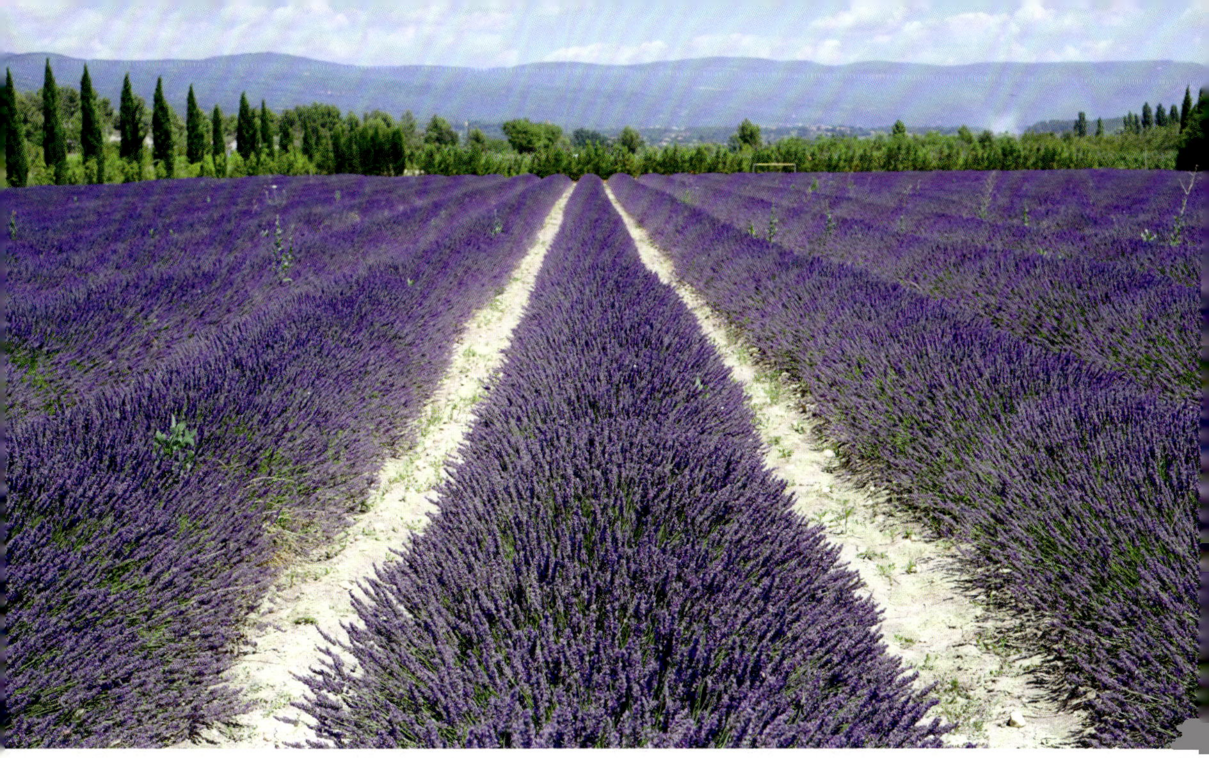

Violette Lavandin- und Lavendelfelder bestimmen das Landschaftsbild der Provence.

nen. Er hilft dir, ganz ehrlich deine innersten Gedanken und Gefühle auszudrücken, ohne Angst vor Zurückweisung. So wirst du immer mutiger dabei, dein wahres Selbst zu leben.

Menschen, die Angst haben, verlassen zu werden, öffnet das Lavendelöl das Herz und hilft dabei, sich auf eine innige Beziehung einzulassen. Es verleiht verzagten Menschen Selbstvertrauen, Kraft und Mut. Lavendel schafft einen Raum, in dem du dich deinen Herzensprojekten widmen kannst. Es lädt dich zu einer entspannten Arbeitshaltung ein und ermöglicht, bei dir zu bleiben, auch wenn andere Menschen in deiner Nähe sind. Es hilft dir, deine Grenzen zu signalisieren und deinen kreativen Raum zu schützen.

Die Energie des ätherischen Lavendelöls ist sehr fein und hochschwingend. Sie hilft, mit der feinen Welt in Verbindung zu kommen. Rituale und heilige Handlungen können mit Lavendel begleitet und Meditationen vertieft werden.

DUFTHARMONIE

Bergamotte, Cistrose, Elemi, Douglasfichte, Geranie, Honig, Immortelle, Kamille römisch, Kiefer, Melisse, Minze, Muskatellersalbei, Narde, Neroli, Orange, Pfefferminze, Rose, Rosmarin, Salbei, Weißtanne, Weihrauch, Vanille, Zirbelkiefer, Zitrone, Zypresse.

VORSICHTSGEBOT Es ist ein ungefährliches Öl, das sogar pur auf die Haut aufgetragen werden kann. Zu achten ist allerdings darauf, dass das Lavendelöl nicht oxidiert. Dies kann durch falsche und zu lange Lagerung geschehen, z. B. eine zu warme oder sonnige Umgebung, oder wenn es zu lange offen stehen gelassen wurde. Dann kann es zu Hautreizungen führen. Deshalb sollte es innerhalb von 18 Monaten nach dem Anbruch verbraucht werden.

AUF EINEN BLICK

- hat eine ausgleichende Wirkung
- führt zu innerer Klarheit
- hilft, achtsam mit sich selbst zu sein
- relativiert starke Emotionen
- ermutigt, dein wahres Selbst zu leben

Muskatellersalbei

BOTANISCHER NAME: *Silvia sclarea*
PFLANZENFAMILIE: *Lamiaceae* – Lippenblütler

- **ELEMENT:** Luft, Feuer
- **NOTE:** Kopf, Herz
- **DUFTRICHTUNG:** krautig, dezent süßlich, leicht harzig, nussartig, würzig, warm, klar
- **YIN / YANG:** Yin
- **STERNZEICHEN:** Schütze, Skorpion, Fische
- **CHAKRA:** 2., Sakralchakra, 3., Solarplexuschakra

Duftbotschaft

»Lass deiner Fantasie Flügel wachsen.«

PFLANZENBESCHREIBUNG

Der Muskatellersalbei ist eine Salbeiart mit großen Blättern, die kaum duften, und hohen Blütenrispen, die wiederum einen sehr intensiven Duft verströmen. Er wird in Frankreich, Italien, Spanien und Russland angebaut.
Das ätherische Öl des Muskatellersalbeis wird aus den Blütenrispen mittels Wasserdampfdestillation gewonnen. Aus ca. 120 Kilogramm Blütenrispen gewinnt man einen Liter ätherisches Öl.

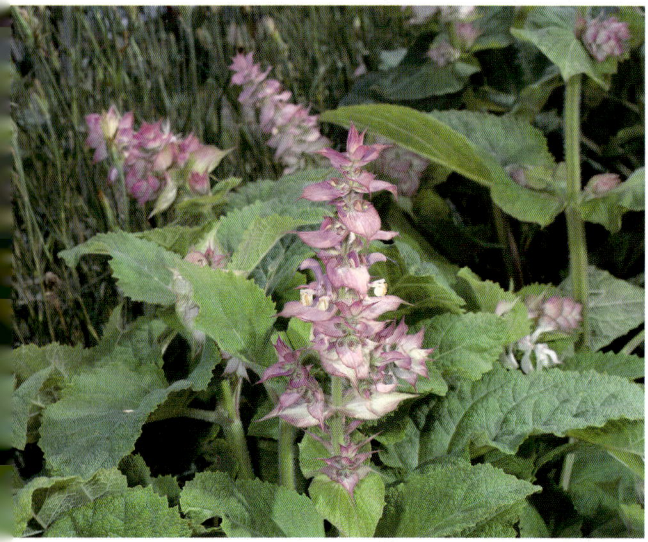

Die Blütenrispen des Muskatellersalbeis verströmen einen intensiven Duft.

DUFTTHEMEN

Muskatellersalbei unterstützt dich beim Abwerfen von Seelenballast. Falsche Hoffnungen und Illusionen können fallen gelassen und Trennungen erleichtert werden, wenn die eigenen Bedürfnisse nicht mehr zu denen des Partners passen. Gleichzeitig ermutigt dich das Öl des Muskatellersalbeis dazu, kraftvoll neue Wege zu gehen. Es öffnet deinen Geist für das Neue und Unbekannte und inspiriert dich für den nächsten wichtigen Schritt.

Es verleiht kreativen Prozessen Flügel. Seine euphorisierende und die Inspiration anregende Wirkung ist besonders geeignet für Menschen, die im kreativen und künstlerischen Bereich tätig sind.

Muskatellersalbei hilft dir auch dabei, Empathie zu entwickeln. Mit ihm kannst du leichter die Bedürfnisse anderer Menschen erkennen und dich besser in sie hineinversetzen, ohne ins »Mitleiden« zu geraten. Ewig Helfende können aufatmen und sich wieder mehr um sich selbst kümmern.

Bei Unentschlossenheit und emotionaler Verwirrung vermittelt er eine klare Sicht auf dich und dein Leben. Emotionen und Gefühle können besser ausgedrückt und verarbeitet werden. Er löst verwirrte zwischenmensch-

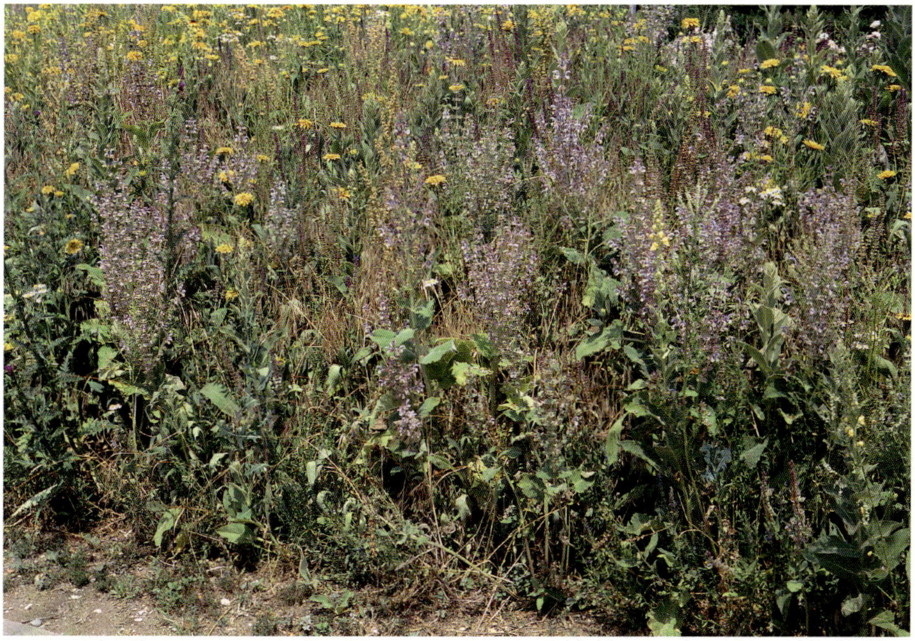

Wird Muskatellersalbei vor der Destillation 48 Stunden angetrocknet, steigt die Qualität seines ätherischen Öls.

liche Auseinandersetzungen auf und hilft dabei, Schritt für Schritt die Klärung des Konfliktes anzugehen. Dabei schafft er einen schützenden Raum, der hilft, bei sich zu bleiben und nicht in das Thema des anderen verwickelt zu werden. Er sorgt für seelische Ausgeglichenheit und führt zurück in die eigene Mitte.

Er verstärkt die Anziehungskraft, hilft auf der Suche nach einem passenden Partner und dabei, diesen auch in sein Leben zu lassen. Er bringt lebhafte Träume mit sich und verstärkt die Erinnerungen an sie. So kannst du mit deiner Seele in Kontakt treten und tiefe Einsichten in dich und deinen weiteren Lebensweg gewinnen.

DUFTHARMONIE

Bergamotte, Champaca, Cistrose, Geranie, Jasmin, Kardamom, Kreuzkümmel, Lavendel, Neroli (Orangenblüte), Osmanthus, Orange, Rose, Sandelholz, Weihrauch, Zeder, Zitrone, Zypresse.

VORSICHTSGEBOT Das Öl ist sehr verträglich, erhöht aber die berauschende Wirkung von Alkohol. Es darf nicht in der Schwangerschaft verwendet werden, da es vorzeitige Wehen auslösen kann, und sollte nicht gleichzeitig mit eisenhaltigen Medikamenten verwendet werden. Es empfiehlt sich auch nicht kurz vor oder während sehr starker Menstruationsblutungen, da es die Blutungen verstärken kann.

AUF EINEN BLICK

- hilft beim Abwerfen von Seelenballast
- ermutigt beim Aufbruch zu neuen Ufern
- fördert gesunde Empathie
- führt zu einer klaren Sicht auf dich und dein Leben
- ermöglicht spirituelle Einsichten durch intensives Träumen

Neroli (Orangenblüte)

BOTANISCHER NAME: *Citrus × aurantium* (Blüten)
PFLANZENFAMILIE: *Rutaceae* – Rautengewächse

- **ELEMENT:** Luft, Feuer
- **NOTE:** Herz
- **DUFTRICHTUNG:** zart-blumig, frisch, lieblich, würzig-herb, bitter-süß
- **YIN / YANG:** Yin und Yang
- **STERNZEICHEN:** Löwe, Krebs, Waage
- **CHAKRA:** 3., Solarplexuschakra, 4., Herzchakra

Duftbotschaft

»Sei ganz du selbst!«

PFLANZENBESCHREIBUNG

Für das ätherische Neroliöl werden die Blüten des Orangenbaums, insbesondere die des Bitterorangenbaumes *(Citrus × aurantium)* verwendet. Das Öl wird vorwiegend in Ägypten, Marokko, Sizilien, Spanien und im Süden Frankreichs gewonnen. Die Orangenblüte soll den Namen »Neroli« von der sizilianischen Prinzessin von Nerola erhalten haben, die diesen Duft liebte. Neroli ist bekannt geworden durch Farinas berühmten Duft »Eau de Cologne«.
Das Öl wird mittels Wasserdampfdestillation der Bitterorangenblüten gewonnen. Aus 1000 Kilogramm Blüten erhält man ein Kilogramm ätherisches Neroliöl. Die Orangenblüten werden von Hand gepflückt. Das Öl ist zartgelb und normal flüssig.

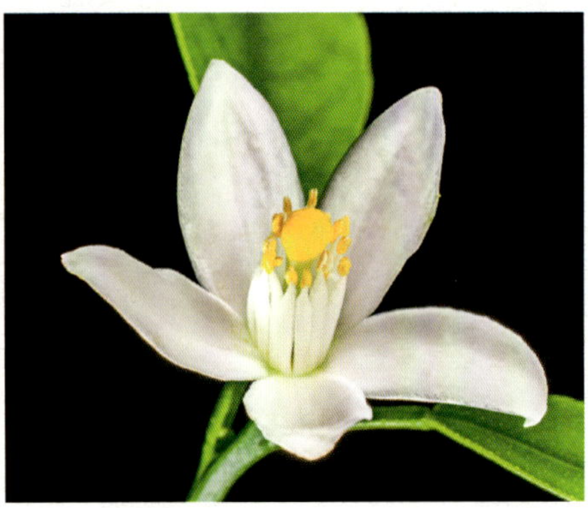

Neroli hat seine Berühmtheit durch das »Eau de Cologne« erlangt.

DUFTTHEMEN

Neroli ist die Notfallhilfe der Aromatherapie. Es stabilisiert die Psyche und baut Ängste ab. Bei Schock eingesetzt kann es hysterische Reaktionen und die möglicherweise entstandenen seelischen Folgen lindern. Es holt uns sofort aus belastenden Situationen und Erinnerungen heraus. Gerade in Krisen und herausfordernden Zeiten des Wandels wie Schwangerschaft und Geburt, Umzug oder Schulbeginn ist Neroli ein stark unterstützender Duft.

Es unterstützt bei der Trauerarbeit dabei, die Verzweiflung und seelische Überforderung zu überwinden. Es hilft, den geliebten Menschen in Frieden loszulassen und sich wieder dem Leben zu stellen. Als der Sonne zugewandter Seelentröster hilft Neroli allen, die Geborgenheit in einer besonderen Lebensphase brauchen, wie zum Beispiel in der Pubertät oder in den Wechseljahren. Es wirkt bei seelischen Tiefs stimmungsaufhellend und bringt unsere Energie wieder in eine positive Richtung – schweren Gedanken verleiht es Flügel.

Neroli mindert die Nervosität vor Vorstellungsgesprächen oder Prüfungen und hilft ei-

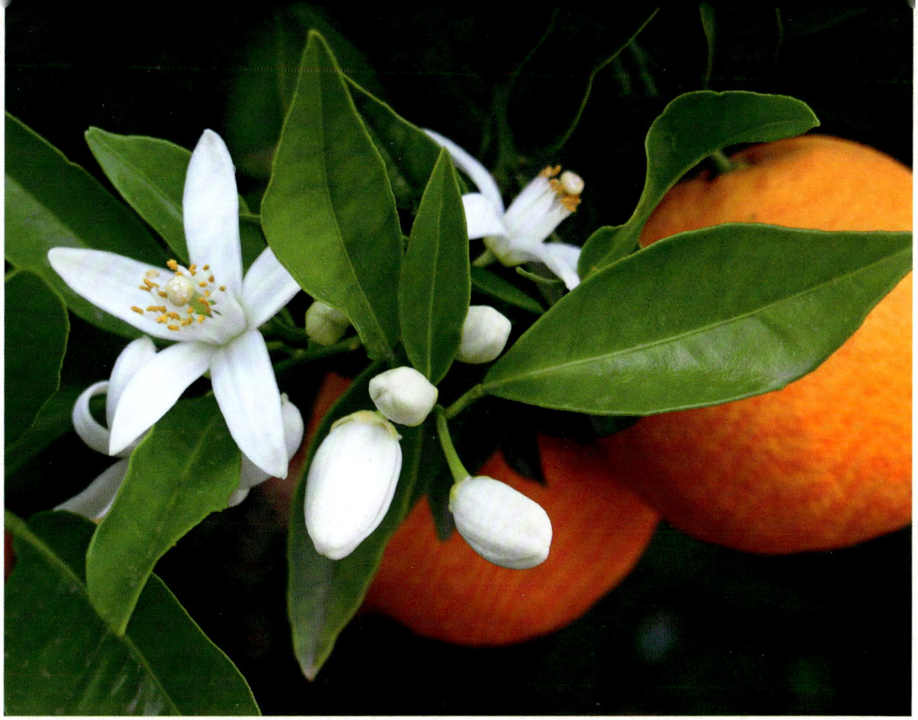

Die Blüten des Orangenbaumes sind für das ätherische Öl entscheidend, nicht die Früchte.

nen klaren Kopf zu behalten und sich besser zu konzentrieren. Der Duft der Orangenblüte legt sich wie ein schützender Mantel um dich. Er kann tief in deine Seele dringen und dich von innen stärken. Deine Aura kann wieder erblühen und kraftvoll strahlen. Neroli ist wie ein sprudelnder Quell, der deine Gedankenwelt erfrischt und reinigt. Dein Kopf wird leichter, und du kannst tief durchatmen. Als natürliches Beruhigungsmittel wirkt es auch bei Einschlafstörungen. Es besänftigt, beruhigt und fährt starke Emotionen zurück. Stattdessen schenkt es uns Ruhe und Gelassenheit. Es ist wie eine Stille, die von der Mitte des Körpers ausgeht.

Neroli steht für die Befreiung des Denkens außerhalb von festgelegten Schemata. Seine Botschaft lautet: »Sei ganz du selbst!« Du musst dich nicht anpassen oder es anderen recht machen. Es ist ein frecher Duft, der dir hilft, deine Bedürfnisse zu äußern und dein Leben ganz nach deinen Vorstellungen zu gestalten. Die Orangenblüte wird gern als der romantischste Duft der Aromatherapie bezeichnet. Mit ihrer zart aphrodisierenden Wirkung hilft sie, reine Liebe zu empfangen und zu schenken. In Beziehungen hilft sie wiederum, sich nicht in Dramen zu verfangen und stattdessen herauszufinden, um was es wirklich geht. Sie unterstützt dich dabei, die richtigen Worte zu finden, mit denen du deinen Liebespartner tief berühren kannst. Mit diesem Casanovaduft fühlen sich die Frauen verstanden.

DUFTHARMONIE

Bergamotte, Geranie, Honig, Iris, Jasmin, Kamille römisch, Lavendel, Myrte, Orange, Rose, Sandelholz, Tonkabohne, Vanille, Zedernholz, Zitrone.

VORSICHTSGEBOT Neroli ist ein sehr gut verträgliches Öl. Es ist auch für Schwangere und Kleinkinder geeignet.

AUF EINEN BLICK

- Rescue der Aromatherapie
- hilft bei Trauerarbeit
- schützt und stärkt dich von innen
- lindert die Nervosität bei Prüfungen und Vorstellungsgesprächen

Orange

BOTANISCHER NAME: *Citrus × sinensis*
PFLANZENFAMILIE: *Rutaceae* – Rautengewächse

- ELEMENT: Luft, Feuer
- NOTE: Kopf
- DUFTRICHTUNG: fruchtig-frisch, warm, süß, spritzig, lebendig, aromatisch, weich
- YIN / YANG: Yin
- STERNZEICHEN: Löwe
- CHAKRA: 2., Sakralchakra

Duftbotschaft

»Empfange die Fülle des Lebens und genieße sie!«

PFLANZENBESCHREIBUNG

Die immergrünen Orangenbäume stammen aus China und werden heute hauptsächlich in Südeuropa, Afrika, Israel und Nordamerika angebaut. Die Orange, in manchen Gegenden »Apfelsine« genannt, entstand aus einer Kreuzung von Mandarine *(Citrus reticulata)* und Pampelmuse *(Citrus maxima)*.

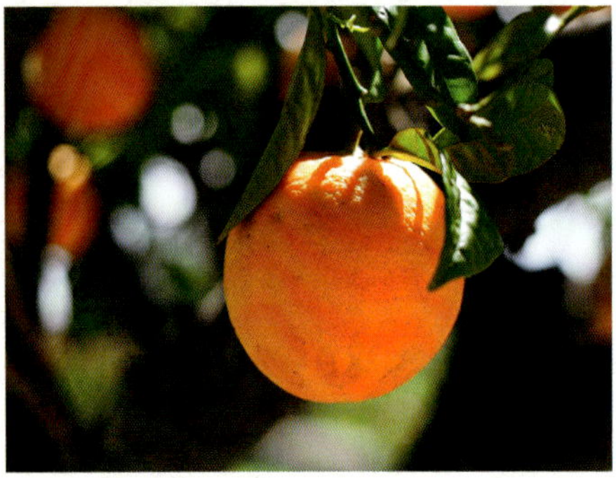

Der Name »Apfelsine« bedeutet so viel wie »Apfel aus China«.

Von der Bitterorange *(Citrus aurantium)* verwendet man für die Aromatherapie und Parfümherstellung vorwiegend die Blüten. Aus ihnen gewinnt man mittels Wasserdampfdestillation das ätherische Orangenblütenöl auch »Neroliöl« genannt (siehe S. 64/65). Gewonnen wird das ätherische Orangenöl durch Kaltpressung der reifen Fruchtschalen. Aus 200 bis 300 Kilogramm Fruchtschalen bzw. 2000 bis 3000 Orangen gewinnt man einen Liter ätherisches Öl. Das Öl hat eine hellorange Farbe und ist dünnflüssig.

DUFTTHEMEN

Der süße Duft der Orange bringt dich in Verbindung mit den Sonnenseiten deines Lebens. Er zeigt dir die vielen wundervollen Augenblicke. Das Öl lässt dich optimistisch in die Zukunft schauen und lädt dich ein, das Positive in vergangenen schwierigeren Lebenssituationen zu sehen. Das kann z. B. die Erfahrung und Kraft sein, die du beim Überwinden der Herausforderung in dir gespürt hast. Es hilft dabei, seelische Verletzungen und Schockerlebnisse sanft aufzulösen.

Lass dich von der Orange in einen Mantel der Geborgenheit hüllen. Mit ihr spürst du, dass es nichts zu fürchten gibt. Sie löst Ängste, nervöse Unruhe oder Unflexibilität liebevoll auf und stärkt dein Selbstbewusstsein. Sie hilft dir, dich ganz dem Leben hinzugeben und dein ganzes Potential zu entfalten.

Das Orangenöl mildert die Angst vor dem Zahnarzt. Auch für schwangere Frauen, die mit Stimmungsschwankungen und Nervosität zu tun haben, und für hyperaktive Kinder ist es eine wichtige Unterstützung.

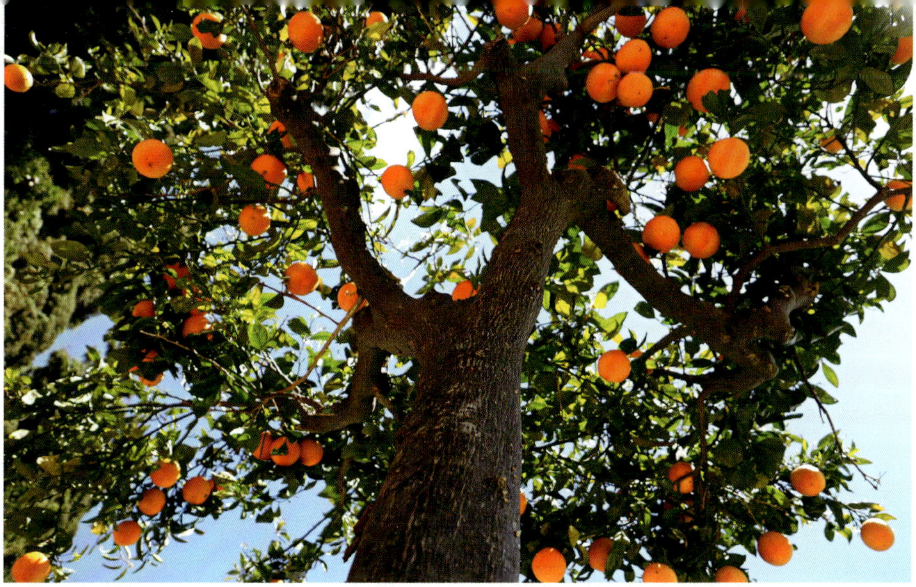

Orangenbäume können bis zu zehn Meter hoch wachsen und bilden eine schöne, runde Krone.

Die Orange steht für die Akzeptanz des Lebens mit allem, was ist und was nicht ist. Es geht ihr um die Wahrnehmung des Seins. Sie unterstützt dabei, dich selbst und auch die dich umgebenden Menschen mit all ihren Eigenarten und Dellen (wie Orangenhaut eben) anzunehmen. So kannst du spielerisch und leicht in die Begegnung mit anderen Menschen gehen, ohne dass Vorurteile und Schubladendenken dich davon abhalten, dein Gegenüber und sein Wesen wirklich zu sehen. Sie macht dich empfänglich für die innere Schönheit des anderen.

Kreative, schöpferische Arbeit liebt die Orange. Sie hilft dir, deine natürliche Wahrnehmung weiterzuentwickeln und neue Ideen in die Tat umzusetzen. Solltest du in deiner Arbeit oder in deinem Leben in eine Sackgasse, in eine eingefahrene Routine geraten sein, lässt die Orange dich das erkennen. Sie öffnet deinen Horizont und inspiriert dich für Lösungsmöglichkeiten, sodass du leicht und beschwingt neue Wege beschreiten kannst.

Orangenöl kann helfen, Mangelbewusstsein und die dazugehörigen Glaubenssätze sowie das Horten und Sammeln zu überwinden. Es erinnert dich daran, dass genug für alle da ist und du gut versorgt bist. Es steht für die Fülle und den Genuss des Lebens. Es fällt dir leichter, deine tiefen Gefühle auszudrücken. Die Orange bringt dich in deinen Körper zurück und lässt dich dadurch dein inneres Zuhause finden. In der Sexualität fördert sie das Gefühl von Verschmelzung, von Einssein. Du kannst mit allen Sinnen genießen, fühlen, streicheln und küssen.

DUFTHARMONIE

Atlas-Zeder, Benzoe siam, Bergamotte, Cistrose, Gewürznelke, Honig, Immortelle, Jasmin, Kakaoextrakt, Koriandersamen, Melisse, Muskat, Muskatellersalbei, Myrrhe, Narde, Neroli, Patchouli, Petitgrain, Sandelholz, Rosengeranie, Thymian, Wacholder, Weihrauch, Vetiver, Ylang-Ylang, Rose, Cardamom, Vanille, Zimt, Zypresse.

VORSICHTSGEBOT Bei Sonneneinwirkung, Überdosierung und bei oxidiertem Öl können Reizungen der Haut auftreten.

AUF EINEN BLICK

- zeigt die Wunder und die Fülle des Lebens
- steckt dich mit Optimismus an
- nimmt Angst vor Unbekanntem
- gleicht innere Unruhe aus
- bringt in den Körper und ins Hier & Jetzt

Rose

BOTANISCHER NAME: *Rosa × damascena*
PFLANZENFAMILIE: *Rosaceae* – Rosengewächse

- ELEMENT: Wasser
- NOTE: Herz
- DUFTRICHTUNG: warm, süß, schwer, blumig, elegant würzig, betörend, üppig, sinnlich
- YING / YANG: Yin
- STERNZEICHEN: Widder, Stier, Krebs, Waage, Skorpion
- CHAKRA: 4., Herzchakra

Duftbotschaft

»Lass dich berühren und öffne dein Herz.«

PFLANZENBESCHREIBUNG

Der Ursprung der Gewinnung von Rosenöl wird im alten Persien vermutet. Seit Tausenden von Jahren wird dort die besonders duftintensive Damaszener-Rose *(Rosa × damascena)* angebaut. Heute werden die Duftrosen in Ägypten, Afghanistan, Algerien, Bulgarien, Indien, Marokko, Syrien und in der Türkei gezogen. Je nach Herkunft und Sorte hat der Duft des ätherischen Rosenöls unterschiedliche Nuancen.

Es entsteht durch die Wasserdestillation der Blüten im Kupferkessel. Ungefähr 4000 bis 5000 Kilogramm Blüten werden für ein Kilogramm ätherisches Öl benötigt. Ein Tropfen wird aus ca. 30 erblühten Blütenköpfen gewonnen. Dafür werden die Rosen in echter Handarbeit geerntet. Deshalb ist das ätherische Rosenöl eines der teuersten ätherischen Öle weltweit. Es ist dünnflüssig und durchsichtig.

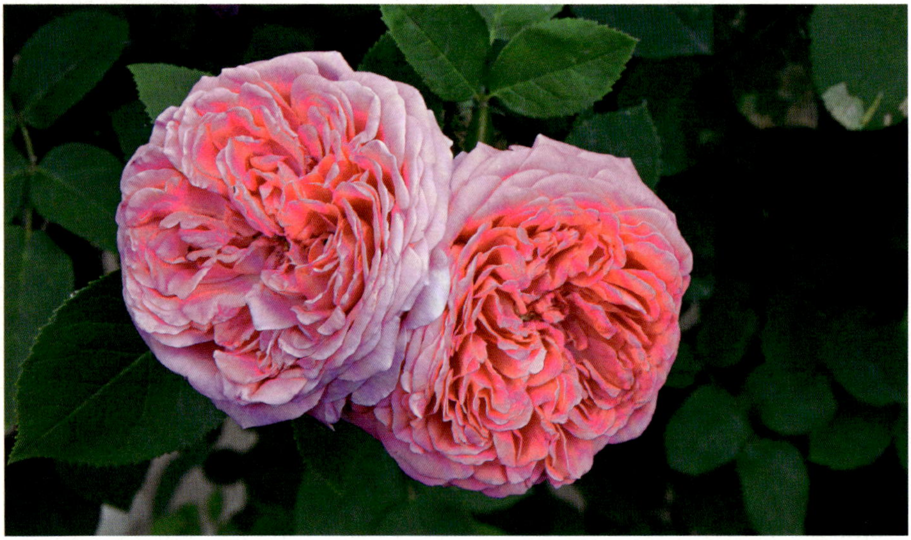

Die Damaszener-Rose verströmt einen besonders betörenden Duft.

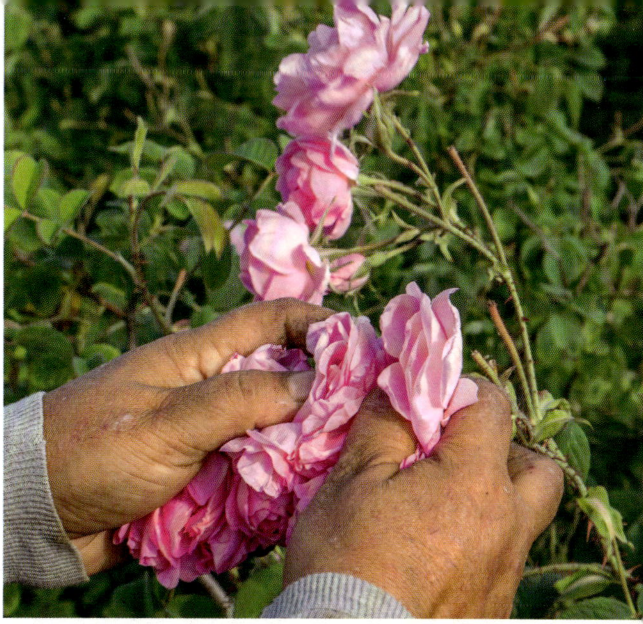

Die Rosenblätter werden sorgfältig per Hand gepflückt.

Das Rosen Absolue entsteht durch die Lösungsmittelextraktion der Blüten. Sein Duft ist schwer, tiefgründig und beinahe narkotisch. Rosen Absolue soll eine noch stärkere Wirkung auf die Psyche haben als das destillierte Rosenöl.

DUFTTHEMEN

Die Rose wird auch die »Königin der Liebe« genannt. Ihr Duft verstärkt die Liebe zu dir selbst und allen Menschen, mit denen du verbunden bist. Sie ist ein Duft, der Liebende zusammenführt und bestehende Bindungen vertieft. Sie fördert die göttliche Liebe: bedingungslos, grenzenlos und ewig während.

Das ätherische Öl der Rose vermag bei Liebeskummer, Enttäuschung oder dem Verlust eines lieben Menschen das Herz zu heilen. Es hilft Abschied zu nehmen und zu vergeben. Die Rose kann bestehende Verletzungen sichtbar machen und gleichzeitig den auftauchenden Schmerz lindern und zur Heilung beitragen. Wie Balsam legt sie sich um das verletzte Herz. Sie schenkt dir wieder Vertrauen in das Leben und öffnet dich für neue Begegnungen.

Starke Emotionen wie Wut, Eifersucht und Angst können ausgeglichen werden. Eher zurückhaltende Menschen werden von der Rose aufgefordert, ihre konstruktive Wut herauszulassen und ihren Ärger nicht mehr hinunterzuschlucken. Das Öl besänftigt das aufgewühlte Gemüt und bringt wieder in ein emotionales Gleichgewicht. Es zügelt das Ego, den Drang sich darstellen zu müssen und lädt stattdessen ein, sich darauf zu besinnen, was für wundervolle Wesen wir von Natur aus sind.

Der Duft der Rose lädt dich ein, dich ganz der Liebe und Erotik hinzugeben. Seit jeher wird das Öl von kundigen Frauen als Ingredienz für Liebeszauber eingesetzt, um einen Mann zu betören. Bei Frauen öffnet es das Herz, schenkt Vertrauen, Schutz und Geborgenheit, sodass sie sich beim Liebesspiel genussvoll hingeben können. Der Duft hüllt dich liebevoll ein und kann durch die Ausschüttung von Endorphinen euphorische Glücksgefühle auslösen.

Die Rose hält nichts von Bescheidenheit und Sparsamkeit. Sie steht für die Fülle des Lebens und lädt dich ein, das Leben in vollen Zügen zu genießen.

DUFTHARMONIE

Atlas-Zeder, Benzoe siam, Iris, Jasmin, Kamille römisch, Lavendel, Melisse, Moschuskörner, Muskatellersalbeiöl, Myrte, Narde, Neroli, Orange, Rosengeranie, Sandelholz, Styrax, Vanille, Vetiver, Weihrauch, Ylang-Ylang.

VORSICHTSGEBOT Ein sehr gut verträgliches Öl. Bei einer sachgemäßen Anwendung sind keine Nebenwirkungen bekannt.

AUF EINEN BLICK

- öffnet das Herz für die Liebe
- hilft bei Liebeskummer und Verlust
- schenkt Vertrauen
- vermittelt die Fülle des Lebens
- ist die Königin der Hingabe und Verführung

Rosengeranie

BOTANISCHER NAME: *Pelargonium graveolens*
PFLANZENFAMILIE: *Geraniaceae* - Storchschnabelgewächse

- **ELEMENT:** Wasser
- **NOTE:** Herz
- **DUFTRICHTUNG:** intensiv, rosig-blumig, herb-würzig mit balsamischer Note
- **YIN / YANG:** Yin
- **STERNZEICHEN:** Widder
- **CHAKRA:** 4., Herzchakra

Duftbotschaft

»Es wird für dich gesorgt. Du kannst dich ganz dem Leben hingeben.«

PFLANZENBESCHREIBUNG

Die Rosengeranie stammt ursprünglich aus Südafrika. Das beste ätherische Öl wird allerdings auf der Insel Réunion (ehemals Bourbon) bei Madagaskar hergestellt.

Man gewinnt es mittels Wasserdampfdestillation aus den Blättern und Stängeln der Pflanze. Ungefähr 800 Kilogramm Pflanzenmaterial werden für ein Kilogramm ätherisches Öl benötigt. Es ist dünnflüssig und durchsichtig.

DUFTTHEMEN

Rosengeranie harmonisiert. Bei Müdigkeit wirkt sie anregend und bei Aufregung und Stress beruhigend. Sie schenkt dir ein inneres Lächeln und öffnet deinen Blick für die »rosigen« Zeiten in deinem Leben. Sie ist eine gute Begleiterin in Wachstumsprozessen, da sie dir hilft, unterdrückten Schmerz hochzuholen und auf neue Weise zu betrachten, um ihn dann loslassen zu können. Sie gibt dir die Sicherheit und die Geborgenheit zurück, die du verloren hattest, als der Schmerz entstand. Sie vermittelt innere Stärke und grenzenloses Vertrauen.

Der Duft der Rosengeranie legt sich wie Balsam um das verletzte Herz und heilt emotionalen Schmerz. Er unterstützt dich bei Liebeskummer, insbesondere dabei, aus der Verletzung herauszukommen und zu vergeben. Die Rosengeranie gibt dir den Glauben an das Gute im Menschen zurück und ermöglicht es, dass sich dein Herz auf etwas Neues einlassen kann. Das Öl der Rosengeranie dringt in ungeahnte Herzenstiefen, ermutigt sich zu öffnen und sorgt so für emotionale Ehrlichkeit. Es hilft, weniger dem logischen Verstand als der Weisheit des Herzens zu folgen.

Die Rosengeranie lockt dich aus dir heraus. Mit ihr wird es leichter, Potenziale zu aktivieren und das innerste Sein auszudrücken. Bist

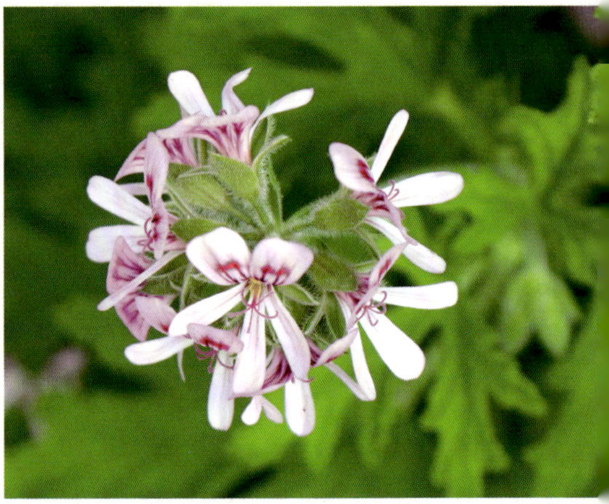

So wie ihre Blüten ihr Innerstes zeigen, ermutigt sie auch dich, sichtbar zu werden.

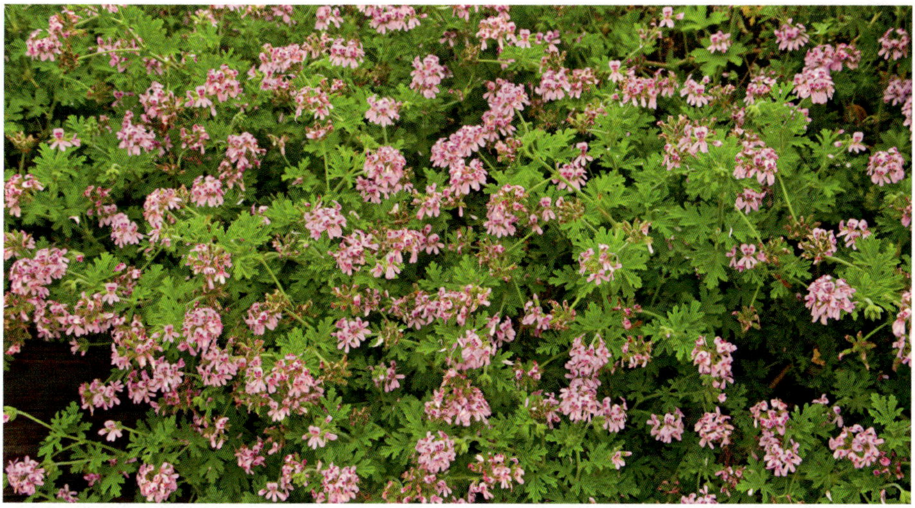

Das ätherische Öl der Rosengeranie gewinnt man nicht aus ihren zarten rosa Blüten, sondern aus ihren Blättern.

du nur halbherzig bei der Sache oder verschließt dein Herz aus Angst vor Verletzung, dann ermutigt sie dazu, dich ganz deiner Sache und dem Leben hinzugeben. Sie vertieft deine Beziehungen, vermittelt Nähe und besseres Verständnis für den anderen. Du kannst dich selbst im Gegenüber neu erkennen und den anderen in seiner ganzen Tiefe wahrnehmen. Das Öl der Rosengeranie hilft Menschen, die Angst vor zu viel Nähe haben, sich auf mehr Verbindlichkeit und Bindung einzulassen. Indem die Rosengeranie die Verbundenheit der Herzen fördert, hilft sie auch bei Eifersucht und Vergleichen mit anderen. Sie ist eine Revolutionärin der Liebe und zeigt, dass auch über die Zweisamkeit hinausgehend etwas entstehen kann, was wir in der gesamten Tragweite noch gar nicht erfassen können. Die Rosengeranie glaubt an Wunder und ist frei von Vorurteilen und einem moralischen Zeigefinger.

Rosengeranienöl wird auch liebevoll »Klapperstorchöl« genannt. Es gleicht Hormonschwankungen aus, die einer Empfängnis im Weg stehen könnten. Weiterhin nimmt sie dem wartenden Paar die Anspannung und schenkt Hoffnung und Vertrauen in der Kinderwunschzeit. Der Duft der Rosengeranie ist Hingabe pur und hat eine aphrodisierende Wirkung. Die Rosengeranie ist hochschwingend und bringt dich dem Zustand bedingungsloser Liebe näher.

DUFTHARMONIE
Atlas-Zeder, Bergamotte, Gujak-Holz, Koriandersamen, Lavendel, Moschuskörner, Neroli, Palmarosa, Rose, Rosenholz, Sandelholz, Ylang-Ylang, Zitrusdüfte.

VORSICHTSGEBOT Bei einer sachgemäßen Anwendung sind keine Nebenwirkungen bekannt.

AUF EINEN BLICK

- harmonisiert starke Gefühle
- heilt das Herz bei Liebeskummer
- unterstützt bei unerfülltem Kinderwunsch
- hilft, zu sich selbst zu finden
- lindert Eifersucht und stoppt den Vergleich mit anderen

Rosmarin

BOTANISCHER NAME: *Rosmarin officinalis Ct. Cineol*
PFLANZENFAMILIE: *Lamiaceae* - Lippenblütler

- **ELEMENT:** Feuer
- **NOTE:** Kopf
- **DUFTRICHTUNG:** klar, frisch, krautig, kräftig, aromatisch, herb, kampfrig, eukalyptusartig
- **YIN / YANG:** Yang
- **STERNZEICHEN:** Widder, Steinbock, Löwe
- **CHAKRA:** 3., Solarplexuschakra

Duftbotschaft

»Stelle dein Licht nicht unter den Scheffel, sondern lasse es hell leuchten.«

PFLANZENBESCHREIBUNG

Rosmarin ist ein immergrüner Strauch, der ursprünglich aus den Mittelmeerländern stammt. Sein Name kommt vom lateinischen »rosmaris«, was »Tau des Meeres« bedeutet. Rosmarin gehört zu den ältesten Küchen-, Heil- und Räucherpflanzen.

Je nach Herkunftsgebiet unterscheidet man drei »Chemotypen« mit unterschiedlichen chemischen Merkmalen. Chemotyp »Borneon« (aus Italien und Spanien) und Chemotyp »Verbenon« (aus Korsika) werden eher zu medizinisch-therapeutischen Zwecken verwendet. Für die Parfümherstellung ist der frische, klare Duft des Rosmarin Ct. Cineol (aus Marokko und Tunesien) besser geeignet. Ätherisches Rosmarin gewinnt man mittels Wasserdampfdestillation des Krautes. Aus ca. 60 Kilogramm des blühenden Krautes gewinnt man ein Liter ätherisches Öl. Es ist klar und dünnflüssig.

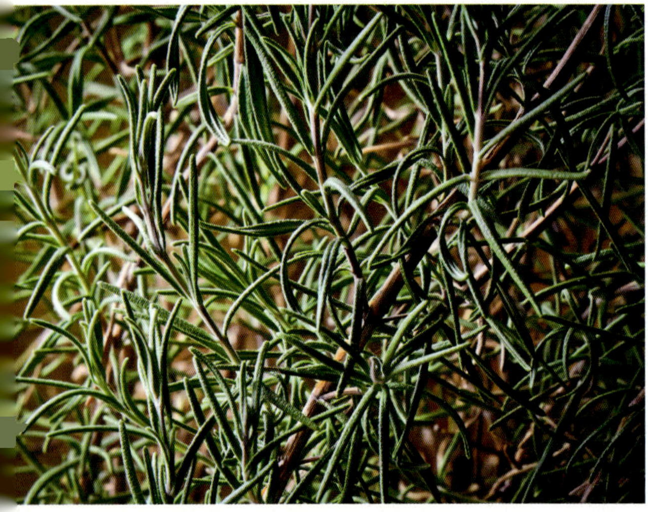

Der Rosmarinstrauch kann in warmen Regionen bis zu zwei Meter hoch werden.

DUFTTHEMEN

Mit Rosmarin kannst du deine Kraftreserven auftanken. Er erfrischt, macht wach und zentriert. Morgenmuffeln und Menschen mit niedrigem Blutdruck hilft er energiegeladen in den Tag zu starten. Rosmarinöl fördert die Konzentrationsfähigkeit und aktiviert das Denken. Es regt unser Gehirn zu Höchstleistungen an. Bei Lernschwierigkeiten ist es ein unabdingbarer Begleiter. Es weckt die Lust am Lernen und hilft bei der Prüfungsvorbereitung, indem es das Gedächtnis verbessert. Auswendiglernen fällt mit Rosmarin leichter.

Rosmarin unterstützt dich dabei, in die Klarheit zu kommen, wenn du im Leben nicht so recht weiterweißt und dir dein weiterer Weg nicht deutlich genug erscheint. Er

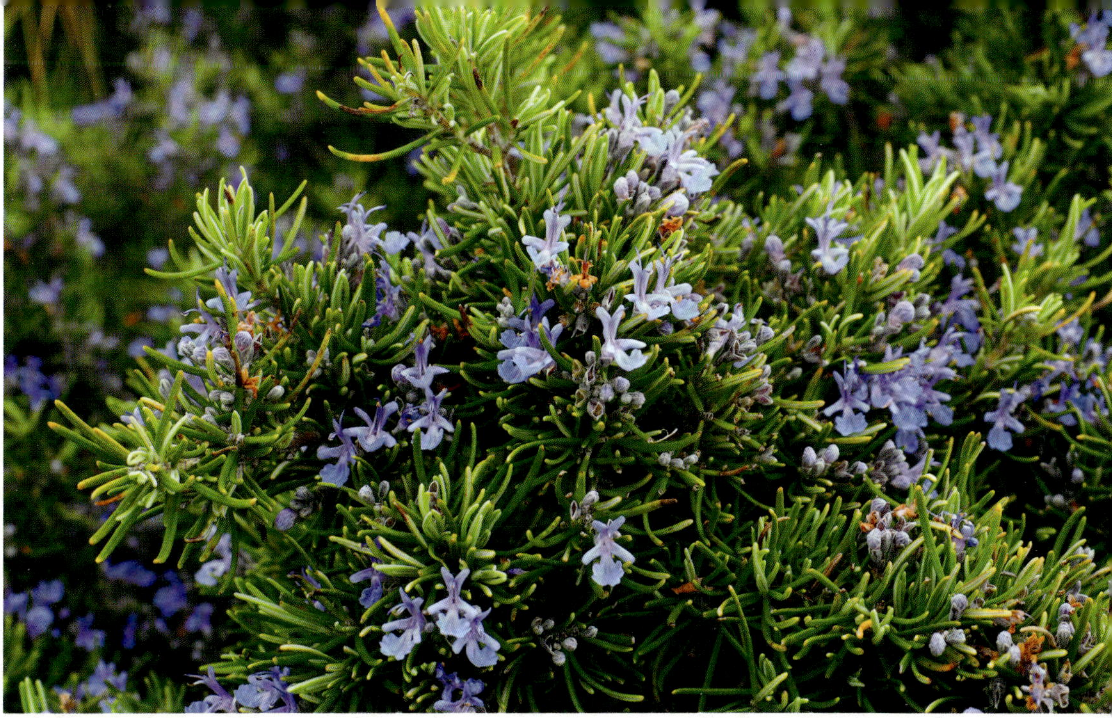

Die zartblauen Blüten des Rosmarin sind essbar und werden auch gerne als Salatdekoration verwendet.

schenkt dir Einsichten und Vertrauen in die Zukunft und hilft dir Dinge oder Menschen loszulassen, die dir nicht länger guttun. Wenn du Selbstvertrauen und Mut brauchst, dann ist das Rosmarinöl eine gute Wahl. Es verleiht dir innere Stärke und weckt den Kampfgeist in dir. So kannst du über dich selbst hinauswachsen. Du kannst deine eigene Größe besser erkennen, dich in ihr zeigen und deine Vorhaben in die Tat umsetzen.

Rosmarin stellt eine Verbindung zur feinstofflichen Welt her. Er hilft tiefer in spirituelle Wahrheiten einzutauchen und fördert die Hellsichtigkeit. Mit ihm kannst du größer denken und weißt, dass du an die Quelle der Weisheit angebunden bist. In schwierigen Lebenssituationen erinnert dich der Duft an die göttliche Kraft und daran, dass du nicht allein durch die schwere Zeit gehen musst. Du wirst geführt und begleitet.

Als Reinigungs- und Schutzöl wird Rosmarin schon seit langer Zeit eingesetzt. Er reinigt Orte und vertreibt ungute Energien. In der Sexualität hilft dir der Duft des Rosmarins kreativ zu sein. Er regt die Fantasie an und macht mutig, Neues auszuprobieren. Er ermuntert über die eigenen Vorlieben zu sprechen und den Sex so zu gestalten, dass er nährend und erfüllend ist.

DUFTHARMONIE

Bergamotte, Cistrose, Douglasfichte, Elemi, Eukalyptus, Lavendel, Lemongras, Manuka, Niauli, Linaloeholz, Myrte, Orange, Rosenholz, Ysop, Pfeffer, Pfefferminze, Vetiver, Wacholder, Zitrone, Zypresse.

VORSICHTSGEBOT Nicht bei Bluthochdruck (da stark anregend), in der Schwangerschaft und bei epilepsiegefährdeten Menschen anwenden. Nicht für Babys und Kinder unter sechs Jahren geeignet.

AUF EINEN BLICK

- ist eine Energietankstelle
- gibt Selbstvertrauen und Mut
- fördert die Konzentration und Gedächtnisleistung
- ist ein starkes Schutz- und Reinigungsöl
- hilft, sich mit der feinstofflichen Welt zu verbinden

Sandelholz

BOTANISCHER NAME: *Santalum album*
PFLANZENFAMILIE: *Santalaceae* – Sandelholzgewächse

- **ELEMENT:** Erde
- **NOTE:** Herz und Basis
- **DUFTRICHTUNG:** holzig-warm, balsamisch, exotisch, samtig, harzig, sinnlich, leicht zitronig
- **YIN/YANG:** Yang
- **STERNZEICHEN:** Stier, Wassermann, Waage
- **CHAKRA:** 1., Wurzelchakra, 6., Drittes Auge, 7., Scheitelchakra

Duftbotschaft

»Vertraue darauf, dass für dich immer gut gesorgt ist.«

PFLANZENBESCHREIBUNG

Der indische Sandelholzbaum kann bis zu 140 Jahre alt und bis zu 20 Meter hoch werden. Echtes Sandelholz aus Ostindien, Mysore, ist sehr kostbar und wird aus mindestens 30 Jahre alten Bäumen gewonnen. In seinem Heimatgebiet unterliegt das Sandelholz strengen staatlichen Vorschriften, da mit diesen Bäumen schwerer Raubbau betrieben wird. Deshalb sollte es sehr sparsam verwendet werden, und man sollte auf Bioqualität achten, da bei diesen Herstellern an Aufforstung gedacht wird. Das australische Sandelholz bringt einen etwas frischeren und weniger warm-samtigen Duft mit.

Das ätherische Sandelholzöl gewinnt man mittels Wasserdampfdestillation des fein geraspelten und pulverisierten Kernholzes und der Wurzel. Die Rinde und Blätter duften nicht. Aus 20 Kilogramm Holzraspeln gewinnt man einen Liter ätherisches Öl. Es ist dickflüssig und leicht gelblich. Bei niedrigen Temperaturen wird das Öl fest.

Sandelholz ist aufgrund seiner fixierenden Eigenschaften sehr wichtig für die Naturparfümerie. Achtung: Aufgrund seines hohen Preises wird es oft gestreckt mit Amyrisöl *(Amyris balsamifera)*, den Ölen der Texaszeder *(Juniperus ashei)* oder der Virginiazeder *(Juniperus virginiana)*, die genau genommen eine Wacholderart ist.

DUFTTHEMEN

Der warme, samtige Duft des Sandelholzöls hüllt dich ein in ein Gefühl von Geborgenheit und Schutz. Es unterstützt dabei, starke Gefühle und Emotionen herunterzufahren und Ängste zu überwinden. Sandelholz schafft eine Oase der Ruhe, wenn es in Krisen oder Zeiten großer Herausforderungen hoch hergeht und sich alles überstürzt. Stresssymptome wie innere Unruhe, depressive Verstimmungen, Nervosität und Überempfindlichkeit können mit ihm gemindert werden. Er

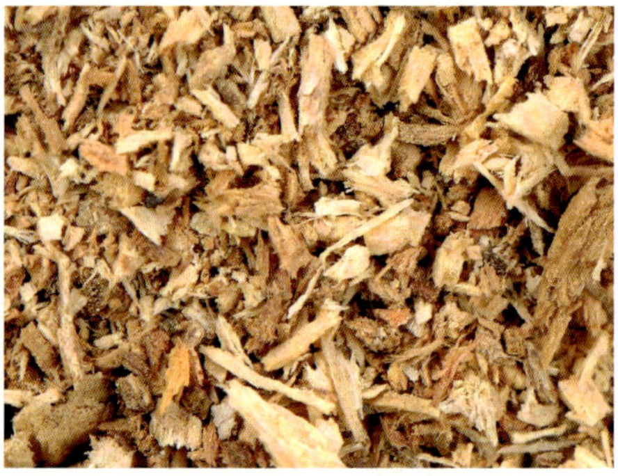

Das ätherische Sandelholzöl wird aus den Spänen des Kernholzes gewonnen.

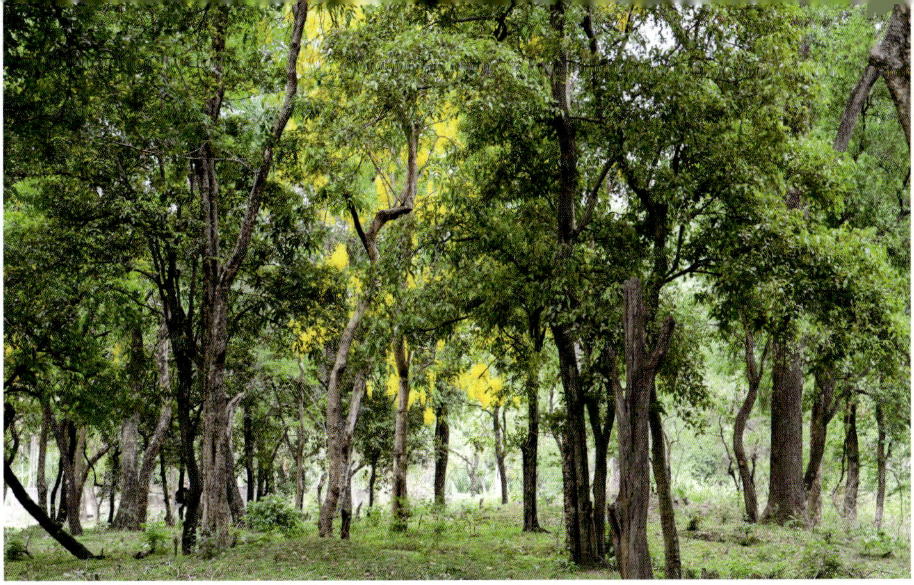

Als Halbschmarotzer braucht der Sandelholzbaum einen Wirtsbaum, um sich mit Wasser und Nährstoffen zu versorgen.

hilft wieder in die eigene Mitte zu finden, beruhigt und stärkt die Nerven. Mit ihm fällt es leichter, wieder Selbstvertrauen zu gewinnen und sich das zu holen, was man für ein erfülltes und authentisches Leben braucht.

Sandelholzöl unterstützt durch seine inspirationsfördernde Wirkung alle kreativen und schöpferischen Prozesse. Es bringt die Energie in die rechte, die kreative Gehirnhälfte. Mit Sandelholz fällt es leicht, in den Fluss des Lebens zurückzukehren. Es bringt wieder in Bewegung, was gestaut und blockiert war und hilft, den Impulsen der Seele zu folgen. Der starke Willen des Egos wird runtergefahren, und Ruhm, Besitz und Macht verlieren an Bedeutung. Das, was in deinem Wachstum nicht hilfreich ist, kannst du leichter loslassen.

Sandelholz ist der Duft Indiens und des Tantra. Ihm wird nachgesagt, die Kundalinischlange zu erwecken und damit zu Erleuchtung und Ekstase zu führen. Es wird eingesetzt, um Sexualität im Sinne der spirituellen Vereinigung zu transformieren. Es ist einer der sinnlichsten und spirituellsten Düfte. Es wirkt stark aphrodisierend, schafft eine sinnliche und erotische Stimmung, steigert die Lust und beflügelt die Fantasie.

Es öffnet auch den Geist für tiefe Meditationserfahrungen, zentriert, entspannt und vermag das Dritte Auge zu öffnen. Sandelholz hilft, deinen Verstand zu beruhigen, sodass du leichter mit deinem höheren Selbst in Verbindung kommst. In der feinstofflichen Therapie wird es eingesetzt, um alle Chakren miteinander zu einem heilsamen Strom von Energien zu verbinden. Es ermöglicht, dass du in deiner spirituellen Wahrheit weiter wachsen kannst mit dem Bewusstsein, dass du geschützt, genährt und geliebt wirst.

DUFTHARMONIE

Holz- und Blütendüfte, insbesondere Benzoe siam, Bergamotte, Iris, Jasmin, Narde, Orange, Rose, Styrax, Tonkabohne, Weihrauch, Ylang-Ylang, Zitrone.

VORSICHTSGEBOT Es sind bei einer sachgemäßen Anwendung keine Nebenwirkungen bekannt.

AUF EINEN BLICK

- vermittelt Schutz und Geborgenheit
- beruhigt in stressigen Zeiten
- bringt zurück in den Fluss des Lebens
- bekannt als klassisches Meditationsöl
- unterstützt den Kontakt zu deinem höheren Selbst

Vanille

BOTANISCHER NAME: *Vanilla planifolia*
PFLANZENFAMILIE: *Orchidaceae* – Orchideengewächse

- **ELEMENT:** Wasser
- **NOTE:** Basis
- **DUFTRICHTUNG:** süß, warm, balsamisch, würzig, weich, einhüllend, sanft
- **YIN / YANG:** Yin
- **STERNZEICHEN:** Stier
- **CHAKRA:** 2., Sakralchakra

Duftbotschaft

»Lass dich vom Leben liebevoll in den Arm nehmen.«

PFLANZENBESCHREIBUNG

Vanille wird aus den Schoten einer rankenden Orchidee gewonnen. Sie ist heimisch in den Urwäldern Zentralamerikas und wird kultiviert in Ländern wie Mexiko, Madagaskar und Réunion. Die Bestäubung der Blüten erfolgt in der Natur durch eine besondere Kolibriart oder auf den Plantagen mit Pinseln. Das Vanille Absolue gewinnt man aus den zuvor getrockneten und fermentierten Schoten mittels Extraktion und anschließender Lösung in Alkohol, meistens in Weingeist (Bioalkohol). Das Vanilleextrakt ist dünnflüssig und bräunlich.

DUFTTHEMEN

Vanille ist bekannt als Seelentröster jeglicher Art, auch bei Liebeskummer. Sie hüllt uns in einen Mantel der Geborgenheit und erinnert uns an die glücklichen und geborgenen Momente unserer Kindheit. Ein besonders starker Mutteraspekt durchdringt ihr Wesen und lässt uns die bedingungslose Mutterliebe spüren.

Der Duft der Vanille umschmeichelt deine Seele, besänftigt gereizte Nerven und holt aus seelischen Tieflagen. Vanille stärkt das Innere Kind und schafft wieder Zugang zu kindlicher Neugier und Freude. Sie inspiriert dich zum Träumen und fördert deine Fantasie. Sie lässt dich eintauchen in eine Welt ohne Zeit, in der du dich ganz deiner Kreativität hingeben kannst. Menschen, die sich zu viel Verantwortung aufhalsen und sich für ihre Freunde oder Familie aufopfern, hilft das Öl der Vanille dabei wieder mehr an sich zu denken und gut für sich zu sorgen.

Vanille wirkt körperlich und seelisch entspannend. Starke Emotionen wie Ärger, Wut

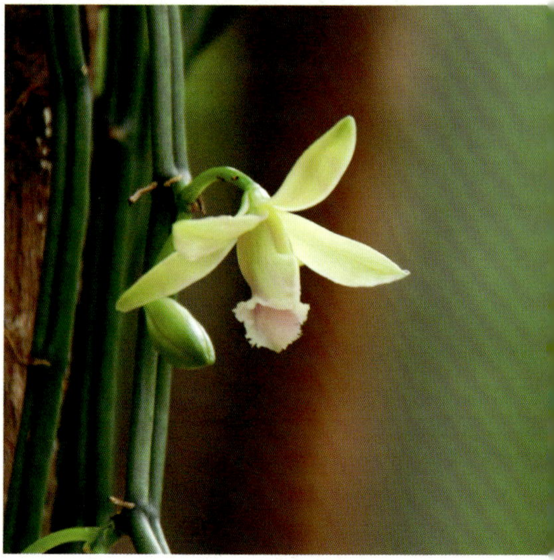

Die Blüte der Gewürzvanille ist eine Orchidee von zarter Schönheit.

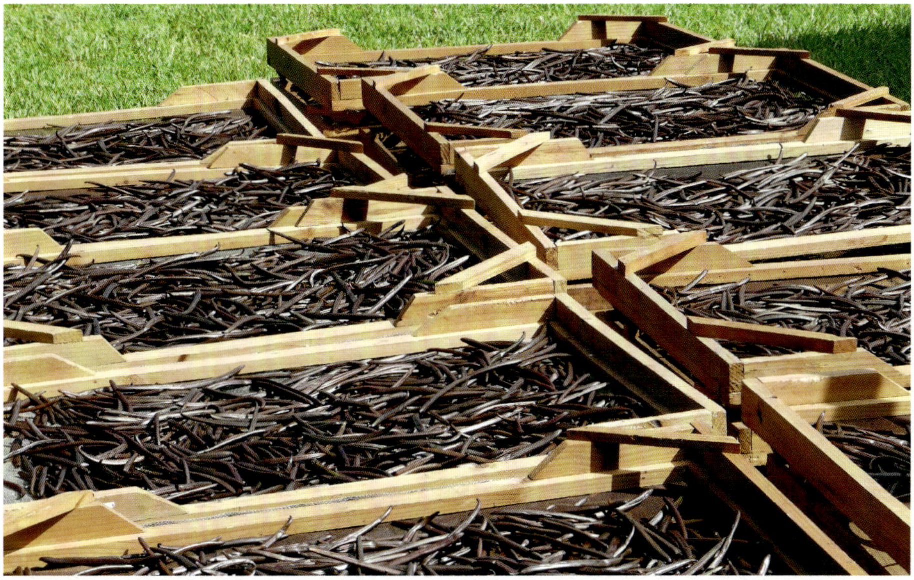

Es werden ungefähr drei Kilogramm Vanilleschoten für einen Liter Öl benötigt.

oder tiefe Traurigkeit werden wieder in ein Gleichgewicht gebracht. Übermäßiger Stress kann abgebaut werden, und Blockaden und Verspannungen können sich lösen. Vanille lädt dich in die Hängematte ein. Sie fordert dich auf, mit gutem Gewissen auch mal faul zu sein. Sie schafft einen Raum für Ruhe und Harmonie, wo du ganz im Einklang mit deiner Seele einfach du sein kannst.

Wenn wegen Existenzangst die Nerven blank liegen, beruhigt das satte Öl der Vanille und bringt dich mit der Fülle in Verbindung, die in dir ist. Es stärkt das Selbstvertrauen in die eigenen Fähigkeiten und schenkt neue Schubkraft für die Umsetzung neuer Ideen.

In Beziehungen fördert Vanille ein harmonisches Verbundenheitsgefühl. Sie ist ein aphrodisierender Kuschelduft mit entspannenden und wärmenden Eigenschaften. Nährende, satte Berührungen sind ihre Spielart. Sie betört und lässt dich in der Sexualität mit allen Sinnen erfahren, kosten, schmecken. Mit ihr kannst du in Hingabe wahrnehmen, was der Liebesakt bei dir auslöst und ihn rundum genießen.

DUFTHARMONIE

Benzoe siam, Bergamotte, Grapefruit, Honig, Iris, Koriandersamen, Lavendel, Limette, Nelkenknospen, Orange, Rose, Sandelholz, Tolu, Tonkabohne, Ylang Ylang, Zitrone.

VORSICHTSGEBOT Bei einer Alkoholempfindlichkeit die Mischung etwas stehen lassen, damit der Alkohol sich verflüchtigt. Ansonsten sind bei sachgemäßer Anwendung keine Nebenwirkungen bekannt.

AUF EINEN BLICK

- Seelentröster bei Liebeskummer und Trauer
- erinnert an unbeschwerte Momente der Kindheit
- stärkt das Innere Kind
- verhindert sich zu verbiegen und aufzuopfern
- erdet und gibt Mut und Zuversicht für Neues

Vetiver

BOTANISCHER NAME: *Vetiveria zizanioides*
PFLANZENFAMILIE: *Poaceae* – Süßgräser

- ELEMENT: Erde
- NOTE: Basis
- DUFTRICHTUNG: holzig, erdig, balsamisch-schwer, herb-rauchig, warm, leicht modrig, waldig
- YIN / YANG: Yin
- STERNZEICHEN: Jungfrau, Schütze, Wassermann
- CHAKRA: 1., Wurzelchakra

Duftbotschaft

»Im Auge des Sturms findest du tiefe Ruhe und inneren Frieden.«

PFLANZENBESCHREIBUNG

Die Vetiverpflanze wächst bis zu zwei Meter in die Höhe und drei Meter in die Tiefe. Ihre Wurzeln sind weitverzweigt und werden zur Uferbefestigung und als Schutz vor Bodenerosion eingesetzt. Vetiver zählt zum tropischen Süßgras. Es kommt ursprünglich aus Indien und hat sich unter anderem in Thailand, Java, Haiti, Brasilien, China und Japan verbreitet.

Gewonnen wird das ätherische Vetiveröl durch Wasserdampfdestillation der Wurzeln des Vetivergrases. Aus 50 Kilogramm Wurzeln gewinnt man einen Liter ätherisches Öl. Das ätherische Vetiveröl ist rötlich-braun, zähflüssig und eines der haltbarsten ätherischen Öle. Mit zunehmender Reife verfeinert sich sein Geruch.

DUFTTHEMEN

So wie die Vetiverwurzeln sich tief in der Erde verzweigen und dem Boden Halt geben, so lässt dich das Vetiveröl genau diesen Halt spüren. Es vermittelt dir innere Sicherheit und tiefe Verwurzelung im Geflecht des Lebens. So hilft es, auch in stürmischen Zeiten nicht den Boden unter den Füßen zu verlieren. Vetiver verbindet dich mit der Kraft der Erde und lädt dich ein in ihre Welt der Ruhe, des inneren Friedens und der Zeitlosigkeit.

Das Vetiverwesen ermuntert dich, ganz zu dir zu stehen und deine eigene Wahrheit zu leben. Es stärkt deinen inneren Kompass, sodass du dein Leben immer mehr nach deinen eigenen Vorstellungen gestalten und dem Fluss des Lebens folgen kannst. Mit ihm kannst du die tiefen Facetten deines Seins entdecken. Das Vetiveröl zeigt dir die Fülle, die in dir verborgen ist und unterstützt dich bei der Weiterentwicklung deines Bewusst-

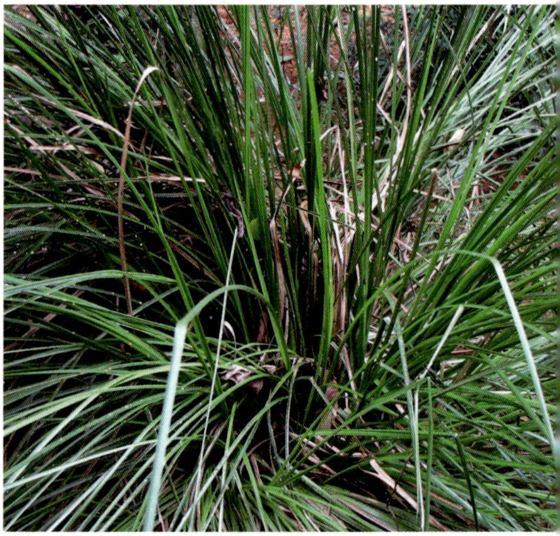

Unter dem Vetivergras verbirgt sich ein bis zu drei Meter tiefes Wurzelgeflecht.

seins, indem es dich zu den Wurzeln deiner emotionalen Themen führt und dir hilft, Schmerzvolles zu heilen.

Vetiver verschafft dir Zugang zu deiner innersten Kraftquelle. Bei Erschöpfung und Überforderung richtet er dich wieder auf und hilft dir, beim nächsten Mal gelassener auf die Anforderungen des Alltags zu reagieren. Er stärkt dein Urvertrauen ins Leben und vermittelt dir das Gefühl des Genährtseins. Er stärkt die Nerven, führt dich zurück in deine Mitte und bringt das Chakrensystem wieder ins Gleichgewicht. Seine ruhige und sanfte Schwingung beruhigt den Emotionalkörper und stärkt das Herz. In stressigen Zeiten verlangsamt er unser Tempo und hilft, sich wieder auf die ursprünglichen Werte zu besinnen, Prioritäten zu setzen und Herzensbeziehungen zu pflegen.

Mit dem Vetiveröl können wir Geduld lernen. Es bringt den denkenden Kopf zur Ruhe und kann dir helfen, wieder ruhig zu schlafen. Sensible Menschen finden im Vetiveröl einen hilfreichen Begleiter. Das Öl baut einen schützenden Raum auf und schirmt so vor seelischen Belastungen und Verletzungen ab. Es hält so lange seinen einhüllenden Schutz aufrecht, bis wir uns bereit für die Außenwelt fühlen. Gerade an neuen Herzensprojekten können wir so geschützt arbeiten, bis sie ausgereift sind.

Vetiver ist ein urweiblicher Duft. Mütterlichkeit und weibliche Intuition prägen seinen Charakter. Er zieht ins warme und geborgene Feld von Mutter Erde. Für Frauen kann die Begegnung mit dem Vetiver bedeuten, dass sie ihre Weiblichkeit und auch ihre »dunkle Seite« besser annehmen und so viel authentischer und ehrlicher sein können. Der Duft des Vetiver hilft, von äußeren Schönheitsidealen weg- und wieder zurück zum eigenen inneren Wesen und damit zur eigentlichen Schönheit zu kommen. Menschen, die sich in ihre Spiritualität geflüchtet haben hilft der Vetiver dabei, sich in der weltlichen Realität zu erden und den Alltag gut bewältigen zu können. Vetiver beruhigt die Gedanken und verhilft zu einem tiefen und erholsamen Schlaft.

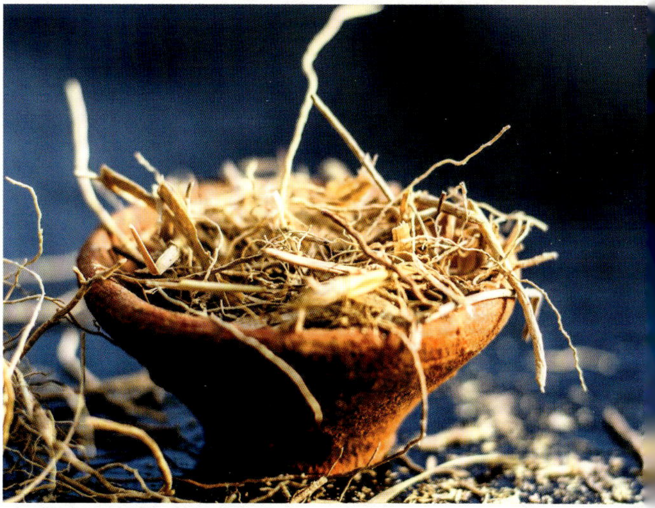

Für das ätherische Öl verwendet man seine stark verzweigten, feinen Wurzeln.

DUFTHARMONIE

Atlas-Zeder, Benzoe Siam, Bergamotte, Jasmin, Geranie, Kardamom, Moschuskörner, Orange, Palmarosa, Patchouli, Petitgrain, Rose, Sandelholz, Tolu, Tonkabohne, Tuberose, Vanille, Ylang-Ylang, Zimt, Zitrone, Zypresse.

VORSICHTSGEBOT Vetiveröl darf nicht bei Babys und schwangeren Frauen angewendet werden.

AUF EINEN BLICK

- verschafft Erdung und Standfestigkeit
- entschleunigt und hilft bei Ungeduld
- stabilisiert strapazierte Nerven
- verbindet mit der nährenden, liebevollen Mutter Erde
- unterstützt dabei, ganz authentisch die eigene Wahrheit zu leben

Weihrauch

BOTANISCHER NAME: *Boswellia serrata* – Weihrauch indisch
PFLANZENFAMILIE: *Burseraceae* – Balsambaumgewächse

- **ELEMENT:** Luft
- **NOTE:** Basis
- **DUFTRICHTUNG:** harzig, holzig, rauchig, würzig-frisch, balsamisch, leicht zitronig
- **YIN / YANG:** Yang
- **STERNZEICHEN:** Jungfrau, Steinbock, Wassermann
- **CHAKRA:** 1., Wurzelchakra, 7., Scheitelchakra

Duftbotschaft

»Im Erkennen deiner inneren Wahrheit liegt deine Kraft.«

PFLANZENBESCHREIBUNG

Der indische Weihrauchbaum wird drei bis sieben Meter hoch und wächst auf sehr trockenen Böden in Nord- und Zentralindien.

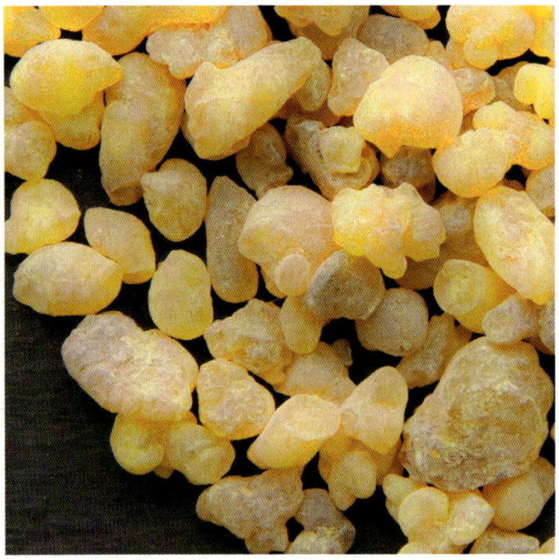

Weihrauch wird seit jeher als Duft- und Räucherstoff für spirituelle Zwecke verwendet.

Das ätherische Weihrauchöl gewinnt man durch Wasserdampfdestillation der Harztränen (Olibanum) des Weihrauchbaumes. Für einen Liter ätherisches Öl benötigt man bis zu 20 Kilogramm des Harzes. Das Öl ist klar bis gelblich und dünnflüssig. Weihrauch gehört zu den ältesten Duft- und Räucherstoffen.

In der Parfümindustrie wird neben dem indischen Weihrauch auch der arabische Weihrauch *(Boswellia sacra)* verwendet. Der indische Weihrauch ist im Duft etwas frischer und harziger als arabischer Weihrauch.

DUFTTHEMEN

Weihrauch fördert die Konzentration und hilft, die Essenz der Dinge zu erfassen und auf den Punkt zu bringen. Er stärkt die Gedächtnisleistung und hilft beim Lernen. Menschen, die gern in die Zukunft oder Vergangenheit abschweifen, holt er ins Hier und Jetzt zurück. Er fördert das Erleben des Moments und aufmerksam das wahrzunehmen, was gerade ist. Wenn wir keinen klaren Gedanken mehr fassen können und uns verloren haben, dann schenkt Weihrauch uns Klarheit, damit wir unseren Platz im Leben wiederfinden.

Der Duft des Weihrauchöls hilft dir, deine Ideen in die Tat umzusetzen. Er schenkt dir einen starken Willen und Durchhaltevermögen, um so lange an deinen Projekten dranzubleiben, bis sich der Erfolg einstellt. Die dazu nötige Kraft hat er gleich mit im Gepäck. Sein Motto könnte lauten: »In der Ruhe liegt die Kraft.«

Weihrauchöl wirkt stark beruhigend und führt in die eigene Mitte. Es hilft, die Gedanken zur Ruhe zu bringen und Sorgen und Ängste zu besänftigen. Gleichzeitig verbindet es dich wieder mit deiner eigenen inneren Stärke, deiner inneren Wahrheit und hilft dir, das Wesentliche zu sehen. Es wird durch ihn einfacher ruhige, weise Worte zu finden, um sich mit der Umwelt besser verständigen zu können. In herausfordernden Lebenssituationen gibt er seelische Stabilität und hilft, wieder durchzuatmen. Bei Stress und Erschöpfung, nervösen Verspannungen und dem Gefühl von Überforderung ist Weihrauch ein wichtiger Helfer. Er wirkt stimmungsaufhellend und vermittelt wieder Zuversicht und Vertrauen ins Leben.

Mit Weihrauch fällt es leichter, sich aus abhängigen und ungesunden Beziehungen zu befreien und wieder bei sich selbst anzukommen. Er hilft bei Trennungen und beim Abschiednehmen. Sein Öl gehört zu den Wichtigsten bei der Begleitung sterbender Menschen. Es hilft, leichter zu gehen und unterstützt die Hinterbliebenen dabei, den geliebten Menschen loszulassen. Man kann sich besser sammeln, zentrieren und aus der tiefen inneren Kraft der Ruhe heraus Verletzungen verarbeiten und heilen. Es unterstützt nach schmerzhaften Trennungen dabei, wieder am Leben teilzuhaben. Weihrauch vermittelt Mut und Unterstützung, sodass sich auch die Lebensfreude wieder entfalten kann.

Weihrauch schafft eine heilige Atmosphäre und verbindet mit der feinstofflichen Welt. Er vertieft die Atmung und fördert meditative Zustände. Sein Duft lässt uns mit unserer Seele in Kontakt kommen. Er verhilft zu tiefer Innenschau und zum Erkennen des Göttlichen in uns. Der Duft des Weihrauchs erinnert dich daran, dass du geliebt, genährt und beschützt bist – und zwar bedingungslos. Er erinnert dich an deine tiefe innere Weisheit und das Wissen, das du mit in diese Welt gebracht hast. Du wirst ermutigt, dein wahres Selbst voll zu entwickeln. Weihrauch ist ein kraftvoller Begleiter für spirituelles Erwachen.

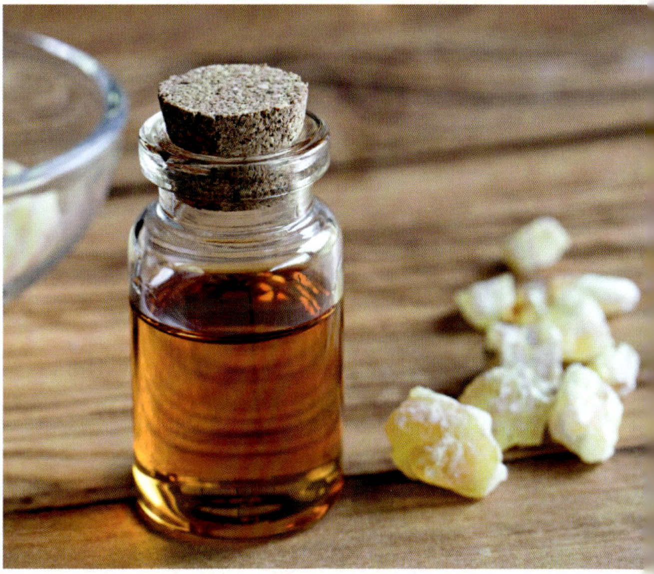

Aus den Harztränen (Olibanum) des Weihrauchbaumes wird sein ätherisches Öl gewonnen.

DUFTHARMONIE
Atlas-Zeder, Benzoe siam, Cajeput, Cistrose, Eukalyptus, Honig, Lemongras, Myrte, Myrrhe, Narde, Niauli, Orange, Rose, Rosmarin, Sandelholz, Styrax, Teebaum, Thymian, Tolu, Tonkabohne, Zitrusfrüchte.

VORSICHTSGEBOTE In Schwangerschaft und Stillzeit sollte es nicht verwendet werden. Bei Überdosierung kann bei empfindlichen Menschen Benommenheit auftreten. Keine direkten Sonnenbäder nach dem puren Auftragen des Öls nehmen, da es zu Hautirritationen kommen könnte.

AUF EINEN BLICK

- fördert die Konzentration
- hilft, Ideen in die Tat umzusetzen
- bringt Ruhe in die Gedanken
- unterstützt bei Trennungen und beim Abschiednehmen
- verbindet mit dem Göttlichen

Weißtanne

BOTANISCHER NAME: *Abies alba*
PFLANZENFAMILIE: *Pinaceae* – Kieferngewächse

- **ELEMENT:** Luft
- **NOTE:** Kopf, Herz
- **DUFTRICHTUNG:** klar, würzig-kräftig, waldig, balsamisch, harzig-frisch, grün
- **YIN / YANG:** Yin
- **STERNZEICHEN:** Skorpion
- **CHAKRA:** 4., Herzchakra, 6., Drittes Auge

Duftbotschaft

»In dem Leben deiner eigenen Wahrheit liegt deine ganze Kraft.«

PFLANZENBESCHREIBUNG

Beheimatet ist die Weißtanne, auch »Edeltanne« oder »Silbertanne« genannt, in den Bergmischwäldern Süd- und Mitteleuropas. Ihre weiß-graue Borke und die silbernen Streifen auf der Unterseite ihrer Nadeln verliehen der Weißtanne ihren Namen. Sie kann ein Alter von 500 bis 600 Jahren erreichen und bis zu 60 Meter hoch werden.

Zur Gewinnung des ätherischen Öls wird sie vorwiegend in Kanada, Frankreich und Österreich angebaut. Das ätherische Öl der Weißtanne wird mittels Wasserdampfdestillation aus den Zweigen und Nadeln gewonnen. 150 Kilogramm Pflanzenmaterial ergeben ungefähr ein Liter ätherisches Öl. Das Öl ist dünnflüssig und klar.

DUFTTHEMEN

Die Weißtanne ist ein Baum der Klarheit. Sie führt dich zu deinem ureigenen Wesen und hilft dir, Klarheit über dich selbst und deinen Platz im Leben zu finden. Mit ihr kannst du leichter herausfinden, was du aus tiefstem Herzen möchtest, welche Werte dir im Leben wichtig sind und was du in die Welt einbringen willst. Neigst du dazu, unterwegs den Mut zu verlieren, dann verleiht sie dir Entschlossenheit, Durchhaltevermögen und Zielstrebigkeit.

Das ätherische Öl der Tanne hilft, sich auf das Wesentliche zu konzentrieren, dabei den Überblick zu bewahren und sich nicht allzu sehr in Einzelheiten zu verlieren. Sie lädt dich dazu ein, ganz bei dir zu bleiben. Sie verbin-

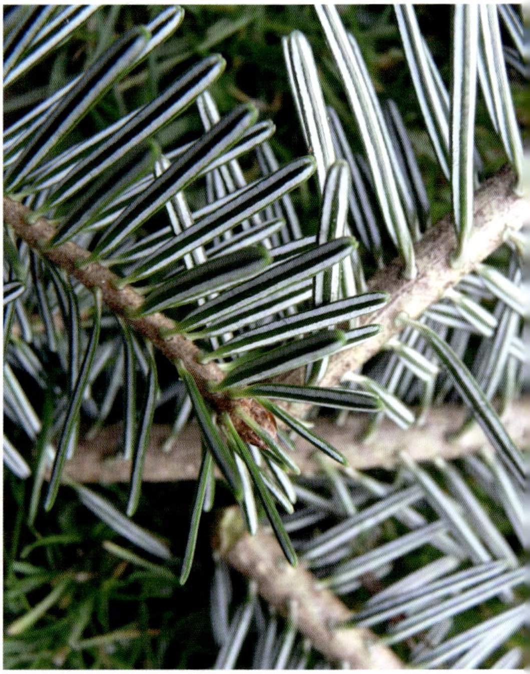

Die Weißtanne erkennt man an den zwei silbernen Streifen an der Unterseite ihrer Nadeln.

det dich mit deiner Gefühlswelt und hilft dir, der Intelligenz deines Herzens zu folgen. Durch diese aus dem Herzen gefällten Entscheidungen kannst du viel authentischer und kraftvoller agieren. Sie stärkt das Gefühl der Dankbarkeit und vermittelt durch ihr mütterliches, sanftes Wesen ein Gefühl von innerem Frieden und Geborgenheit. Ihre langsame Schwingung lädt dich ein, einen Gang runter zu schalten und geduldig auf den richtigen Moment für deinen »Durchbruch« zu warten.

In schwierigen Lebenssituationen nimmt uns das Öl der Weißtanne die schwere Last von den Schultern, richtet uns wieder auf und schenkt uns die Lebensenergie, die wir brauchen, um alles Weitere gut zu meistern. Es schenkt uns neuen Lebensmut. Es wirkt stark beruhigend und harmonisierend auf den Geist, legt sich wie Balsam auf Wunden und Verletzungen der Seele. Es hilft dir zu erkennen, dass du im Hier und Jetzt in Sicherheit bist. Schmerzhafte Erfahrungen können so leichter verarbeitet und geheilt werden. So kannst du wieder offenen Herzens auf das Leben zugehen.

In spiritueller Praxis hilft das Öl der Weißtanne unsere Gedanken zu klären und tiefe Einsicht in unsere innere Weisheit zu bekommen. In Meditationen oder geführten Trancereisen können wir leichter klare Bilder oder Botschaften empfangen.

DUFTHARMONIE

Eukalyptus, Honig, Lavendel, Lemongras, Minze, Myrrhe, Neroli, Rose, Verbena, Vetiver, Wacholder, Zirbelkiefer, Zypresse.

VORSICHTSGEBOT Bei Überdosierung und bei oxidiertem Öl kann es zu Hautreizungen kommen. Insbesondere von einem heißen Bad mit älterem Weißtannenöl ist abzuraten. Weißtannenöl hält nur 1,5 bis 2 Jahre. Menschen mit empfindlicher Haut und Kinder sollten das Öl nur sehr sparsam anwenden.

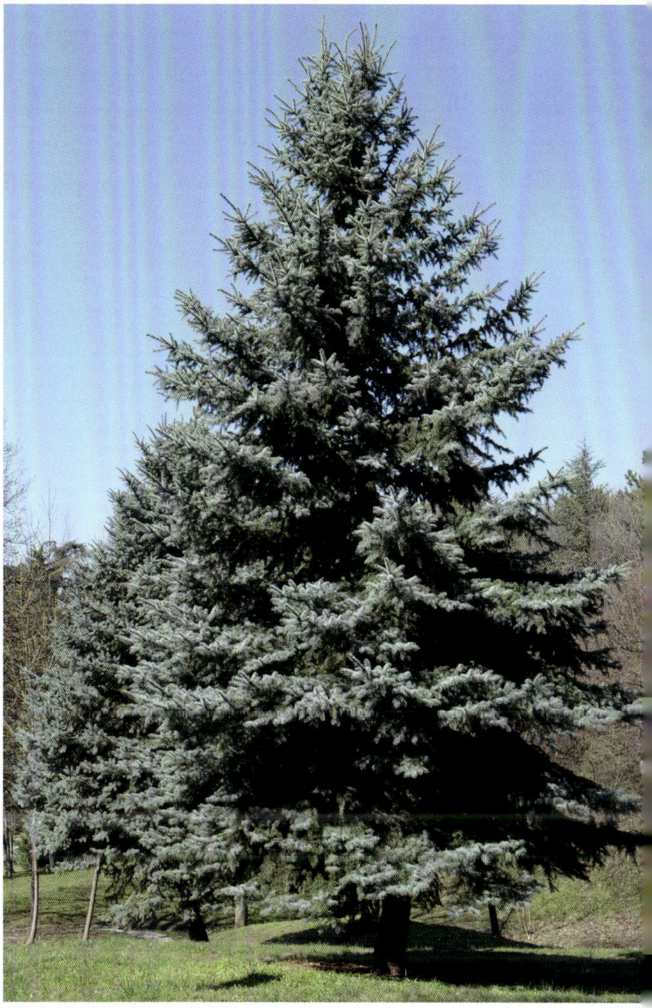

Die aufrechte und erhabene Form der Weißtanne steht für Halt und Standhaftigkeit im Leben.

AUF EINEN BLICK

- hilft, die eigene Bestimmung zu erkennen
- fördert Geduld, Ausdauer und Beharrlichkeit
- unterstützt dabei, für eigene Bedürfnisse einzustehen
- verleiht Standhaftigkeit, Halt und Rückgrat
- besitzt weiblich-schützende Kraft

Ylang-Ylang

BOTANISCHER NAME: *Cananga odorata*
PFLANZENFAMILIE: *Annonaceae* – Flaschenbaumgewächse

- **ELEMENT:** Wasser
- **NOTE:** Herz
- **DUFTRICHTUNG:** narkotisch-süßlich, schwer, sinnlich, betörend, exotisch, weich-balsamisch, blumig
- **YIN / YANG:** Yin
- **STERNZEICHEN:** Stier, Skorpion, Fische
- **CHAKRA:** 2., Sakralchakra, 4., Herzchakra

Duftbotschaft

»Liebe dich so, wie du bist. So kannst du auch das Leben lieben.«

PFLANZENBESCHREIBUNG

Der tropische Ylang-Ylang-Baum hat betörend duftende gelbe Blüten und kann Wuchshöhen bis zu 25 Meter erreichen. Ätherische Öle ausgezeichneter Qualität gewinnt man auf Madagaskar und den Komoren.

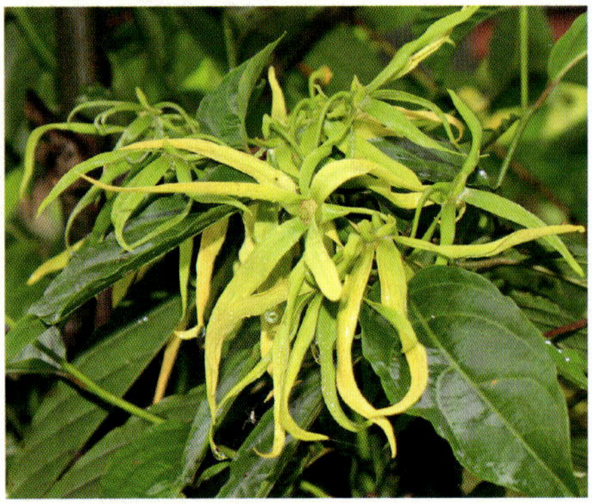

Die Blüte des Ylang-Ylang-Baumes betört mit ihrem Duft.

Das ätherische Ylang-Ylang-Öl wird durch Wasserdestillation der Blüten an Ort und Stelle gewonnen, da die Ylang-Ylang Blüten sehr schnell beginnen zu fermentieren. Die Ergiebigkeit ist sehr hoch. Aus 40 bis 60 Kilogramm Blüten kann bereits ein Liter ätherisches Öl gewonnen werden. Es gibt fünf Qualitätsstufen, abhängig von der Destillationszeit. Ylang-Ylang extra gilt als die feinste Qualität und wird gern für die Parfümherstellung verwendet. Das Öl ist hellgelb und leicht dickflüssig.

DUFTTHEMEN

Ylang-Ylang ist eines der weiblichsten ätherischen Öle. Es steigert die Ausstrahlung von Frauen und hilft ihnen, sich in ihrer ganzen Schönheit zu erkennen. Es verleiht ihnen den Mut, sich auf der Bühne des Lebens ganz zu zeigen. Selbstannahme und Selbstliebe sind wichtige Themen des Ylang-Ylang-Öls. Es möchte dich auffordern, dich so anzunehmen und zu lieben, wie du bist. Es steigert die Kreativität, beflügelt den Geist und löst die Blockaden, die dem freien Fluss kreativer Energie im Wege stehen könnten. Insbesondere Menschen, die logisch und genau unterwegs sind, hilft das Öl zu vermehrter Kreativität und Fantasie.

Der Duft des Ylang-Ylang kann herausfordernd sein, aufrütteln, was festgefahren ist. Er hilft, alte Wege zu verlassen und neue, unbekannte Welten zu entdecken. Bei starken Gefühlen wie Wut, Hass, Angst, Eifersucht, aber auch Minderwertigkeitskomplexen ist er eine große Hilfe. Er lädt ein, durch diese Emotionen durchzugehen, anstatt sie wegzudrücken.

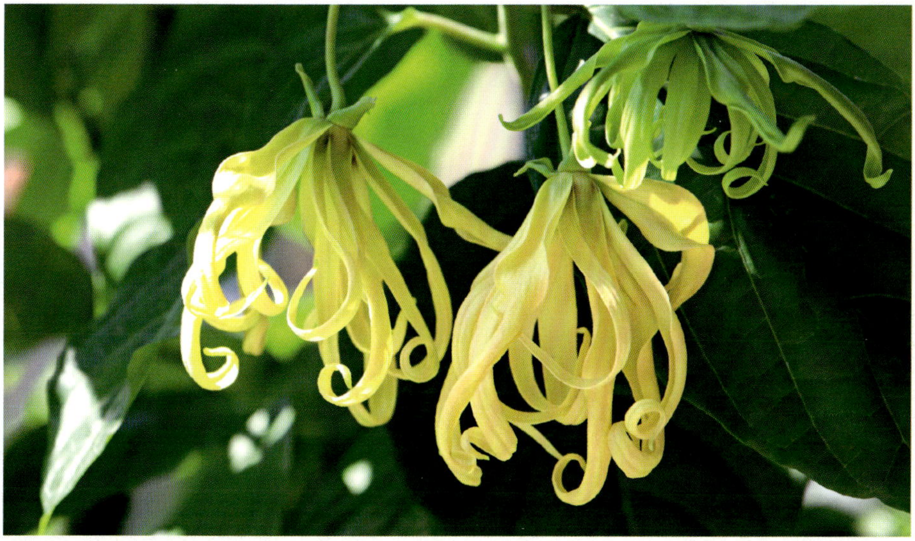

Die Ylang-Ylang-Blüten werden noch auf dem Feld destilliert, da sie sehr schnell fermentieren und sich ihr Duft dann verändert.

Als Belohnung winkt das Ylang-Ylang-Wesen mit wiedererweckter Lebensfreude und sinnlichem Genuss.

Ein wichtiges Thema des Ylang-Ylang-Öls ist die Heilung der Emotionen des Inneren Kindes. Es hilft, alte Verletzungen aus der Kindheit loszulassen und die unbefangene, spielerische Freude deines Inneren Kindes wieder zu leben.

Ylang-Ylang wirkt gegen Bindungsangst. Mit seinem kraftvollen Öl können negative Erfahrungen aus früheren Beziehungen geheilt und die Bereitschaft für neue Kontakte gefördert werden. Männern kann es dabei helfen, ihre weibliche Seite mehr einzubeziehen, um mehr Verständnis für ihre Partnerin zu entwickeln. Es weckt auch ihre Intuition.

Sollten sich in der Partnerschaft eine Abhängigkeit und ein zu starkes Bedürfnis nach Anerkennung und Liebe vom Partner entwickelt haben, dann kann Ylang-Ylang daraus befreien. Der Duft beschwört eine erotische Stimmung herauf. Er weckt die Leidenschaft und bringt die Wildheit zurück. So fällt es leichter, über die Wünsche und Vorlieben bei der körperlichen Liebe zu sprechen.

DUFTHARMONIE

Atlas-Zeder, Benzoe siam, Bergamotte, Blutorange, Grapefruit, Jasmin, Koriander, Limette, Moschuskörner, Muskatellersalbei, Nelkenknospen, Neroli, Orange, Patchouli, Palmarosa, Rose, Rosengeranie, Sandelholz, Tonka, Vanille, Vetiver, Zitrone, Zypresse.

VORSICHTSGEBOT Der schwer-narkotische Duft des Ylang-Ylang kann in hoher Dosierung bei sensiblen Menschen zu Kopfschmerzen oder Übelkeit führen. Menschen mit niedrigem Blutdruck sollten es nur vorsichtig einsetzen, da es zu einem Absenken des Blutdrucks führen kann.

AUF EINEN BLICK

- Duft der Weiblichkeit
- fördert die Selbstliebe
- verleiht dem Geist Flügel
- hilft, eingefahrene Wege zu verlassen
- schafft eine erotische Stimmung

Zypresse

BOTANISCHER NAME: *Cupressus sempervirens*
PFLANZENFAMILIE: *Cupressaceae* - Zypressengewächse

- **ELEMENT:** Erde, Feuer
- **NOTE:** Herz, Basis
- **DUFTRICHTUNG:** holzig, herb, frisch, waldig, rauchig, warm
- **YIN/YANG:** Yin
- **STERNZEICHEN:** Widder, Waage, Wassermann, Steinbock
- **CHAKRA:** 1., Wurzelchakra, 2., Sakralchakra

Duftbotschaft

»Du bist perfekt, so wie du bist.«

PFLANZENBESCHREIBUNG

Die Zypresse, auch genannt »Mittelmeer-« oder »Säulen-Zypresse« ist ein immergrüner Baum. Sie kann in zehn Jahren eine Höhe von vier bis sechs Metern erreichen. Sie steht in südlichen Ländern oft auf Friedhöfen, da sie ein Symbol für das ewige Leben und die Verbindung zum Jenseits ist. Frankreich, Italien, Spanien sind die hauptsächlichen Zypressenöllieferanten.

Das ätherische Öl wird per Wasserdampfdestillation aus den Zweigen und Zapfen gewonnen. Aus ca. 70 Kilogramm gewinnt man einen Liter ätherisches Öl. Es ist klar bis hellgelb und dünnflüssig.

DUFTTHEMEN

Das Öl der Zypresse ist gradlinig und eignet sich deshalb perfekt dafür, um deine Ideen in die Tat umzusetzen. Es hilft dir, wenn du dazu neigst, dich zu verzetteln. Du kannst dich mit ihm besser konzentrieren und auf das Wichtige fokussieren, deine Gedanken sammeln und einordnen. Du verläufst dich mit ihm nicht in Nebensächlichkeiten.

Das Zypressenöl wird auch das »Ordnungs-« und »Strukturöl« genannt. Es hilft dir in stressigen Zeiten wieder klar zu erkennen, was wirklich wichtig im Leben ist. Es unterstützt dich dabei, deine innere Struktur und Ordnung wiederherzustellen. Die Zypresse trägt dich und führt dich zu dir selbst. Sie fördert dein Selbstvertrauen und richtet dich wieder auf, wenn du vor den Herausforderungen des Lebens in die Knie gegangen bist.

Sie lädt dich ein, auf dein Herz zu hören und deinen Verstand mehr an deinem Herz auszurichten. Sie stellt dir die Frage: »Was willst du vom Leben?« und fordert dich auf, aktiv an der Gestaltung deines Lebens mitzuwirken. Sie zeigt dir, was für ein Potenzial in

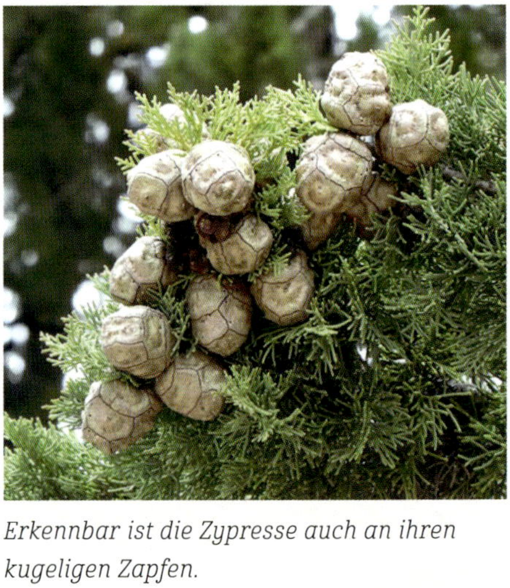

Erkennbar ist die Zypresse auch an ihren kugeligen Zapfen.

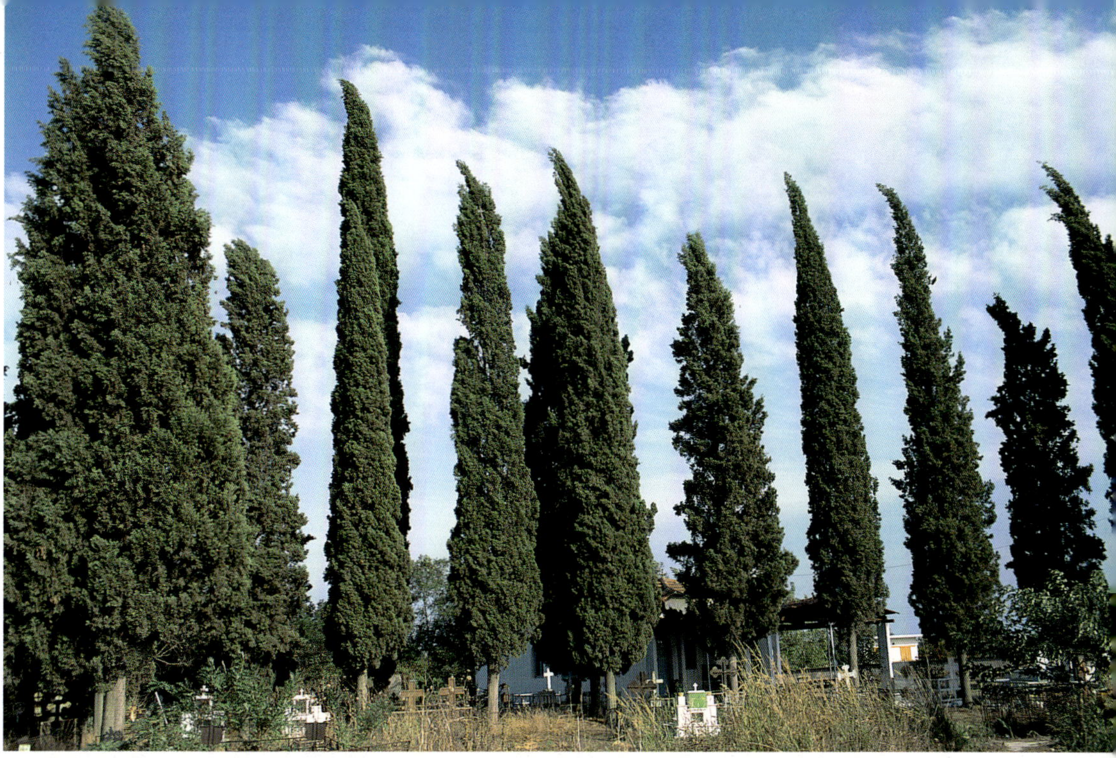

Zypressen sind in warmen Ländern wie Frankreich, Italien und Spanien zu finden.

dir steckt und gelebt werden möchte. Sie bringt hohe Ideale in eine konkrete weltliche Form. Sie hat auch die Kraft, tief liegenden Schmerz hochzubringen und tief sitzende Blockaden zu lösen, indem sie sie erfahrbar macht. So können Traurigkeit und alte seelische Wunden heilen. Sie ist auch ein Tröster, wenn du einen lieben Menschen verloren hast.

Die Zypresse bringt dich in einen Zustand der mentalen Entspannung. Sie ermutigt dich, deine Sorgen zu verwerfen und Kontrolle abzugeben. Sie hilft bei Orientierungslosigkeit, Entscheidungsunfähigkeit, Zerstreutheit und Perfektionismus. Sie sagt dir: »Es reicht, wenn du dein Bestes gibst. Werfe unnötigen Perfektionismus über Bord und folge dem Fluss des Lebens.«

Das Öl hilft dir, wenn du mental festhängst und aus alten Mustern nicht ausbrechen kannst. Es macht dein Denken und Handeln flexibler. In der Zypresse steckt ein tiefer Weisheitsaspekt. Als Schwellenhüterin vermittelt sie zwischen geistiger und physischer Welt. Sie sorgt dafür, dass du gut geerdet mit den Kräften des Geistigen in Verbindung gehen kannst. Sie bringt dich auf den Boden der Tatsachen zurück, wenn du dazu neigst, »abzuheben« und dich »in der anderen Welt zu verlieren«.

DUFTHARMONIE

Bergamotte, Cistrose, Elemi, Geranie, Grapefruit, Jasmin, Lavendel, Limette, Mandarine, Moschuskörner, Muskatellersalbei, Myrte, Orange, Salbei, Verbena, Wacholder, Zirbelkiefer, Zitrone.

VORSICHTSGEBOT Das Zypressenöl ist nicht zur innerlichen Einnahme geeignet. Es sollte von Epileptikern, Schwangeren und in der Stillzeit nicht verwendet werden.

AUF EINEN BLICK

- unterstützt tiefe Verwurzelung und Erdung
- tröstet bei Verlust und Trauer
- hilft, Ideen in die Tat umzusetzen
- Perfektionismus ade
- richtet den Verstand auf das Herz aus

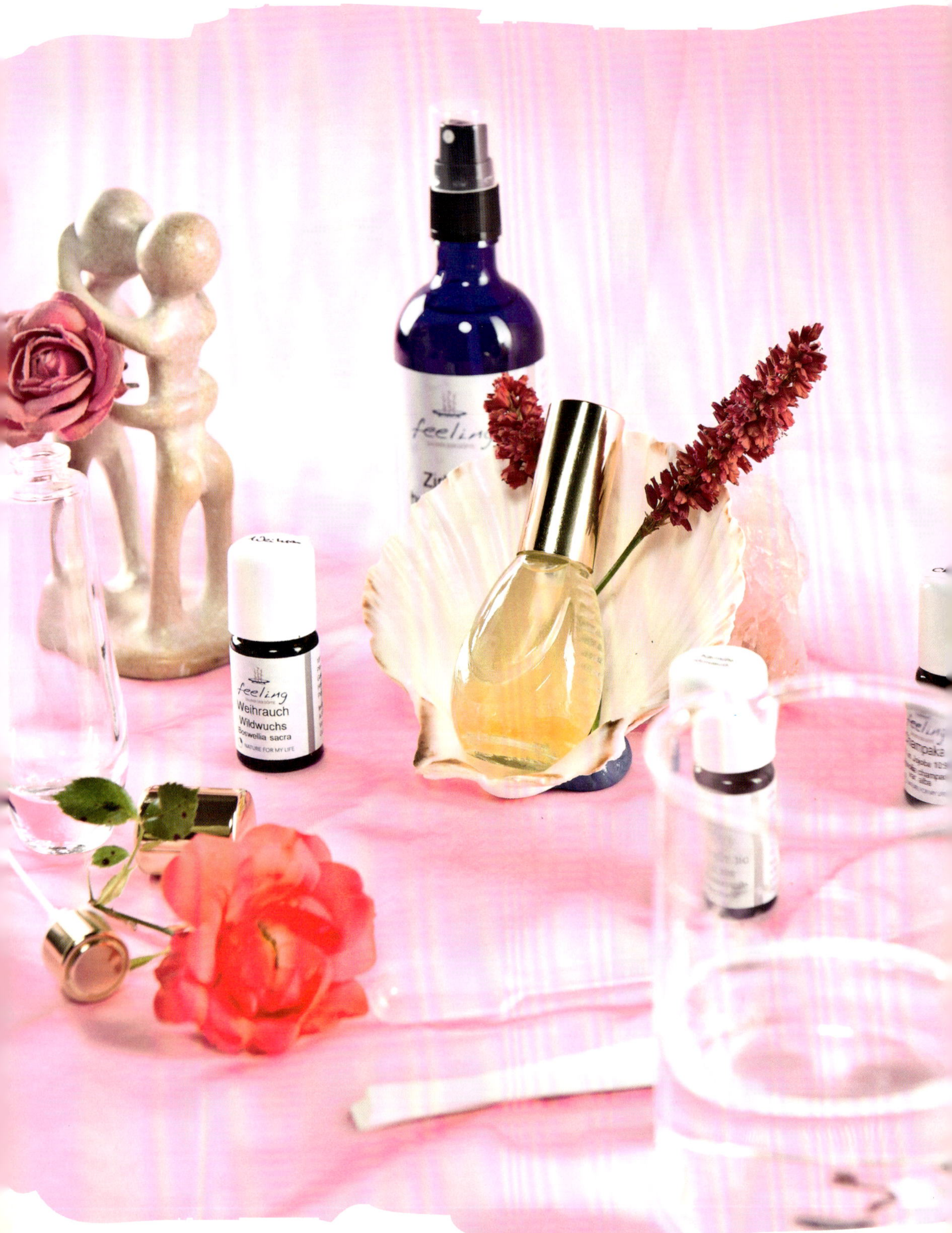
feeling
Weihrauch
Wildwuchs
Boswellia sacra
NATURE FOR MY LIFE
feeling

Seelendüfte selbst kreieren

Aus natürlichen ätherischen Ölen und verschiedenen Trägerstoffen kannst du Düfte ganz nach deinen Vorstellungen herstellen. Ob als Parfüm, Auraspray, Raumspray, Massageöl oder Roll-On: Finde heraus, welche Anwendung dir guttut und welche Zutaten du benötigst. Detaillierte Schritt-für-Schritt-Anleitungen führen dich durch den Entstehungsprozess deiner individuellen Duftkreationen.

Basisstoffe bilden den Duftrahmen

Je nachdem, wie ätherische Öle mit Fetten Ölen, Sole, Hydrolaten oder Alkohol kombiniert werden, entsteht ein Naturparfüm, Aura- oder Raumspray oder ein Körper- und Massageöl. Auf Grundlage dieser Basisstoffe kannst du eine Vielzahl unterschiedlicher Duftvariationen zaubern. Du findest im Folgenden alle Zutaten, die in den Rezepten (siehe auch S. 115) zum Einsatz kommen.

Ätherische Öle

Sie werden auch als die »duftende Seele der Pflanze« bezeichnet. Das Wort »ätherisch« kommt aus dem Griechischen und bedeutet »himmlisch«. Ätherische Öle machen mit ihrem Reichtum an Duftrichtungen dieser Beschreibung alle Ehre. Außerdem sind sie leicht flüchtig und verbreiten ihren Duft auf eine sehr feine Art und Weise bis in die tiefsten Schichten unserer Seele.

Die hochkonzentrierten, aus Duftpflanzen gewonnenen Pflanzenessenzen werden in den Öldrüsen der Pflanzen gebildet und als winzige Tröpfchen im Gewebe der Pflanze gespeichert. Sie dienen der Pflanze unter anderem als Schutz vor Sonne und Hitze, vor Fressfeinden oder Krankheiten und zum Anlocken von Nützlingen zur Bestäubung und Verbreitung der Samen. Für die Gewinnung verwendet man unterschiedliche Teile der Duftpflanze. Je nachdem, wo die ätherischen Öle am konzentriertesten vorkommen. Das kann in den Blättern (Melisse), den Blüten (Rose), den Früchten (Koriander), der Wurzel (Vetiver), der Rinde (Zimt), dem Harz (Weihrauch) oder der Fruchtschale (Zitrusfrüchte) sein.

Mittels verschiedener Gewinnungsmethoden werden die ätherischen Öle dann extrahiert: z. B. über Wasserdampf- bzw. Wasserdestillation, Extraktion durch Lösungsmittel, Expression (wie bei den Zitrusfrüchten) oder ganz selten durch »Enfleurage« (mittels Fett). Die Ausbeute ist von Pflanze zu Pflanze unterschiedlich. Aufgrund der geringen Ergiebigkeit ist beispielsweise Melissenöl sehr

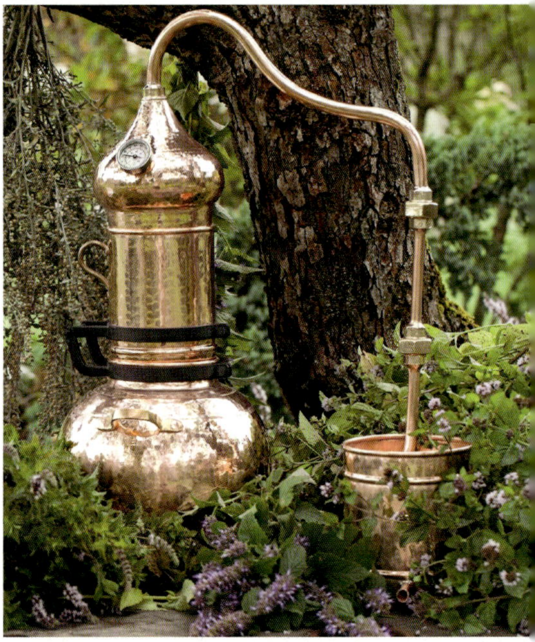

Diese Destille wird zur Gewinnung von ätherischen Ölen eingesetzt.

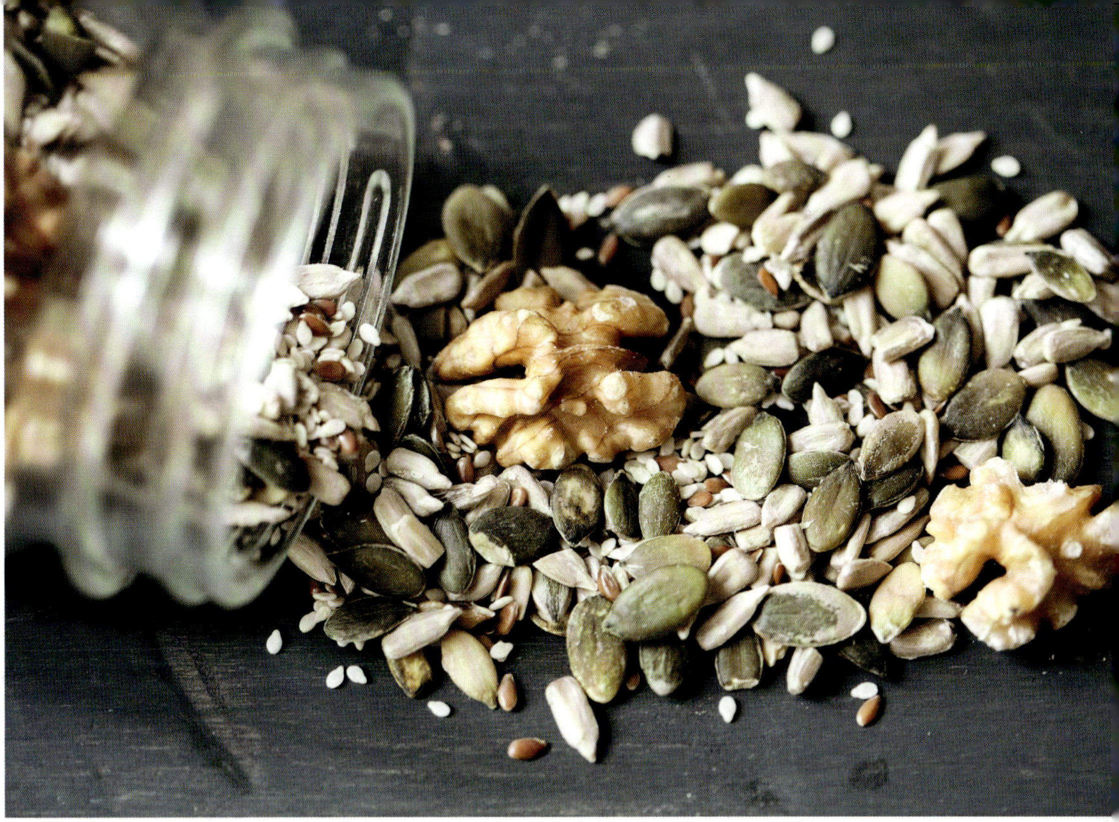

Fette Öle werden aus Nüssen, Samen, Kernen oder Bohnen gewonnen.

kostbar. Für einen Liter benötigt man circa zehn Tonnen Pflanzenmaterial. Genauso kostbar ist ätherisches Rosenöl. Für einen Liter benötigt man fünf bis sieben Tonnen Blütenblätter. Im Vergleich dazu ist Rosmarin ergiebiger. Sechzig Kilogramm des blühenden Krautes ergeben einen Liter. Ätherische Öle sind nicht wasser-, dafür aber fettlöslich. Deshalb werden Emulgatoren und Lösungsvermittler (Hilfsstoffe) eingesetzt, sobald Hydrolate oder destilliertes Wasser zu den ätherischen Ölen zugefügt werden. Ätherische Öle enthalten selbst keine Fette. Im Gegensatz zu fetten Ölen (z. B. Mandelöl) hinterlassen sie deshalb auch keine Fettflecken. Sie verdunsten rückstandslos. So kannst du erkennen, ob ein ätherisches Öl mit einem fetten Öl gestreckt ist.

Ätherische Öle sollten lichtgeschützt aufbewahrt werden. Am besten in Blau- oder Braunglasflaschen. In den Fläschchen sollte so wenig Luft wie möglich sein, da sonst die Oxidation der Öle gefördert wird. Am besten füllst du Reste in kleinere Flaschen um und beschriftest den Deckel mit dem Namen des Öls, um Verwechslungen zu vermeiden. Lagere sie kühl, trocken und dunkel, am besten in einer Schachtel. Ätherische Öle haben eine vielseitige Wirkung auf Körper, Geist und Seele und sind deshalb für den therapeutischen Einsatz und zur persönlichen Weiterentwicklung sehr geeignet.

Fette Öle

Fette Öle – auch »Basisöle« genannt – sind natürliche Öle, die aus Nüssen, Samen, Kernen oder Bohnen gewonnen werden. Für therapeutische Zwecke sollte ein biologisch angebautes und kalt gepresstes Öl bevorzugt werden. Aprikosenöl, Kokosöl, Jojoba oder Mandelöl eignen sich hervorragend als Trägeröle für Aromamischungen. Sie wirken nährend, pflegend und regenerierend auf unsere Haut und sind gleichzeitig hervorragende Duftträger. Sie sind die Basis für die ölbasierten Duftrezepte im Kapitel »Themen & Rezepte« (siehe S. 115).

APRIKOSENKERNÖL – *Prunus armeniaca*

Wie der Name schon sagt, wird dieses Öl aus Aprikosenkernen gewonnen (Österreichisch: »Marillenkerne«). Wie Mandelöl zieht es schnell in die Haut ein und ist für alle Hauttypen geeignet. Insbesondere Menschen mit empfindlicher, reifer und trockener Haut sei das Aprikosenkernöl ans Herz gelegt. Die Haltbarkeit beträgt zwei Jahre bei kühler und trockener Lagerung.

JOJOBA (-WACHS) – *Simmondsia chinensis*

Jojoba wird aus den Samen des Jojobastrauches, einer Wüstenpflanze, gewonnen und wird als flüssiges Wachs bezeichnet, da es bei kühleren Temperaturen fest wird. Es gilt als hypoallergen und zieht schnell und tief in die Haut ein. Da es unserem Hauttalg am ähnlichsten ist, eignet es sich für alle Hauttypen. Es ist sogar bei Mitessern und Akne hilfreich, da es gegen verschiedenste Bakterien und Keime auf der Haut wirkt und Feuchtigkeit bindet.

Jojobawachs ist praktisch geruchlos und daher wunderbar als Basisöl für Ölparfüm Roll-Ons und duftende Körperöle geeignet. Außerdem bietet es sich zum Verdünnen teurer Blütenöle – wie Rose oder Jasmin – an. Jojoba ist bis zu 25 Jahre haltbar. Es kann nicht ranzig werden, aber es könnte durch Keime verunreinigt werden. Deshalb ist beim Einsatz Hygiene wichtig. Es sollte dunkel und bei einer Temperatur unter 25 Grad Celsius gelagert werden.

KOKOSÖL – *Cocos nucifera*

Es wird auch »Kokosfett« genannt und aus dem weißen Fleisch (»Kopra«) der Kokosnüsse gewonnen. Es zieht sehr schnell ein, dringt aber nur oberflächlich in die Haut ein. Dafür fettet es nicht und hinterlässt auf der Haut ein kühlendes Gefühl. Kokosöl wird bei Temperaturen über 22 Grad flüssig. Da es viele Antioxidantien enthält, hat es eine Haltbarkeit von mindestens drei Jahren. Für die Herstellung von Ölparfüm-Roll-Ons oder Massageölen ist das »fraktionierte Kokosöl« besser geeignet, da es auch bei niedrigeren Temperaturen, unter 22 Grad, nicht fest wird und fast geruchlos ist.

Das fraktionierte Kokosöl wird durch einen chemischen Prozess gewonnen, bei dem die langkettigen Triglycerid-Fettsäuren entfernt werden, sodass hauptsächlich mittelkettige Triglyceride zurückbleiben. Dadurch entsteht ein gesättigtes Öl, das eine beinahe unbegrenzte Haltbarkeit und sogar eine leicht desinfizierende Wirkung hat.

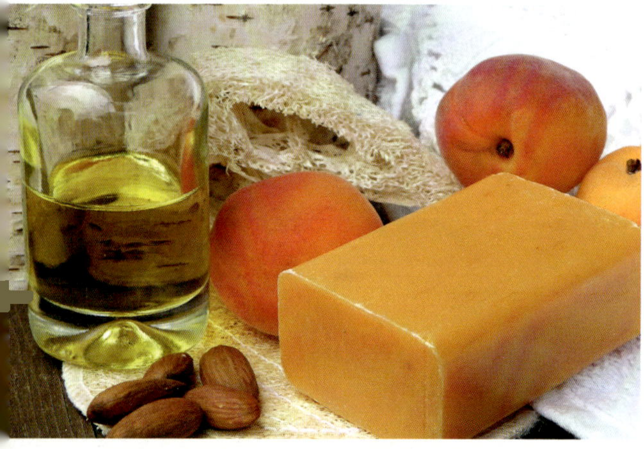

Aprikosenkernöl eignet sich gut für die Seifenherstellung.

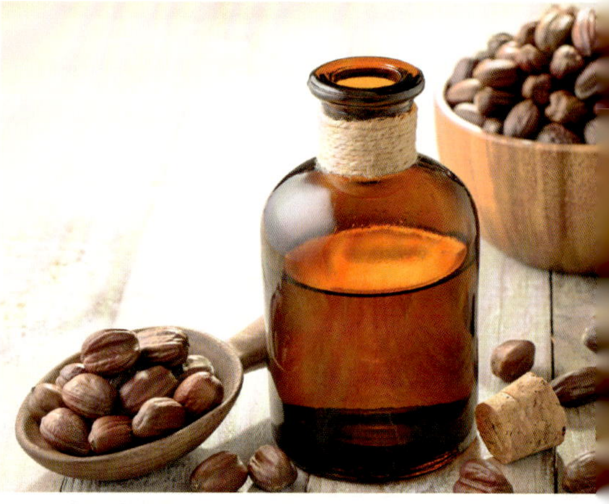

Jojoba wird aus Samen gewonnen.

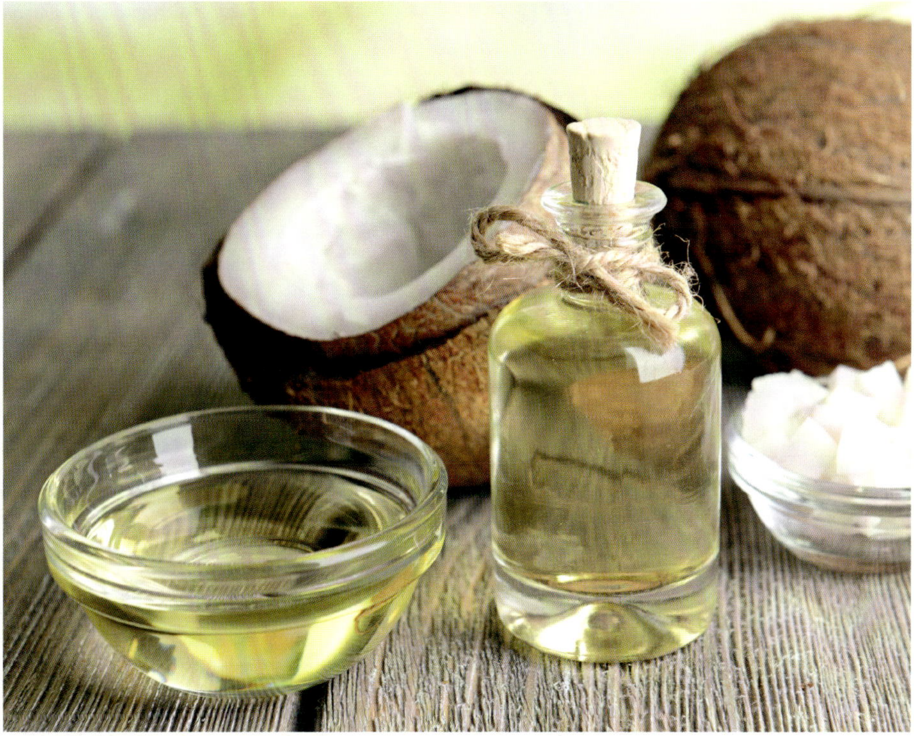

Kokosöl ist ein kühlendes Hautpflegeöl, das schnell einzieht und nicht fettet.

MANDELÖL SÜSS – *Prunus amygdalus dulcis*

Das naturbelassene Mandelöl wird mittels Kaltpressung aus den geschälten Süßmandeln des Mandelbaums gewonnen. Es ist fast geruchsneutral, mit einer ganz leichten Marzipannote. Es eignet sich hervorragend für Massage- und Körperöle, da es rückfettend und feuchtigkeitsspendend wirkt und schnell einzieht. Mandelöl ist für jeden Hauttyp geeignet, ganz besonders für trockene, rissige, juckende oder entzündete Haut. Es dringt tief in die Hornschicht der Haut ein und kann dort wirken.

Die Haltbarkeit beträgt bei kühler und dunkler Lagerung ca. ein Jahr. Das raffinierte (gereinigte) Mandelöl ist bis zu zwei Jahre haltbar, aber aus meiner Sicht für die Anwendung im therapeutischen Bereich nicht geeignet, da es den Wirkungsgrad eines nativen Öles nicht erreicht.

EINSATZ DER FETTEN ÖLE IN DIESEM BUCH

> Fußreflexzonenöl (S. 117)
> Körperöl (S. 112)
> Ölparfüm im Roll-On (S. 108)

TIPP

Meine Ölparfüm-Basis besteht aus Aprikosenkernöl, Jojoba und fraktioniertem Kokosöl. So kombiniere ich von allen drei fetten Ölen die besten Eigenschaften. Jojoba ist ein wunderbarer Duftträger, Aprikosenkernöl dringt tief in die Haut ein und »schleust« so auch die ätherischen Öle mit ein, und fraktioniertes Kokosöl verteilt sich gut auf der Haut und zieht schnell ein.

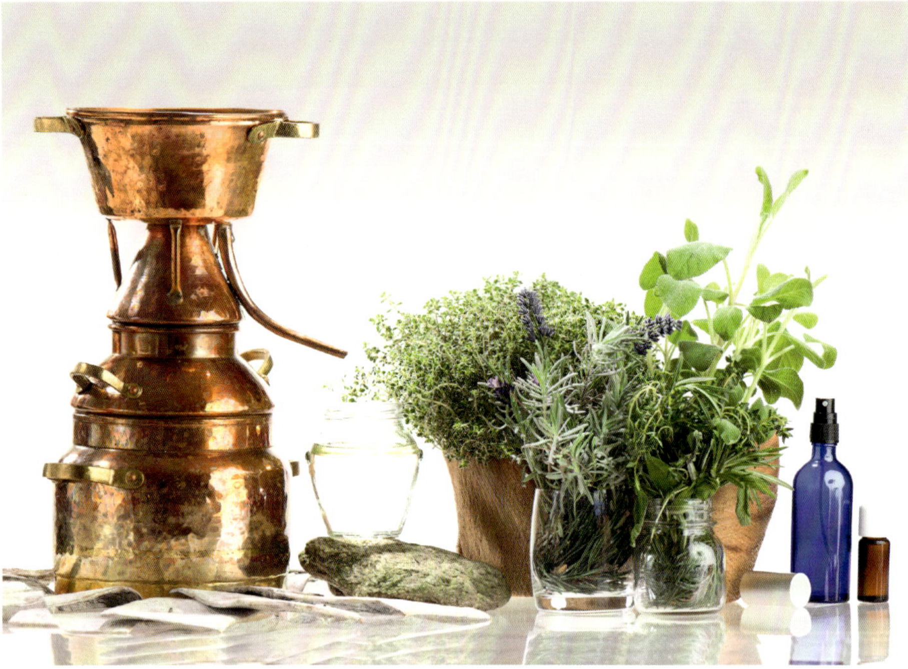

Bei der Wasserdampfdestillation entstehen auch zart duftende Pflanzenwasser (Hydrolate).

Hydrolate

Hydrolate sind Pflanzenwasser, die bei der Destillation von Blüten, Blättern, Samen oder Wurzeln zur Gewinnung ätherischer Öle entstehen. Zu jedem destillierten Öl gibt es auch ein Hydrolat. Hydrolate enthalten zum Großteil die wasserlöslichen Wirkstoffe der jeweiligen Pflanze und einen kleinen Anteil von fettlöslichen Wirkstoffen durch die in Spuren enthaltenen ätherischen Öle. Wie viel ätherisches Öl im Hydrolat enthalten ist, variiert je nach Duftpflanze, liegt aber im Schnitt unter einem Prozent. Die therapeutische Wirkung von Hydrolaten in purer Form ist sehr sanft und gleichzeitig sehr wirksam. Bei Schwangeren, Kleinkindern und Säuglingen sind diese Pflanzenwasser den ätherischen Ölen vorzuziehen.

Hydrolate werden neben destilliertem Wasser zum Verdünnen von Alkoholparfüms oder Sprays verwendet und eignen sich sehr gut für die Anwendung auf seelischer Ebene. Sie duften in der Regel etwas anders als das ätherische Öl, da im Pflanzenwasser andere Bestandteile gelöst werden. Bei der Kreation eines Parfüms ist der Duft des Hydrolats miteinzubeziehen. Er trägt zum Gesamteindruck der Mischung entscheidend bei. Möchtest du deinen Duft nur aus den ätherischen Ölen kreieren, dann empfehle ich die Verwendung von destilliertem Wasser anstelle eines Hydrolats. Beim Einkaufen solltest du darauf achten, dass keinerlei Zusätze oder Konservierungsmittel im Hydrolat enthalten sind. Es kommt vor, dass die im Handel angebotenen Hydrolate mit Alkohol konserviert werden. Dadurch kannst du nicht mehr einschätzen, wie frisch das Hydrolat in Wirklichkeit ist. Aus hygienischen Gründen ist es empfehlenswert, Produkte mit Sprühkopf zu kaufen, denn so gelangt weniger Sauerstoff in die Flasche. Die Haltbarkeit von Hydrolaten beträgt zwischen sechs Monaten und einem Jahr. Sie sollten kühl und dunkel bei gleichbleibender Temperatur aufbewahrt werden. Am besten im Kühlschrank bei ca. zehn Grad Celsius.

EINSATZ VON HYDROLATEN IN DIESEM BUCH:

- Eau de Cologne (S. 106)
- Eau de Toilette (S. 106)
- Auraspray (S. 111)
- Raumspray (S. 111)

Alkohol

Er wird zur Verdünnung der ätherischen Ölmischung bei der Naturparfümherstellung, aber auch zu Konservierungs- und Reinigungszwecken eingesetzt. Für die Naturparfümherstellung sollte unvergällter Trinkalkohol (Ethanol) verwendet werden, am besten Weingeist in Bioqualität. Weingeist verströmt den angenehmsten und mildesten Alkoholgeruch. Bioqualität ist deshalb wichtig, da konventioneller Wein mit Rückständen wie Fungiziden und Herbiziden belastet ist. Diese Rückstände könnten über die Verwendung der Naturparfümsprays eingeatmet werden und unter Umständen gesundheitsschädlich wirken.

Vergällter Alkohol (Isopropanol) wird mit Vergällungsmitteln versetzt, damit er nicht mehr genießbar und damit von der Alkoholsteuer befreit ist. Dadurch ist er sehr viel günstiger. Vergällungsmittel wurden allerdings schon 2006 vom Bundesministerium für Arzneimittel und Gesundheit als gesundheitsschädlich eingestuft. Ich verwende den vergällten Alkohol deshalb nur zur Reinigung und Desinfektion meiner Arbeitsgeräte. Für die Reinigung von Duftlampen und Diffusern ist vergällter Alkohol geeignet, da er die ätherischen Öle, die zu Verklebungen führen können, löst. Welcher Alkoholgehalt verwendet werden sollte, hängt von der Anwendung ab. Je höher er ist, desto schneller verdunstet er. Für die Reinigung und Desinfektion mit vergällten Alkohol hat sich die 70 %ige Ver-

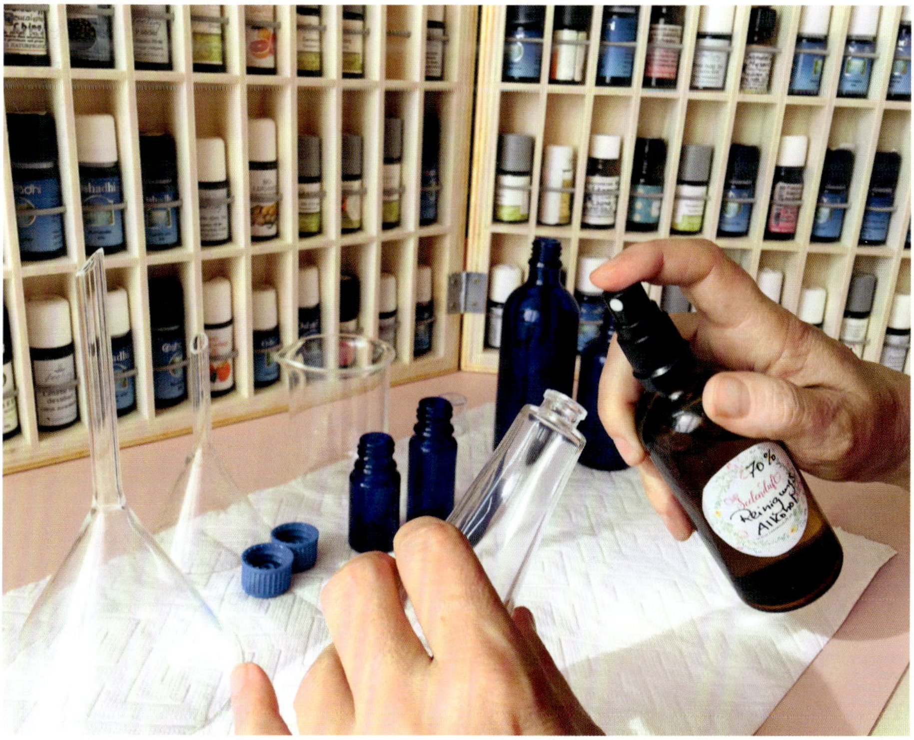

Die Desinfektion der Arbeitsgeräte ist ein wichtiger Arbeitsschritt.

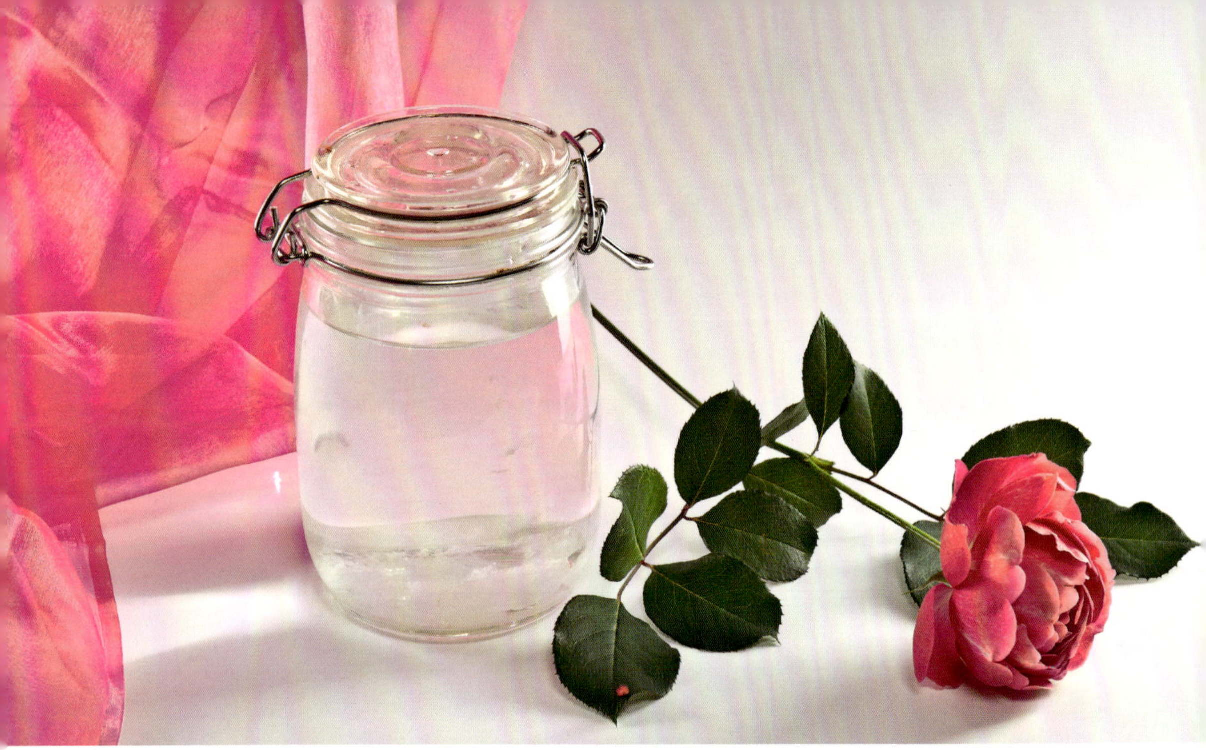

Sole als Konservierungsmittel ist eine milde Alternative zum Alkohol.

dünnung als am effektivsten herausgestellt. 96 %iger Weingeist, so wie er im Handel angeboten wird, würde im Naturparfüm die leicht flüchtige Kopfnote sofort mit sich reißen, weil er so schnell verfliegt. Dazu kommt, dass der Alkoholgeruch so stark ist, dass er als Erstes in die Nase steigen würde, noch bevor der Duft des Parfüms überhaupt eine Chance hat, sich zu entfalten. Deshalb ist es empfehlenswert, den Alkoholgehalt des Naturparfüms auf 80 % zu senken, damit er langsamer verdunstet und die Kopfnote besser halten kann. Möchte man den Alkohol auf unter 80 % verdünnen, braucht es einen Emulgator bzw. Lösungsvermittler, damit sich die ätherischen Öle mit der Lösung (z. B. Wasser, Hydrolat, Alkohol) verbinden können und nicht an der Oberfläche schwimmen. Möchte man keinen Emulgator oder Lösungsvermittler verwenden, ist es natürlich auch möglich, den Duft jedes Mal vor Gebrauch gut zu schütteln.

Formel für die Verdünnungsberechnung von Alkohol:

$$\frac{\text{Ausgangsmenge} \times (\text{Vol.-\% des Weingeistes} - \text{gewünschte Vol.-\%})}{\text{gewünschte Vol-\%}}$$

Beispiel: 100 ml Weingeist mit 96 Vol-% soll auf 80 Vol-% herabgesetzt werden:

$$\frac{100 \times (96 - 80)}{80} = \frac{100 \times 16}{80} = 20$$

Quelle: Brigitte Bräutigam, Natürliches Parfüm selbst gemacht, Anaconda Verlag, 2015, S. 107.

Du fügst also 20 ml destilliertes Wasser oder Hydrolat zu den 100 ml Weingeist (96 %) hinzu, um den Alkohol deiner Alkoholparfümbasis auf 80 Vol-% herunterzusetzen. Beide Flüssigkeiten misst du getrennt ab und gießt sie dann zusammen. Du hast dann letztendlich 120 ml von deiner 80 Vol-%igen Alkoholparfümbasis.

Für das möglichst exakte Abmessen der Flüssigkeiten empfiehlt es sich, geeichte Bechergläser aus Glas mit aufgedruckter Messskala zu verwenden.

EINSATZ VON ALKOHOL IN DIESEM BUCH:

- Eau de Cologne (S. 106)
- Eau de Toilette (S. 106)
- Raumspray (S. 111)
- Auraspray (S. 111)

Sole

Dieses Gemisch aus Salz und Wasser enthält mindestens 14 Gramm gelöstes Salz pro Kilogramm Wasser. Sole ist eine gute Alternative zum Alkohol und als mildes Konservierungsmittel in Sprays einsetzbar. Eine 26 %ige, gesättigte Sole ist absolut keimfrei. Weder Bakterien, Pilze noch Viren können in ihr überleben. Sie ist unbegrenzt haltbar und erhöht somit die Haltbarkeit von Aromaprodukten. Es ist auch möglich, Sole als Ergänzung zum Alkohol einzusetzen.

Du kannst Sole auch selbst herstellen, indem du mehrere Kristallsalzbrocken in ein sauberes und verschließbares Glas gibst und mit mineralarmem Quellwasser auffüllst. Nach ca. drei Stunden sollte sich der Großteil der Salzkristalle gelöst haben und eine 26 %ig gesättigte Sole entstanden sein. Sind alle Salzkristalle aufgelöst, ist die Sole nicht mehr gesättigt. Dann gilt es, weitere Salzkristalle nachzufüllen. Du kannst die Sole immer mit Quellwasser auffüllen, solange noch ein paar Salzkristalle sichtbar sind.

EINSATZ VON SOLE IN DIESEM BUCH

> Auraspray (S. 111)

Konsistenzgeber

Bienenwachs besitzt sehr hautpflegende Eigenschaften und ist eine wichtige Zutat in Kosmetikprodukten. Es sorgt für Stabilität in Salben und Cremes. Da es eine eher feste und wachsartige Konsistenz hervorbringt, wird es vorwiegend in Lippenpflegestiften, Massagebars oder in festen Parfüms eingesetzt. Rapswachs ist eine vegane, preiswerte und nachhaltige Alternative zum Bienenwachs. Sein Schmelzpunkt kommt dem von Bienenwachs sehr nahe und kann deshalb genau wie dieses eingesetzt werden.

Kakaobutter wird aus dem Fett der Samen der Kakaopflanze gewonnen. In der Naturkosmetik wird sie eingesetzt, um zum Beispiel Salben, Cremes oder Massagebars eine feste Konsistenz zu geben. Sie zieht leicht in die Haut ein, wirkt rückfettend und hinterlässt auf der Haut einen leichten Schutzfilm.

TIPP

Am besten »auf Vorrat« arbeiten. Der Alkoholgeruch lässt nämlich mit der Zeit nach und riecht nicht mehr so stechend. Ich fülle meine Parfümbasismischung bestehend aus Bioweingeist und verschiedenen Hydrolaten in lichtgeschützte Braunglasflaschen und lasse sie mindestens zwei Wochen »reifen«, bevor ich sie für meine Parfüms und Sprays verwende.

EINSATZ VON KONSISTENZGEBERN IN DIESEM BUCH

> festes Parfüm, z. B. »Liebeskummer« (S. 129)

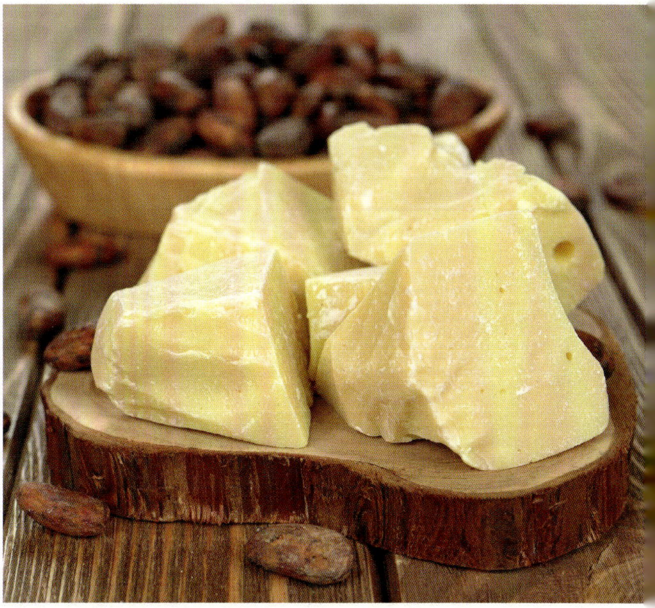

Bei der Herstellung von festem Parfüm sollte man den Eigengeruch der Kakaobutter berücksichtigen.

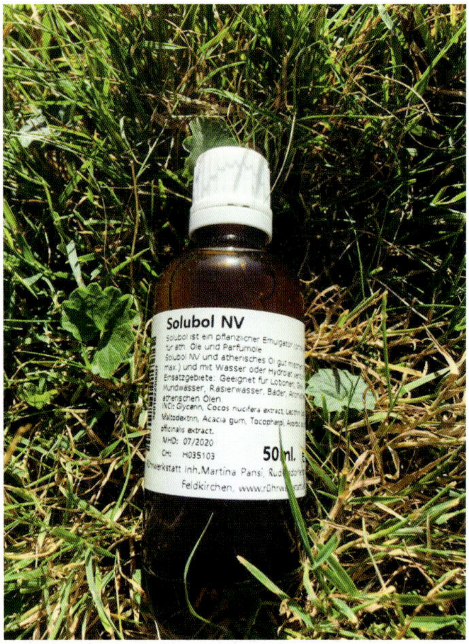

Solubol wird für Sprays als Emulgator verwendet, da es kaum einen Eigengeruch hat.

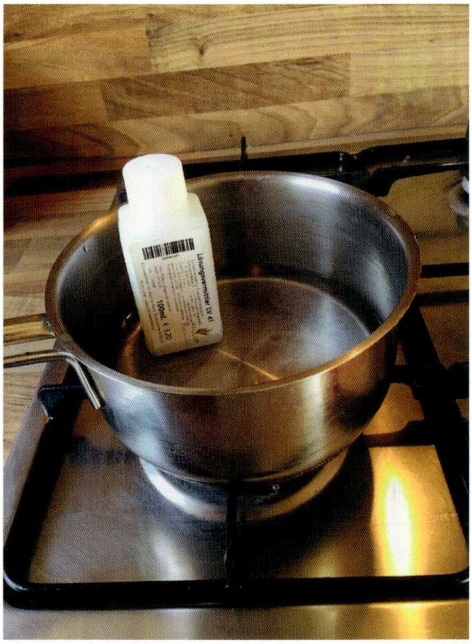

Sollte der Lösungsvermittler LV41 zu fest sein, kann er im Wasserbad leicht erwärmt werden.

Emulgatoren

Damit sich ätherische Öle und destilliertes Wasser bzw. Hydrolate miteinander verbinden können, benötigt man einen Emulgator. Die folgenden Emulgatoren sind naturkosmetikkonform und für die Anwendung in den im Buch vorgestellten Aromaduftrezepten geeignet.

XANTHAN ist ein Fermentationsprodukt, das durch natürliche Mikroorganismen entsteht. Es wird eingesetzt als Gelbildner für Lotionen, Duschgels und Haarshampoo sowie als Stabilisator und Verdickungsmittel für ätherische Öl-Alkohol-Mischungen. Einsatz von Xanthan in diesem Buch:

› Alkohol-Parfüm-Roll-On (S. 109)
› Rezept »Fokus« (S. 118)

SOLUBOL ist ein pflanzlicher Emulgator und Lösungsvermittler ohne Alkohol für ätherische Öle in Mischungen mit destilliertem Wasser oder Hydrolaten. Es besteht aus Wasser, Glycerin, Fettsäuren und Triglyceriden von Sonnenblumenöl, Lecithin von Soja, Bienenwachs, Propolis, Rosmarinextrakt und Vitamin E. Solubol hat kaum einen Eigengeruch und beeinflusst daher den Duft der Aromamischung nicht. Die ätherischen Öle werden sehr fein verteilt. Dennoch sollte das mit Solubol versetzte Aromaspray vor jeder Anwendung geschüttelt werden, damit sich die Emulsion wieder gut verbinden kann. Es ist bestens geeignet für Raumsprays, Aurasprays und Körpersprays. Hinsichtlich der Einsatzkonzentration empfiehlt es sich, Solubol in vierfacher Konzentration beizumischen. Das heißt: Auf einen Tropfen ätherischen Öls kommen vier Tropfen Solubol. Einsatz von Solubol in diesem Buch:

› Raumspray (S. 111)
› Rezept »Wut« (S. 131)

LÖSUNGSVERMITTLER LV 41 ist eine sirupähnliche Flüssigkeit, die verwendet wird, um ätherische Öle in destilliertem Wasser oder Hydrolaten zu lösen. Dieser pflanzliche Emulgator wird aus gehärtetem Rizinusöl

TIPP

Ich verwende nur selten Emulgatoren oder Lösungsvermittler in meinen Sprays und Parfüms, da sie die Haltbarkeit des Produktes etwas verringern und zu leichten Eintrübungen führen können. Ohne Emulgatoren oder Lösungsvermittler musst du allerdings die Sprays vor Anwendung gut schütteln. Je höher die Alkoholkonzentration (ab 80 %) in deinen Naturparfüms ist, desto besser verbinden sich die ätherischen Öle auch mit Alkohol. Probiere einfach selbst aus, wie es für dich am angenehmsten zu handhaben ist.

hergestellt. Seine Anwendung findet er bei Raumsprays, Deodorantsprays und Naturparfüms. Er ist löslich in Wasser, Alkohol und Ölen. Die Einsatzkonzentration in der Aromamischung beträgt 0,5 %–5 % in der Gesamtaromamischung. Auf einen Tropfen ätherischen Öls kommt ein Tropfen LV 41.

Der Lösungsvermittler LV 41 wird bei niedrigeren Temperaturen fest und kann durch leichtes Erhitzen, z. B. auf dem Heizkörper oder im Wasserbad, wieder verflüssigt werden.

Für ein gutes Ergebnis ist es wichtig, erst die ätherische Ölmischung mit LV 41 zu vermischen. Dazu kann ein Glasrührstab oder ein Milchaufschäumer verwendet werden. Anschließend kann das Parfüm z. B. mit einer bereits vorbereiteten Parfümbasis aus Alkohol und Hydrolaten weiterverarbeitet werden.

EINSATZ DES LÖSUNGSVERMITTLERS IN DIESEM BUCH

> Raumspray (S. 111)
> Rezept »Kreativität« (S. 122)

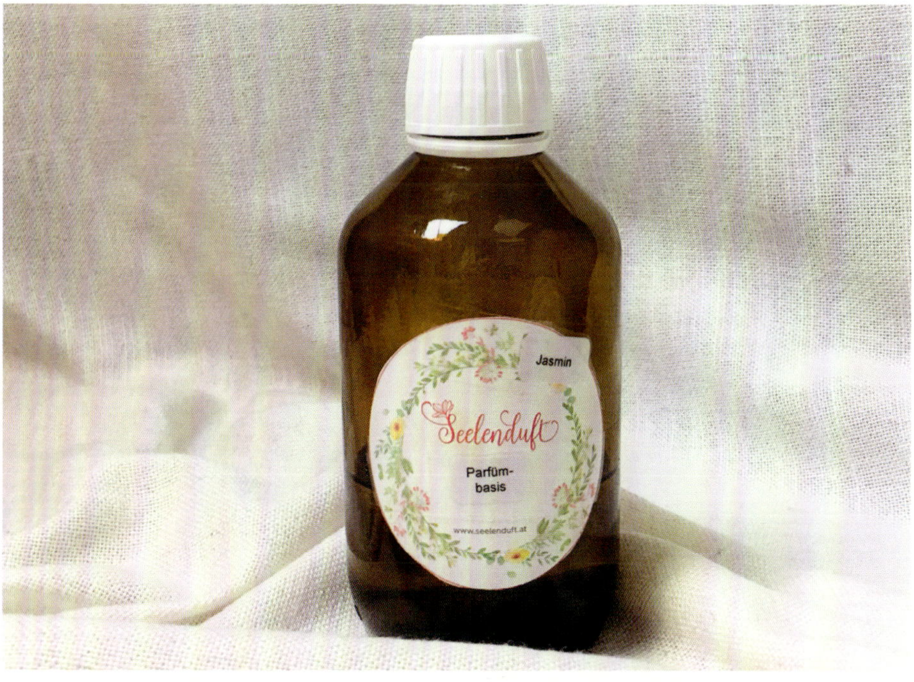

Durch das Vorbereiten einer Parfümbasis aus Alkohol und Hydrolat wird der Alkohol milder im Geruch.

Duftnuancen in Harmonie gebracht

Einen harmonischen Duft zu kreieren, ist wie ein Chorstück zu komponieren. So, wie sich die Tonlagen Sopran, Alt, Tenor und Bass eines Chores zu einem gemeinsamen Klang finden, so bildet auch eine ausgewogene Duftkomposition ihren eigenen, volltönigen Klang. Vielleicht spricht man deshalb auch von Duftnoten? Eine gelungene Duftkomposition hat Tiefe und ergibt ein harmonisches Gesamtbild. Sticht einmal ein einzelner Duft hervor, ist es an uns, wieder die Harmonie des Duftes herzustellen.

Aromen werden von Duftnoten getragen

Für harmonische Duftmischungen und Parfüms spielt die Unterteilung der ätherischen Öle in die drei Hauptnoten Kopf-, Herz- und Basisnoten eine wichtige Rolle. Alle Duftrezepte in diesem Buch sind auf diese drei Hauptnoten abgestimmt.

KOPFNOTEN sind die »schnellen Düfte«. Wir nehmen sie als Erstes wahr. Sie kommen oft sehr leicht, flüchtig, fröhlich und leichtfü-

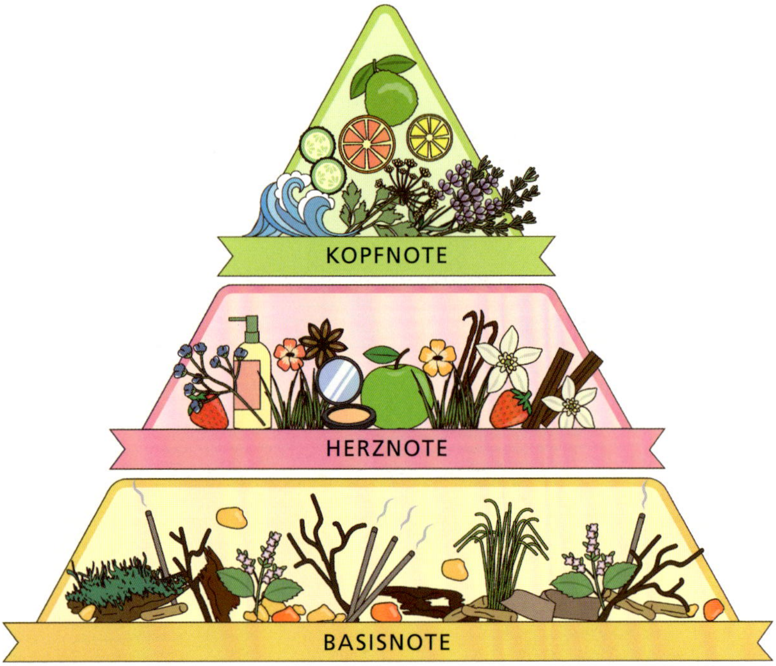

Die richtige Kombination von Kopf-, Herz- und Basisnoten ermöglicht harmonische Mischungen.

ßig daher, verflüchtigen sich aber genauso schnell wieder, wie sie gekommen sind. Ihre Aufgabe ist es, uns auf die Duftkomposition neugierig zu machen. Sie öffnen das Tor, durch das die Herznote einziehen kann. Häufig holen uns die Kopfnoten die Sonne wieder ins Leben. Sie wirken stimmungsaufhellend und erfrischend, klären und inspirieren unseren Geist. Kopfnoten entwickeln sich in den ersten zehn Minuten und sind nach zwanzig Minuten kaum mehr wahrnehmbar. Da sie so flüchtig sind, müssen sie durch die Basisnoten gut fixiert werden.

Zu den Kopfnoten zählen Zitrusfrüchte (z. B. Bergamotte, Orange oder Zitrone), viele Minzarten (z. B. Pfefferminze oder Nanaminze) und Kräuter (z. B. Rosmarin).

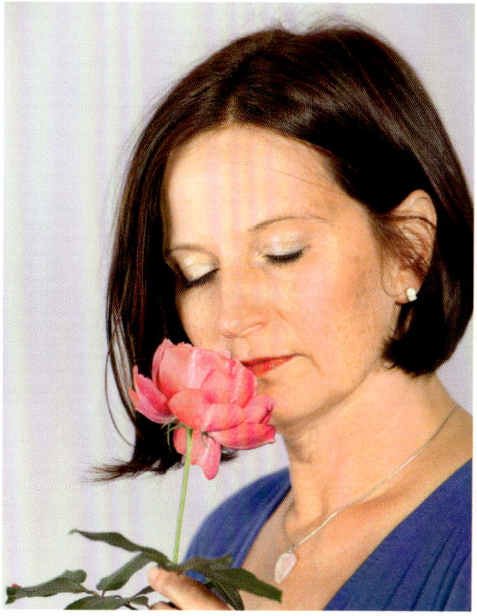

Die Blütendüfte der Herznote stimmen uns sinnlich.

In der **HERZNOTE** finden wir die blumigen »Blütendüfte« wie Rose, Jasmin oder Ylang-Ylang, aber auch Kräuter (z. B. Majoran) und Blätter (z. B. der Rosengeranie oder des Veilchens). Die Herznote bildet die Mitte einer harmonisch abgestimmten Duftkomposition und bringt oft das seelische Hauptthema des Duftes zum Ausdruck. In der Herznote sind Düfte enthalten, die uns sinnlich stimmen, uns harmonisieren, in unsere Mitte bringen und unser Herz für die Liebe öffnen. Sie wirken positiv auf unsere Gefühlswelt. Ein Duft der Herznote begleitet uns im Normalfall ca. vier Stunden lang.

Die **BASISNOTE** besteht aus erdigen, schweren und warmen ätherischen Ölen aus Wurzeln (z. B. Angelika oder Vetiver), Hölzern (z. B. Sandelholz), Harzen (z. B. Weihrauch) oder Samen (z. B. Karottensamen). Auch die eher süßeren Aromen von Vanille und Tonkabohne eignen sich hervorragend als Basis.

Die erdig anmutenden Basisnoten brauchen wir dringend zur Bodenhaftung. Sie geben uns Halt und Sicherheit. Nur so können sich unser Geist und unsere Seele entfalten. Die Düfte der Basisnote haben oft auch eine sinnlich-warme und aphrodisierende Wirkung. Sie bilden das Fundament des Duftes. Sie fixieren die eher flüchtigen Bestandteile der Duftmischung. Basisnoten entfalten erst langsam ihren Duft und klingen bis zu acht Stunden lang nach.

Manche ätherischen Öle lassen sich nicht ganz eindeutig einer dieser drei Duftebenen zuordnen. Sie werden deshalb auch liebevoll »Zwitter« genannt. Sie können in zwei Duftkategorien eingesetzt werden. So können beispielsweise die Douglastanne oder die Melisse sowohl als Kopfnote als auch als Herznote eingesetzt werden. Sie gehören dann in die Kategorie der Kopf-/Herznote. Genauso gibt es die Kategorie der Herz-/Basisnote. Dazu gehören beispielsweise das Patchouli oder die Atlas-Zeder. Diese sogenannten Zwitter der beiden Kategorien Kopf-/Herznote oder Herz-/Basisnote sind sehr gut geeignet, um Übergänge zwischen den drei Hauptnoten zu schaffen und eine Duftmischung abzurunden. Im Anhang dieses Buches befindet sich eine Tabelle mit der Zuordnung von wichtigen ätherischen Ölen zu den Duftnoten (siehe S. 132).

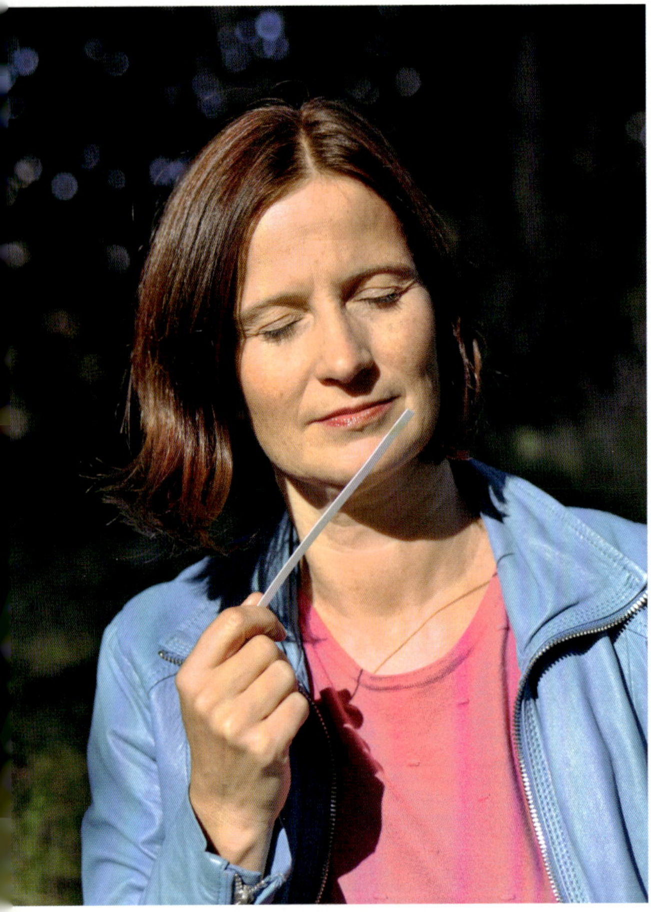

Lass letztendlich immer deine Nase entscheiden.

Die Mischung machts – Kreativität ist gefragt

Düfte zu harmonischen und wirkungsvollen Kompositionen zu verbinden, ist eine Kunst und ein Handwerk zugleich. Es gilt, der eigenen Nase und somit der eigenen Intuition zu folgen und gleichzeitig gewisse Prinzipien und Berechnungen zu berücksichtigen. Nie hätte ich zu Beginn meiner Arbeit mit Aromen gedacht, dass es beim Erstellen eines Duftes so viel zu rechnen gibt.

Im Kapitel »Themen und Rezepte« (siehe S. 115) gebe ich dir 16 Duftrezepte an die Hand, die auf den folgenden Mischprinzipien basieren und die du sofort ausprobieren kannst. Wenn du aber deine eigenen Duftmischungen kreieren möchtest, findest du in diesem Kapitel das nötige Handwerkszeug dafür. Wie viel du von diesem oder jenem für deinen Seelenduft benötigst, hängt ganz von der gewünschten Wirkung ab. Die Duftvorlieben eines jeden Menschen sind unterschiedlich. Lass dich von deiner Nase leiten. Was ihr gefällt, das freut auch deine Seele. Bevor du mit dem Mischen beginnst, solltest du dir dein Thema gut überlegen. Geht es dir beispielsweise um mehr Selbstbewusstsein? Oder möchtest du dein Herz mehr öffnen können? Soll in deinem Leben wieder mehr Lebensfreude einziehen? Schreibe dir die gewünschte Wirkung deines Duftes auf. Jetzt kannst du in den Duftprofilen im Kapitel »Ätherische Öle im Porträt« (siehe S. 47) nachschauen, welche Düfte für diese Wirkung stehen. Eine weitere Orientierung erhältst du über die Duftfragen im Kapitel »Düfte individuell erspüren« (siehe S. 39). Lasse auch diese Antworten in deine individuelle Mischung einfließen.

Wähle für dein Thema ein bis drei ätherische Öle je Duftnote aus. Folge auch hier wieder deiner Nase. Sie weiß ganz genau, was dir guttut und was nicht. Düfte, die du richtig gerne magst, sind große Unterstützer und Begleiter für dich. Diese »Lieblings-Öle« kannst du für deinen Seelenduft auswählen. Düfte, die du ablehnst, sind jetzt einfach noch nicht dran. Düfte sind sehr stark mit Erinnerungen verknüpft. Es könnte sein, dass ein von dir abgelehnter Duft eine sehr unangenehme Erinnerung oder vielleicht sogar ein Trauma hochholt, für dessen Bearbeitung du vielleicht noch nicht bereit bist.

Damit deine Mischung rund und harmonisch wird, gilt es, gewisse Mischungsverhältnisse zu berücksichtigen. In der Regel dosiert man die Kopfnoten, da sie so flüchtig sind, eher großzügig und die Basisnoten eher sehr sparsam, da sie sehr intensiv duften und lang anhaltend sind. Wenn Du mehr Übung hast, kannst du auch eigene Mischungsverhältnisse ausprobieren. Erlaubt ist, was gefällt.

Betonung der Kopfnote

Ein mögliches Mischungsverhältnis mit einer Betonung der Kopfnote für ein leichtes, beschwingtes Dufterlebnis wäre das »1–2–3-Verhältnis«:
Gesamtmenge z. B. 24 Tropfen
1 Teil Basisnote = 4 Tropfen
2 Teile Herznote = 8 Tropfen
3 Teile Kopfnote = 12 Tropfen

Ein wie folgt aufgebautes Rezept ergibt eine frische Duftrichtung:
BASISNOTE
2 Tr. Atlas-Zeder + 2 Tr. Vetiver
HERZNOTE
4 Tr. Rose bulgarisch + 4 Tr. Jasmin
KOPFNOTE
6 Tr. Limette + 6 Tr. Orange

Betonung der Herznote

Für eine Mischung, die die Herznote betonen und eine eher ausgleichende Stimmung erzeugen soll, kannst du die »20–50–30-Prozent-Regel« anwenden:
100 % = z. B. 60 Tropfen Gesamtmenge
20 % Basisnote = 12 Tropfen
50 % Herznote = 30 Tropfen
30 % Kopfnote = 18 Tropfen

Ein Rezept mit blumiger Duftrichtung könnte so lauten:
BASISNOTE
6 Tr. Sandelholz in Jojoba 5 %, 6 Tr. Ho-Holz
HERZNOTE
15 Tr. Tuberose in Jojoba 10 : 90, 15 Tr. Davana
KOPFNOTE
9 Tr. Melisse in Jojoba 5 %, 9 Tr. Zitrone

Betonung der Basisnote

Für eine stabilisierende, erdende Komposition, in der die Basisnote betont wird, ist das Mischverhältnis 30–20–50:
100 % = 30 Tropfen Gesamtmenge
30 % Basisnote = 9 Tropfen

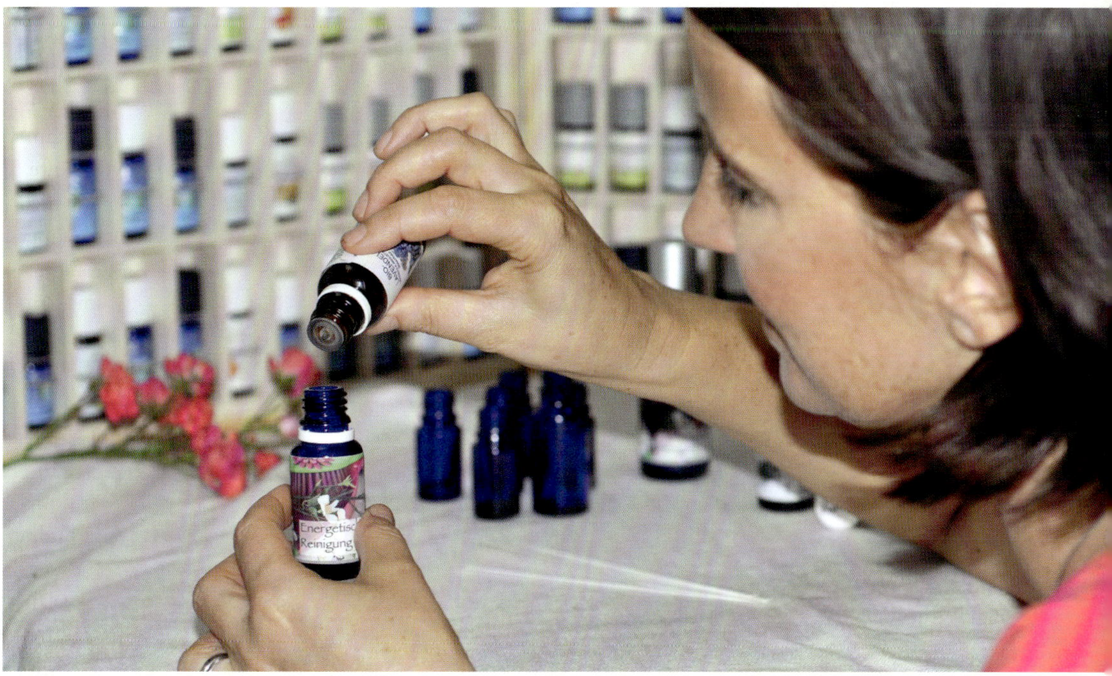

Tropfen für Tropfen werden die ätherischen Öle in das Mischungsfläschchen eingetropft.

20 % Herznote = 6 Tropfen
50 % Kopfnote = 15 Tropfen

Ein Rezept mit erdig-warmer Duftrichtung könnte so aussehen:

BASISNOTE
6 Tr. Patchouli, 3 Tr. Palo Santo
HERZNOTE
2 Tr. Narde, 4 Tr. Nelkenknospen
KOPFNOTE
10 Tr. Blutorange, 5 Tr. Mandarine

Tropfe die ausgewählten ätherischen Öle in ein leeres Braun- oder Blauglasfläschchen. Beginne mit der Basisnote, füge dann die Herznote dazu und am Schluss die Kopfnote.

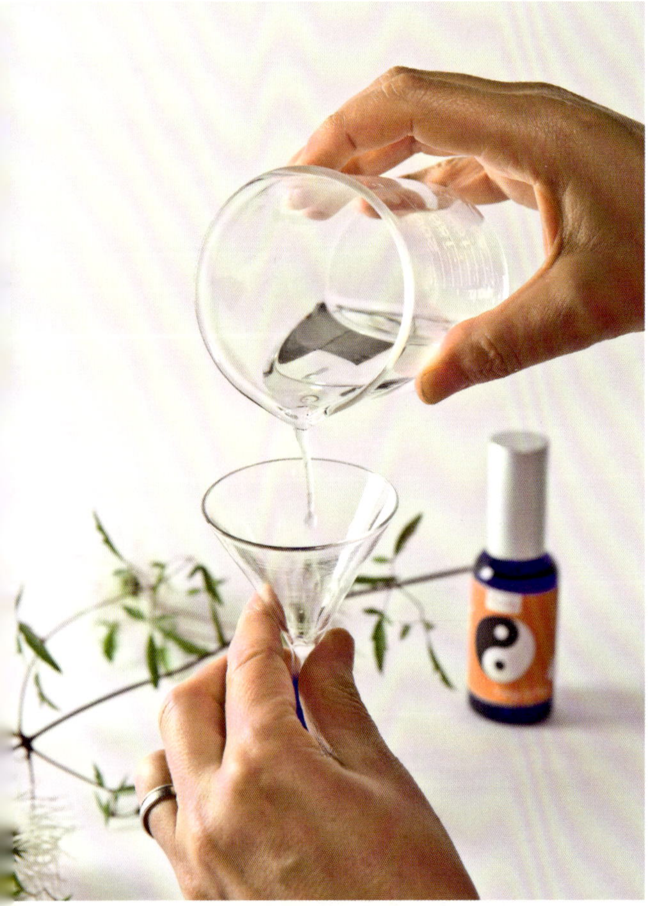

Fügst du Alkohol und Hydrolat zur Ölmischung hinzu, hast du schon dein erstes Raumspray gezaubert.

Prüfe zwischen jeder Duftebene, ob sich der Duft nach deinen Vorstellungen entwickelt. Sollte sich die Basisnote zu stark in den Vordergrund schieben, dann gib einfach noch etwas von der Herz- oder Kopfnote dazu. Eine geeignete Methode ist die Verdoppelungstechnik. Wenn du zum Beispiel zwei Tropfen Patchouli in der Basisnote verwendet hast und das Patchouli dir zu vordergründig vorkommt, dann kannst du die doppelte Tropfenzahl, also vier Tropfen, eines Zitrusduftes (z. B. Orange), dazugeben, um die Patchouli-Spitze auszugleichen. Schreibe dir dein Rezept und die vorgenommenen Änderungen unbedingt in ein Duftbuch. So kannst du deinen Lieblingsduft immer wieder herstellen. Lasse die ätherische Ölmischung am besten zwei bis vier Wochen ruhen, bevor du deinen Duft zum Beispiel als Parfümspray oder Ölparfüm fertigstellst. So können sich die Öle gut miteinander verbinden und du kannst kleine Korrekturen vornehmen, wenn dir der Duft noch nicht hundertprozentig gefällt. Solltest du es eilig haben und deinen Duft gleich weiterverarbeiten wollen, dann sei dir bewusst, dass sich dein Duftergebnis noch etwas verändern kann.

Im nächsten Schritt gilt es, die ätherische Ölmischung mit verschiedenen Trägern wie Weingeist, duftneutralen Pflanzenölen und Ähnlichem zu verdünnen, da die ätherischen Öle viel zu konzentriert und wertvoll sind, um sie pur auf der Haut anzuwenden.

Verdünnung ätherischer Öle

Ätherische Öle sind hochkonzentrierte Wirkstoffe, die für die Anwendung unbedingt verdünnt werden sollten. In der Pflanze kommen die ätherischen Öle in einer Konzentration von nur 0,1–3 % vor. Durch die Destillation liegen sie in konzentrierter Form vor und sind für unser Körper-Geist-Seele-System viel zu intensiv. Deshalb werden sie in die natürliche Konzentration zurückverdünnt. Je nachdem, wie du die ätherischen Öle verwenden möch-

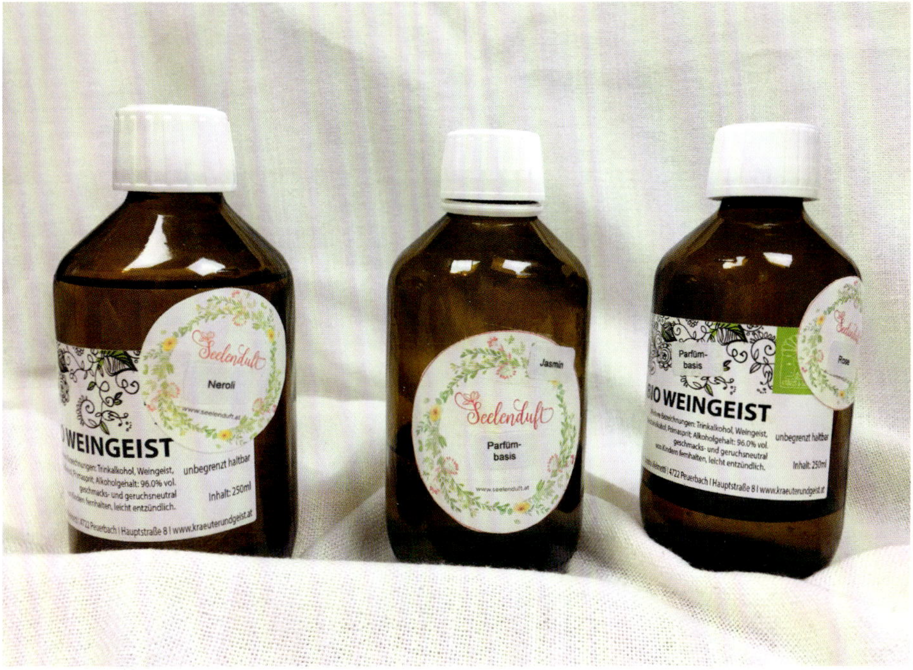

Meine Parfümbasis stelle ich mit Bioweingeist und z.B. Jasmin-, Neroli- oder Rosenhydrolat her.

test, verdünnst du sie in unterschiedlichen Konzentrationen. Die folgenden Empfehlungen sind lediglich Richtwerte, an denen du dich zu Beginn aber gut orientieren kannst. In der Naturkosmetik und Naturparfümerie arbeitet man gerne mit der Prozentrechnung. So kann man sich unabhängig von der Gesamtmenge des fertigen Produktes die Duftstoffkonzentration selbst ausrechnen. In der folgenden Übersicht findest du verschiedene Anwendungen und die zugehörige Verdünnung:

MASSAGE- UND KÖRPERÖLE FÜR DIE GANZKÖRPERANWENDUNG

1 %ige Verdünnung mit 2 Tropfen ätherischen Ölen in 10 ml Trägeröl. In 100 ml Massageöl gibst du z. B. 20 Tropfen ätherische Öle.

TEILANWENDUNGEN WIE FUSS-REFLEXZONENÖL

3 %ige Verdünnung mit 6 Tropfen ätherischen Ölen in 10 ml Trägeröl. In 50 ml Massageöl gibst du z. B. 30 Tropfen ätherische Öle.

AURA- UND RAUMSPRAY

3 %ige Verdünnung mit 6 Tropfen ätherischen Ölen in 10 ml Trägerflüssigkeit wie zum Beispiel einer Alkohol-Hydrolat-Mischung. Für ein 50-ml-Raumspray braucht es dann z.B. 30 Tropfen ätherische Öle.

ÖLPARFÜM IM ROLL-ON

10–12 %ige Verdünnung mit 20–24 Tropfen ätherischen Ölen in 10 ml Trägeröl.

Bei der Einzelverwendung von reizenden Ölen wie Oregano, Thymian, Zimt und Nelkenknospen ist generell eine Konzentration von weniger als 0,5 % (1 Tropfen ätherisches Öl auf 10 ml Trägeröl) empfohlen.
Für Kinder, Schwangere und ältere Menschen dosiert man generell geringer (0,5–0,1 %), da sie sensibler wahrnehmen. So benötigt man eine geringere Menge, um die gewünschte Wirkung zu erreichen. Für eine körperliche Wirkung dosiert man im Übrigen generell höher als bei seelischer oder psychischer.

Wirkungsvolle Duftprodukte

Du hast verschiedene Möglichkeiten, um aus deiner zusammengestellten Duftmischung aus ätherischen Ölen ein passendes Duftprodukt herzustellen. Im Folgenden stelle ich dir alkoholische Parfümsprays, Ölparfüms und Alkoholparfüms im praktischen Roll-On, festes Parfüm, Raumspray und Auraspray vor. Du kannst den Schritt-für-Schritt-Anleitungen einfach folgen und dir deinen Seelenduft ganz leicht selbst kreieren. Die Bezugsquellen für die Zutaten findest du im Anhang dieses Buches.

Parfümspray – der Klassiker

Du möchtest eine Alternative zu den Düften aus der Parfümerie? Wenn du deiner ätherischen Ölmischung Alkohol und destilliertes Wasser oder Hydrolat hinzufügst, kannst du dein Parfümspray ganz leicht selbst herstellen. Je nachdem, wie hoch der Anteil der ätherischen Öle im Vergleich zur Gesamtmenge deines Duftes ist, kannst du dir ein Eau de Cologne, Eau de Toilette, Eau de Parfum oder Parfum kreieren.

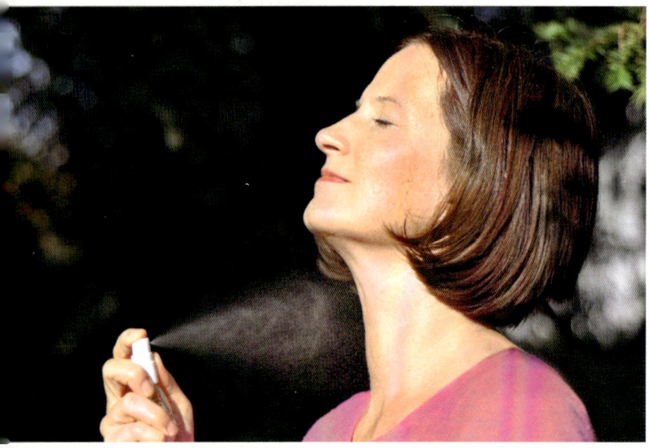

Parfümspray hüllt dich in eine Wolke der Geborgenheit.

Eau de Cologne 3–5 % → 20–30 Tropfen ätherische Öle bei 25 ml Gesamtmenge

Eau de Toilette 6–9 % → 40–58 Tropfen ätherische Öle bei 25 ml Gesamtmenge

Eau de Parfum 10–14 % → 60–88 Tropfen ätherische Öle bei 25 ml Gesamtmenge

Parfum 15–30 % → 92–184 Tropfen ätherische Öle bei 25 ml Gesamtmenge

ZUTATEN

- ätherische Öle deiner Wahl oder nach den Rezepten aus dem Kapitel »Themen & Rezepte« (siehe S. 115)
- 96 %iger Alkohol (unvergällter Bioweingeist)
- destilliertes Wasser
- Hydrolate (z. B. Rosenhydrolat und Nerolihydrolat)
- kleine Braun- oder Blauglasflaschen zum Abfüllen des Parfüms
- Flakons für die fertige Mischung
- Duftstreifen
- Pipetten
- Becherglas zum Mischen
- Glasrührstab
- Trichter

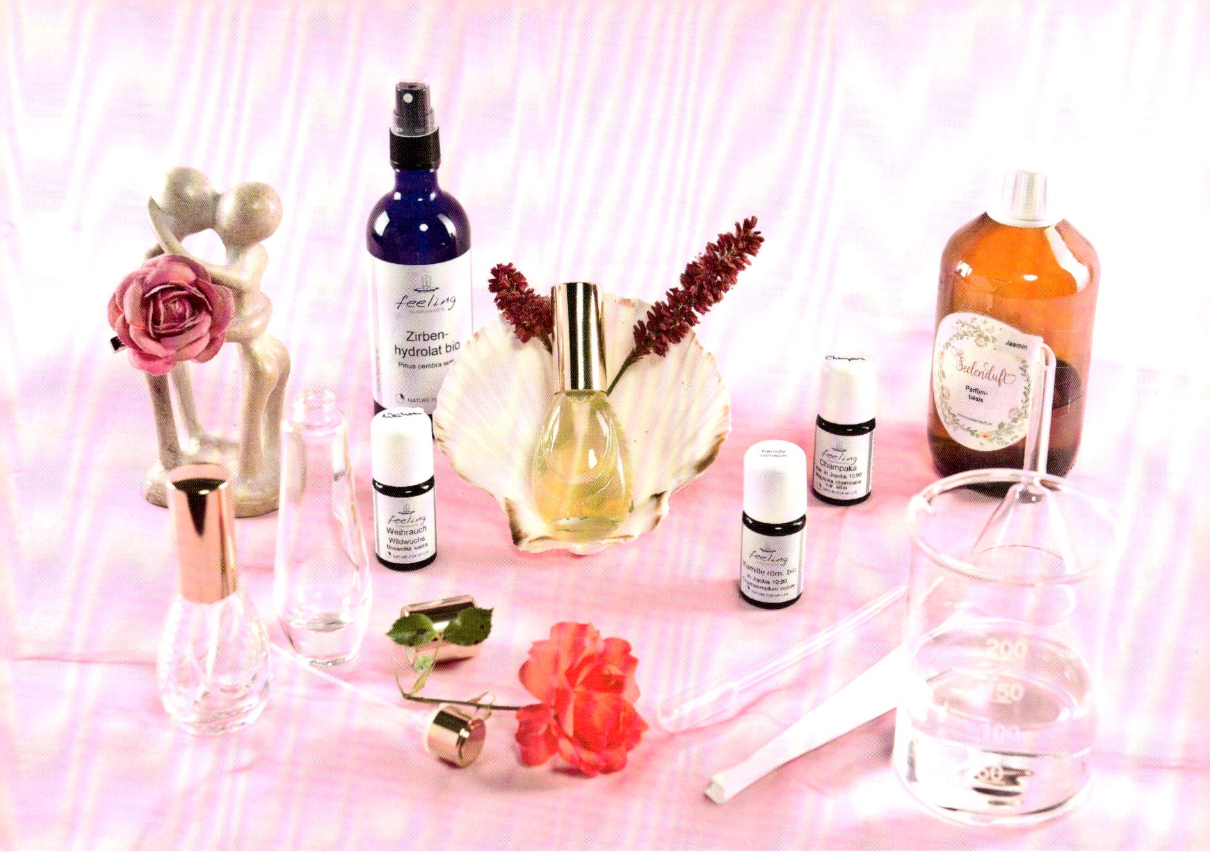

Alle Zutaten für dein Seelenduft-Parfümspray auf einen Blick.

SCHRITT-FÜR-SCHRITT-ANLEITUNG

1. Die ätherische Ölmischung je nach Wirkungswunsch und unter Berücksichtigung der Kopf-Herz-Basis-Noten bzw. entsprechend der Rezepte zusammenstellen.
2. Ätherische Ölmischung in ein Becherglas geben, mit 96%igem Weingeist auffüllen und mit Glasrührstab vorsichtig umrühren.
3. Hydrolat oder destilliertes Wasser hinzufügen, bis die Alkoholkonzentration auf 80% herabgesetzt ist und erneut umrühren.
4. Alles in einen schönen Flakon füllen und die Parfümkreation testen.

ANWENDUNG

Das Parfümspray auf den Hals, Puls oder das Dekolleté aufsprühen. Auch das Haar ist ein sehr guter Duftträger. Du kannst deinen Duft auch auf dunkle Kleidung sprühen. Bei heller Kleidung solltest du vorsichtig sein, da die Naturdüfte färben können. Das Parfüm ver-

TIPP

> Ich bereite eine Parfümbasis vor, indem ich den Alkohol mit dem Hydrolat bereits vorab mische und in einer 1-Liter-Braunglasflasche aufbewahre.

> Möchtest du einen Emulgator, z. B. den Lösungsvermittler LV 41, verwenden, dann gibst du die gleiche Menge Lösungsvermittler in deine ätherische Ölmischung und rührst beides gut um. Danach erst gibst du den Alkohol und anschließend das Hydrolat dazu. Es könnte allerdings sein, dass dein Parfüm dann eintrübt oder milchig wird. Dem kannst du leicht Abhilfe verschaffen, indem du das Parfüm filterst, z. B. durch einen Kaffeefilter gießt. Ich verwende nur selten Emulgatoren und schüttele lieber das Parfüm vor Gebrauch.

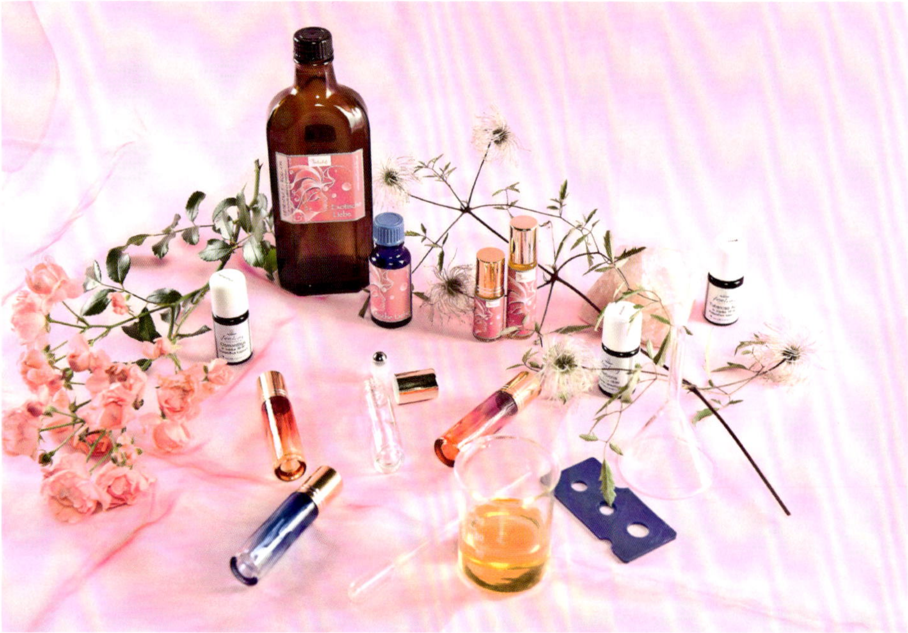

Alles, was du brauchst, um deinen Ölparfüm-Roll-On im Nu herzustellen.

bindet sich mit deinem ganz natürlichen Eigenduft. Das ist der Grund dafür, weshalb natürliche Düfte auf jeder Haut etwas anders riechen.

Ölparfüm-Roll-On – für punktgenauen Einsatz

ZUTATEN

- ätherische Öle deiner Wahl oder nach den Rezepten aus dem Kapitel »Themen & Rezepte« (siehe S. 115)
- Basisöl: Aprikosenkernöl, Jojoba oder fraktioniertes Kokosöl
- Braunglasflasche, 5 oder 10 ml Fassungsvermögen
- Roll-On aus Glas, 5 oder 10 ml Fassungsvermögen
- Glastrichter, 55 mm Umfang

SCHRITT-FÜR-SCHRITT-ANLEITUNG

1. Die ätherische Ölmischung je nach Wirkungswunsch und unter Berücksichtigung der Kopf-Herz-Basis-Noten bzw. entsprechend der Rezepte zusammenstellen.
2. Die Ölmischung in eine Braunglasflasche füllen und verschließen.
3. Danach 2–4 Wochen ruhen lassen.
4. Die ätherische Ölmischung in den Roll-On füllen und mittels eines Glastrichters die Basisöle einzeln oder als Mischung einfüllen.

TIPP

Die Ruhezeit der Ölmischungen sorgt dafür, dass sich die einzelnen ätherischen Öle harmonisch miteinander verbinden. Solltest du es einmal eilig haben, dann kannst du die Ruhezeit auch weglassen. Es könnte dann allerdings sein, dass sich der Gesamteindruck des Duftes nach einer Weile verändert.

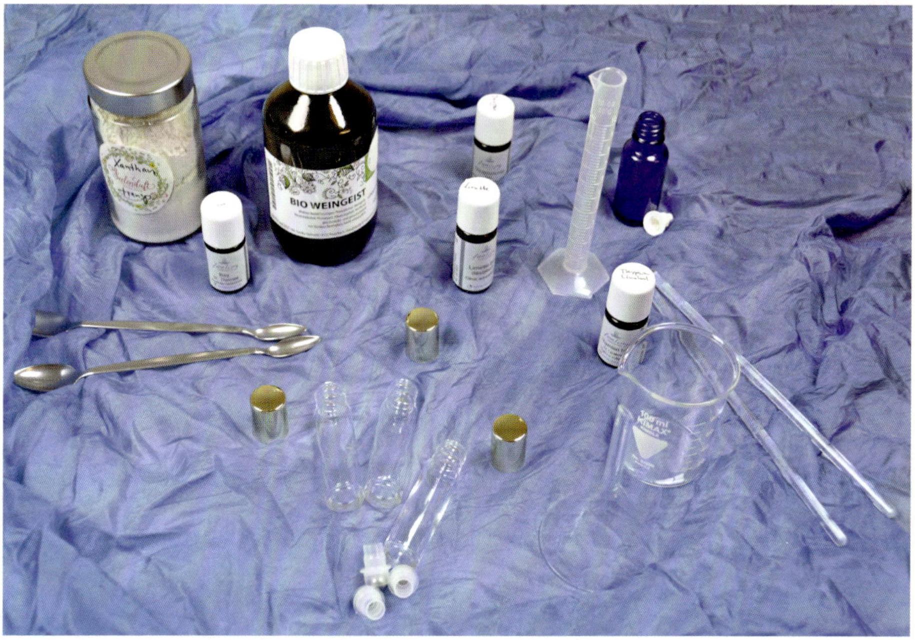

Alle Zutaten für deinen Alkohol-Parfüm-Roll-On auf einen Blick.

5. Roll-On zwischen den Handflächen drehen, damit sich die ätherischen Öle und das Basisöl gut miteinander vermischen.

ANWENDUNG

Roll-On vor dem Gebrauch mehrmals zwischen den Handflächen drehen und wie ein Parfüm z. B. hinter die Ohren, auf das Dekolleté, auf den Puls oder auf die Innenseite der Arme auftragen.

Alkoholparfüm-Roll-On – für schnelles Auftragen

ZUTATEN

- ätherische Öle deiner Wahl oder nach Rezept aus dem Kapitel »Themen & Rezepte« (siehe S. 115)
- Xanthan transparent
- Bioweingeist, 80 %
- destilliertes Wasser oder Hydrolat
- Braunglasflasche, 5 oder 10 ml Fassungsvermögen
- Roll-On aus Glas, 5 oder 10 ml Fassungsvermögen
- Glastrichter, 55 mm Umfang
- Becherglas, 50 ml
- Glasrührstab

SCHRITT-FÜR-SCHRITT-ANLEITUNG

1. Die ätherische Ölmischung je nach Wirkungswunsch und unter Berücksichtigung der Kopf-Herz-Basis-Noten bzw. entsprechend der Rezepte zusammenstellen.
2. Die ätherische Ölmischung in eine Braunglasflasche füllen und verschließen.
3. Die Mischung zwei bis vier Wochen ruhen lassen.
4. In einem Becherglas Xanthan in Alkohol lösen.
5. Destilliertes Wasser oder Hydrolat hinzufügen.
6. Die ätherische Ölmischung dazugeben und alles mit einem Glasrührstab gut vermischen.
7. Alles in einen Glas-Roll-On füllen und noch einmal gut verschütteln.

ANWENDUNG

Wie ein Parfüm z. B. hinter die Ohren, auf die Schläfen, auf den Puls oder auf die Innenseite der Arme auftragen.

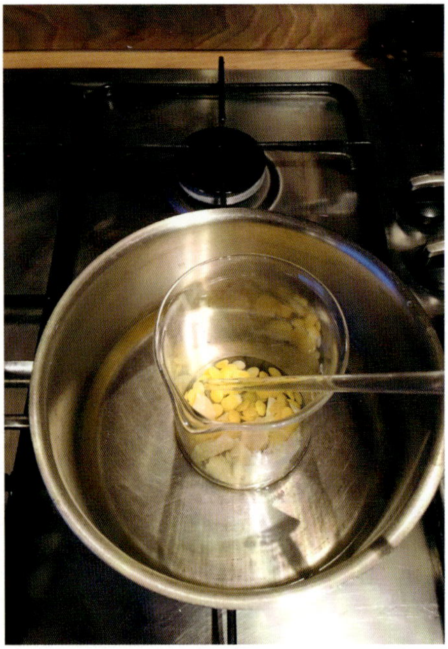

Kakaobutter und Bienenwachs im Wasserbad langsam schmelzen.

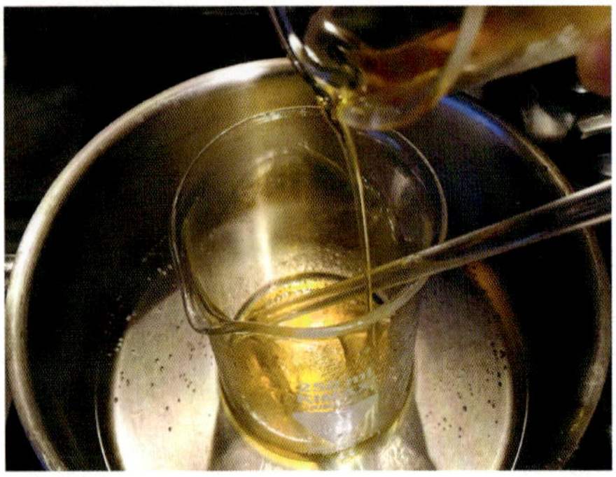

Jojoba vorsichtig hinzugeben und rühren, bis ein Balsam entsteht.

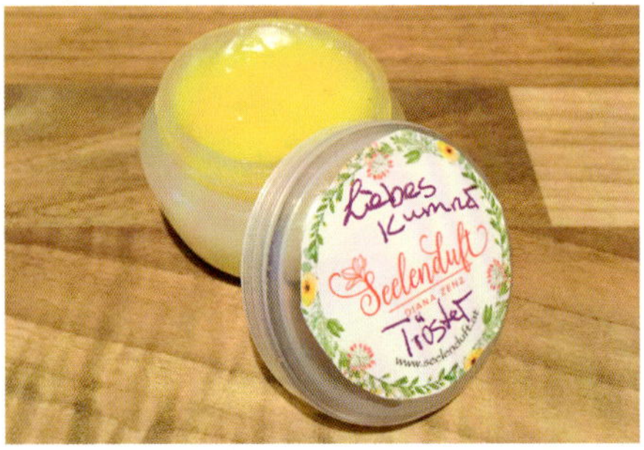

Den Balsam in einen Tiegel füllen und erkalten lassen.

Festes Parfüm - duftet und pflegt zugleich

ZUTATEN

- ätherische Öle deiner Wahl oder nach dem Rezept »Liebeskummer« aus dem Kapitel »Themen & Rezepte« (siehe S. 129)
- Kakaobutter
- Bienenwachs (vegane alternative: Rapswachs)
- Topf und Glas für Wasserbad
- Jojoba
- Glasrührstab
- Glastiegel

SCHRITT-FÜR-SCHRITT-ANLEITUNG

1. Kakaobutter mit Bienenwachs oder Rapswachs in einem Wasserbad langsam schmelzen.
2. Jojoba hinzufügen und alles gut verrühren, bis ein Balsam entsteht.
3. Balsam vom Herd nehmen.
4. Wenn die Mischung handwarm, aber noch nicht fest ist, die ätherische Ölmischung hinzufügen.
5. In einen Tiegel einfüllen und erst verschließen, wenn das Parfüm komplett erkaltet ist.

ANWENDUNG

Wie ein Parfüm z. B. hinter die Ohren, auf die Schläfen, den Puls oder auf die Innenseite der Arme auftragen.

TIPP

Der Balsam kann auch in ein schönes Schmuckamulett gefüllt werden. So hast du dein Parfüm immer mit dabei.

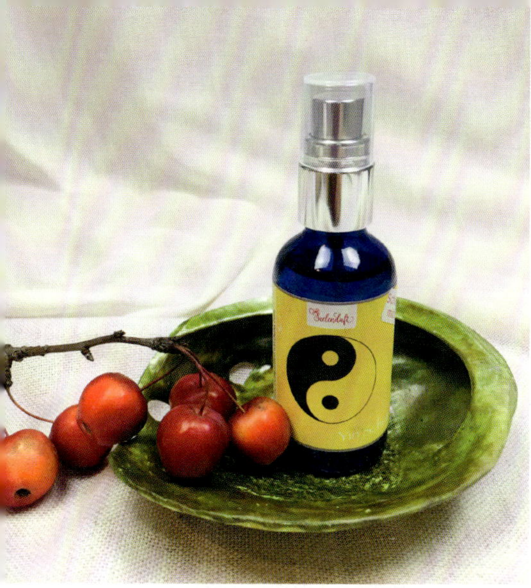

Das »Yin-Schutz«-Auraspray stärkt deine Mitte und wirkt kräftigend und erdend.

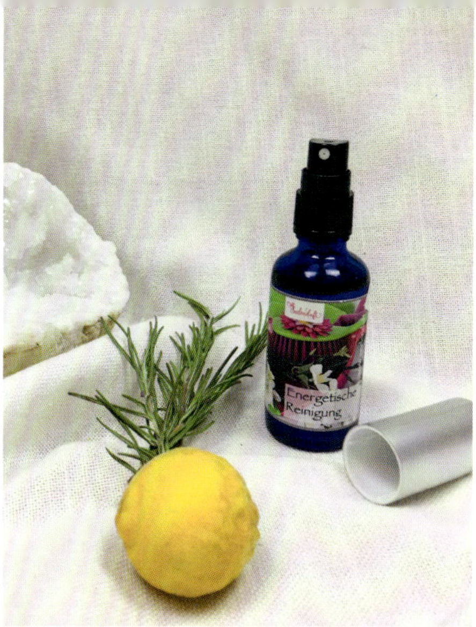

Das Raumspray »Energetische Reinigung« bringt dich in einen Zustand der Klarheit.

Auraspray mit Sole – ummantelnder Duft

ZUTATEN

- ätherische Öle deiner Wahl oder nach den Rezepten aus dem Kapitel »Themen & Rezepte« (siehe S. 115)
- Sole, gesättigt
- destilliertes Wasser bzw. Hydrolat
- Sprayflasche aus Blauglas oder Violettglas, 50 oder 100 ml Fassungsvermögen
- Glastrichter, 55 mm Durchmesser

SCHRITT-FÜR-SCHRITT-ANLEITUNG

1. Die ätherische Ölmischung je nach Wirkungswunsch und unter Berücksichtigung der Kopf-Herz-Basis-Noten bzw. entsprechend der Rezepte zusammenstellen.
2. Die ätherische Ölmischung in eine Braunglasflasche füllen und verschließen.
3. Die Mischung 2–4 Wochen ruhen lassen.
4. 1/3 Sole mittels Glastrichter in die Sprayflasche füllen.
5. Mit 2/3 destilliertem Wasser oder Hydrolat auffüllen.
6. Sprayaufsatz auf die Sprayflasche geben und gut verschütteln.
7. Vor jedem Gebrauch gut schütteln, damit sich die ätherischen Öle verteilen.

ANWENDUNG

Aus dem Sprühkopf des Auraspray kommen ganz feine Duftpartikel, die sich mit der feinstofflichen Energie der Aura vereinen. Das Auraspray vor Gebrauch gut schütteln und zwei bis drei Sprühstöße in die Aura sprühen. Die Augen währenddessen schließen, damit nichts in die Augen gelangt.

TIPP

Bei der Verwendung von Sole ist es nicht ratsam, einen Emulgator zu verwenden. Es könnte zu »Verklumpungen« der ätherischen Öle kommen, was den Sprühknopf verstopfen kann.

Raumspray mit Alkohol – für die Atmosphäre

ZUTATEN

- ätherische Öle deiner Wahl oder nach den Rezepten aus dem Kapitel »Themen & Rezepte« (siehe S. 115)
- Bioweingeist 96 %
- eventuell Lösungsvermittler LV 41
- destilliertes Wasser bzw. Hydrolat

- Sprayflasche aus Blauglas oder Violettglas, 50 bzw. 100 ml Fassungsvermögen
- Glastrichter, 55 mm Durchmesser

SCHRITT-FÜR-SCHRITT-ANLEITUNG

1. Die ätherische Ölmischung je nach Wirkungswunsch und unter Berücksichtigung der Kopf-Herz-Basis-Noten bzw. entsprechend der Rezepte zusammenstellen.
2. Die ätherische Ölmischung in eine Braunglasflasche füllen und verschließen.
3. Die Mischung 2–4 Wochen ruhen lassen.
4. Mischung mit Lösungsvermittler LV 41 verrühren und in die Sprayflasche geben.
5. 1/3 Alkohol mittels Glastrichter in die Sprayflasche füllen.
6. Mit 2/3 destilliertem Wasser oder Hydrolat auffüllen.
7. Sprayaufsatz auf die Sprayflasche geben und gut schütteln.

ANWENDUNG

Raumspray vor Gebrauch gut schütteln und zwei bis drei Sprühstöße in den Raum verteilen. Nicht in die Augen sprühen.

TIPP

- Statt Alkohol kann auch Sobulol verwendet werden.
- Auf den Lösungsvermittler LV 41 kann man auch verzichten. Dann das Spray vor Gebrauch gut schütteln.
- Wenn die Düse am Sprühkopf durch klebrige ätherische Öle verstopft, mit einer Nadel die Düse freistechen oder in Alkohol einlegen.

Massage- und Körperöl – für intensiven Einsatz

ZUTATEN

- Glasflasche mit Spenderpumpe, 100 ml Fassungsvermögen
- Aprikosenkernöl
- fraktioniertes Kokosöl
- Glastrichter
- Becherglas
- Glasrührstab

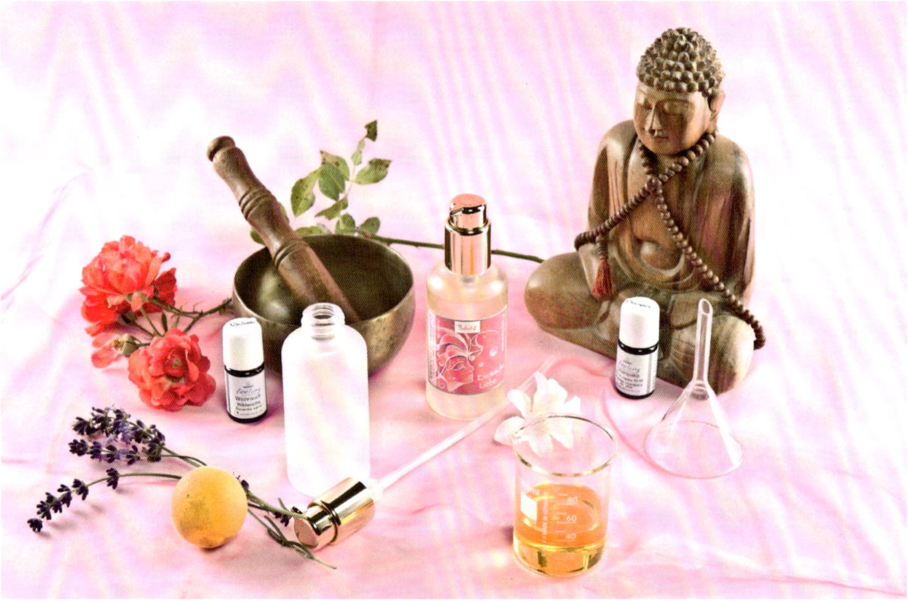

Massage- und Körperöle können großflächig auf den Körper aufgetragen werden.

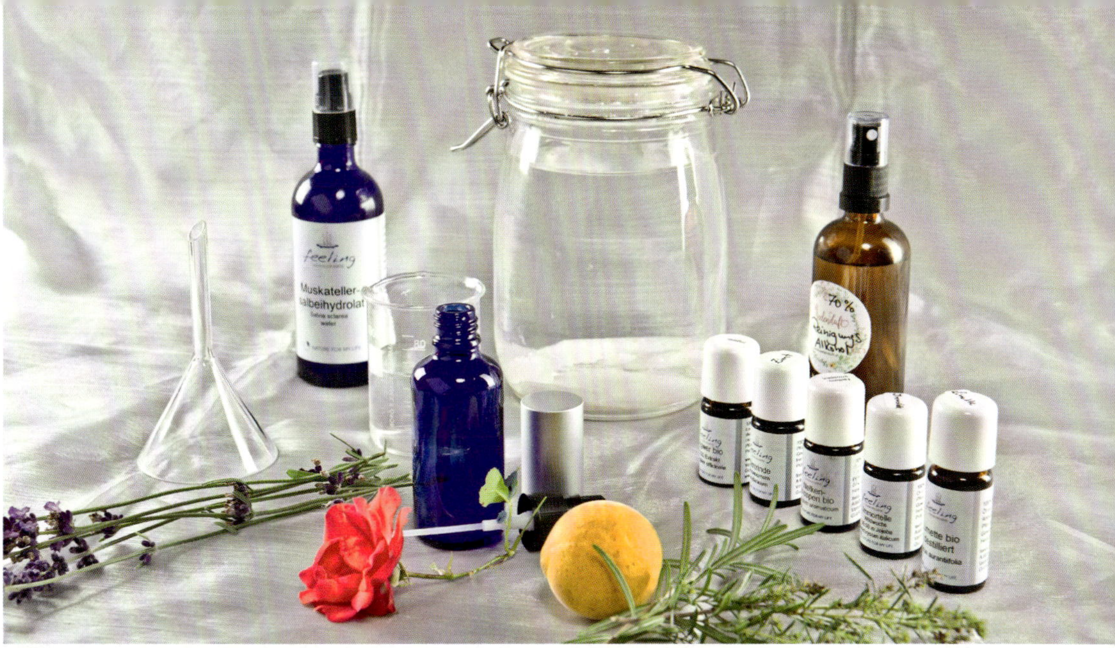

Eine sorgfältige Hygiene ist das A und O in der Naturkosmetik. Neben der Desinfektion der Arbeitsutensilien ist es auch wichtig, nur einwandfreie und frische Rohstoffe zu verwenden.

SCHRITT-FÜR-SCHRITT-ANLEITUNG

1. Die ätherische Ölmischung je nach Wirkungswunsch und unter Berücksichtigung der Kopf-Herz-Basis-Noten bzw. entsprechend der Rezepte aus dem Kapitel »Themen & Rezepte« (siehe S. 115) zusammenstellen.
2. Die ätherische Ölmischung in eine Braunglasflasche füllen und verschließen.
3. Die Mischung 2–4 Wochen ruhen lassen.
4. Die ätherische Ölmischung in ein Becherglas füllen, mit den fetten Ölen auffüllen und gut verrühren.
5. Anschließend in die Glasflasche mit Spenderpumpe einfüllen.

ANWENDUNG

Zur Körperpflege und für die Massage am ganzen Körper anwendbar. Nicht im Intimbereich auftragen.

Hygiene

Damit du lange Freude an deinen Düften hast, gilt es bei der Herstellung auf Sauberkeit zu achten. Dazu gehört:

1. Alle Gefäße, Utensilien, den Arbeitsplatz und die Hände reinigen und desinfizieren.

TIPP

Ätherische Öle verteilen sich recht gut in fetten Ölen. Dennoch ist es hilfreich, vor der Anwendung des Körper- und Massageöls die Flasche zwischen den Handflächen zu rollen, damit sich die Düfte optimal mit dem Öl mischen.

2. Einwandfreie und frische Rohstoffe verwenden. Auf das Ablaufdatum achten.
3. Jedes Produkt mit Herstellungsdatum oder dem errechneten Mindesthaltbarkeitsdatum kennzeichnen.

Erste Hilfe

Solltest du einmal aus Versehen ätherische Öle pur in die Augen bekommen haben, dann die Augen sofort mit Wasser ausspülen. Dafür ist auch eine ayurvedische Augenbadewanne sehr hilfreich. Anschließend zur Sicherheit einen Augenarzt konsultieren. Bei Überdosierung auf der Haut kannst du deine Mischung mit einem weiteren fetten Öl verdünnen. Eine Überdosierung merkt man an einem Brennen auf der Haut.

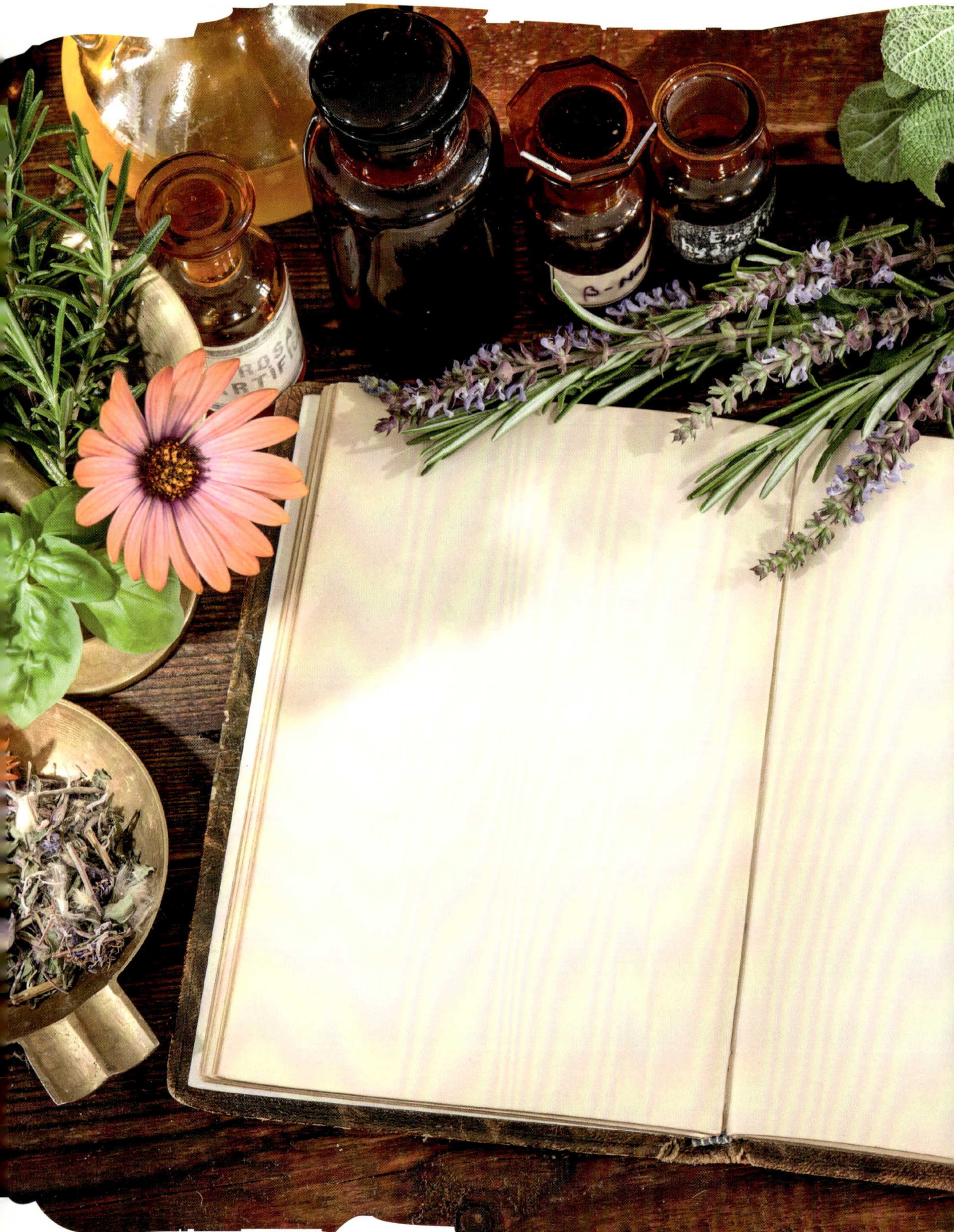

Themen & Rezepte

Natürliche Düfte können kraftvolle Ressourcen wie Freude, Selbstliebe oder Selbstbewusstsein verstärken und herausfordernde Zustände wie Überforderung, Liebeskummer oder Wut verwandeln. Aus 16 Themen kannst du das auswählen, was dich gerade am meisten bewegt und dir nach der Rezeptanleitung einen passenden Duft zaubern.

Entspannung

»Die Seele kann nur dann richtig baumeln, wenn auch das Herz einen Platz gefunden hat, wo es zu Ruhe kommen kann.« UNBEKANNT

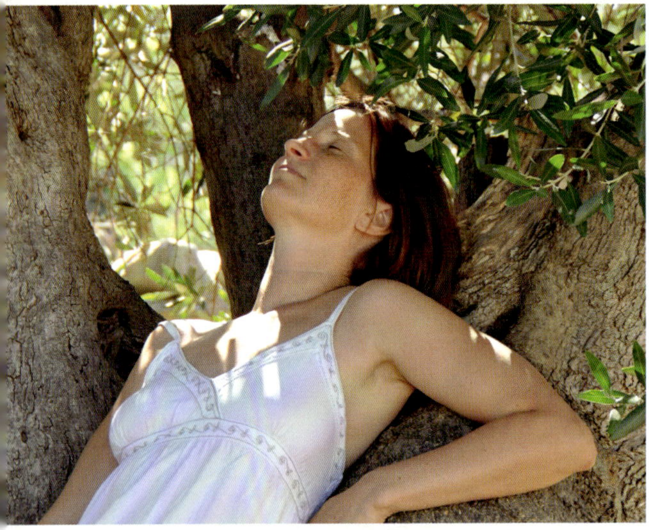

Angelehnt an einen uralten Olivenbaum finde ich tiefe Entspannung.

WIRKUNG

Ein waldiger, frischer Duft, der dich den Stress des Alltags vergessen und dein Herz zur Ruhe kommen lässt. Er lädt deine Nase zu einem erfrischenden Waldspaziergang ein.

Raumspray

in einer 50-ml-Sprühflasche

KOPF: Zitrone (6 Tr.), Bergamotte (3 Tr.), Grapefruit (3 Tr.)
HERZ: Osmanthus (3 Tr.), Zirbelkiefer (9 Tr.), Weißtanne (6 Tr.)
BASIS: Myrrhe (2 Tr.), Atlas-Zeder (4 Tr.)
36 Tropfen (ca. 2 ml) mit 15 ml Sole oder Bioweingeist (96 %) und 33 ml Zirbenhydrolat oder destilliertem Wasser vermischen und in einen 50-ml-Zerstäuber in Braun- oder Blauglas füllen. Vor Gebrauch gut schütteln.

Enthaltene Öle

ATLAS-ZEDER lässt dich neue Kraft schöpfen und aus der Überforderung und dem Gedankenkarussell aussteigen. Es beruhigt die Nerven und gibt Halt.

BERGAMOTTE bringt dich dazu, einen Gang runterzuschalten, solltest du dich immer wieder in stressige Situationen manövrieren. Sie bringt dich in deine innere Mitte und schützt vor weiterer Überforderung.

GRAPEFRUIT möchte, dass du es dir mal so richtig gut gehen lässt. Mir ihr kannst du deine Gedanken beruhigen und in wohlige Entspannung gleiten.

MYRRHE holt aus mentaler Erschöpfung und schafft selbst in stressigen Zeiten einen Ort der Ruhe und Entspannung.

OSMANTHUS schenkt dir in anstrengenden Zeiten eine liebevolle Umarmung aus Geborgenheit und aufmunternder Lebensfreude. Im Rad des Alltags hilft er, wieder bei sich anzukommen.

WEISSTANNE lehrt uns Geduld und Langsamkeit. Sie holt uns aus blindem Aktionismus heraus und lässt uns auf den richtigen Moment des Handelns warten.

ZIRBELKIEFER gibt Kraft und Halt im Alltag und bringt in stressigen Situationen wieder auf die Beine.

ZITRONE bringt kreisende Gedanken zur Ruhe und fördert das Einschlafen. Bei geistiger Erschöpfung klärt sie den Geist und steigert die Konzentrations- und Gedächtnisfähigkeit.

Erdung

»Nur mit starken Wurzeln kann man über sich selbst hinauswachsen.«
DIANA ZENZ

WIRKUNG

Ein zutiefst erdiger, moosiger und nach Waldboden riechender Duft, der für Verwurzelung, Stabilität, Urvertrauen, ungezähmte Lebenskraft, Mut und Durchhaltevermögen steht. Er hilft beim Einschlafen und sorgt für einen tiefen, regenerierenden Schlaf.

Fußreflexonenöl

im 30-ml-Roll-On

KOPF: Karottensamen (2 Tr.), Orange (7 Tr.)
HERZ: Immortelle 50:50 in Jojoba (3 Tr.)
BASIS: Atlas-Zeder (3 Tr.), Vetiver (3 Tr.)
18 Tropfen (ca. 1 ml) mit 29 ml Mandel- oder Aprikosenkernöl vermischen. Vor dem Schlafengehen auf die Füße auftragen und einmassieren. Am besten Baumwollsocken überziehen und über Nacht einwirken lassen.

Enthaltene Öle

ATLAS-ZEDER verwurzelt dich in der Tiefe deines Seins und lässt dich über dich hinauswachsen. Sie stärkt dein Selbstvertrauen und schenkt dir Kraft und Stabilität.

IMMORTELLE steht für seelischen Halt und Geborgenheit. Sie erdet Menschen, die den Boden unter den Füßen verloren haben und bringt sie wieder in die Realität zurück.

KAROTTENSAMEN entspannen strapazierte Nerven und hüllen in einen Mantel der Geborgenheit und Ruhe ein. Sie helfen, wieder in unsere Mitte zu kommen und Stress, Emotionen und Überforderung hinter uns zu lassen.

ORANGE bringt dich ins Hier und Jetzt. Sie steht für bewusste Körperpräsenz und für das Ankommen in deinem Körper. Mit ihr kannst du dich dem Leben hingeben und aus deiner Mitte heraus agieren.

VETIVER lässt dich den starken Halt seiner tief in der Erde verzweigten Wurzeln spüren. Er verbindet dich mit der stabilisierenden Kraft der Erde.

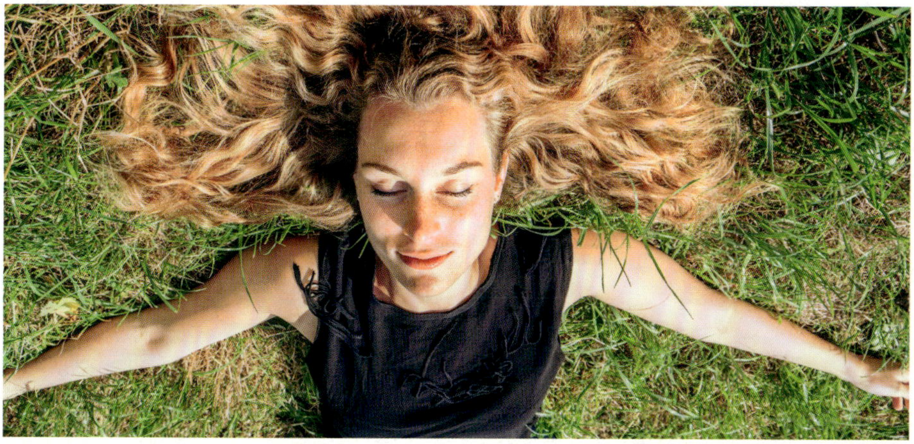

Sich einfach mal auf die Wiese legen und spüren, wie die Erde dich trägt.

Fokus

»Konzentration ist zielgerichtete Motivation.« ANDREAS TENZER

WIRKUNG

Ein frischer und waldiger Duft, der deinen Kopf durchpustet und Platz für neue Gedanken schafft. Er hilft dir, dich zu konzentrieren und fokussiert deine Ziele anzugehen. Er unterstützt dich beim Lernen und Arbeiten ohne Ablenkung.

Alkoholparfüm

im 10-ml-Roll-On

KOPF: Grapefruit (4 Tr.), Zitrone (5 Tr.), Rosmarin (3 Tr.)
HERZ: Zypresse (4 Tr.), Pfefferminze (4 Tr.)
BASIS: Fichte (2 Tr.), Zirbe (2 Tr.)

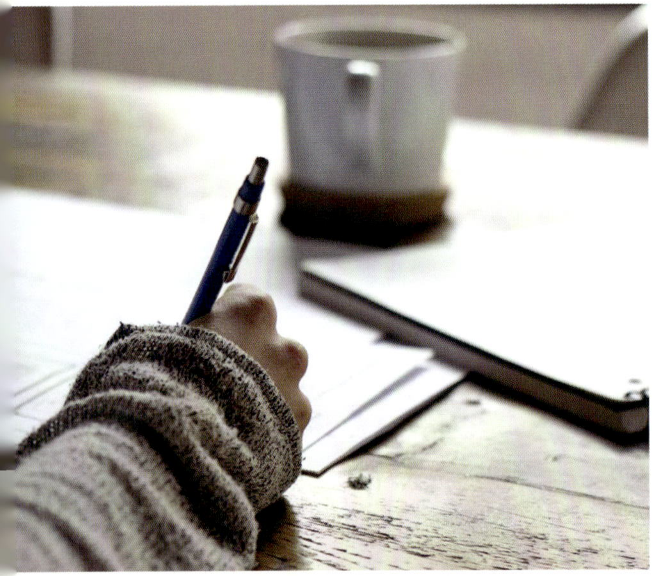

Ganz im Moment sein und die Aufmerksamkeit auf eine Sache fokussieren.

24 Tropfen (ca. 1 ml) mit Bioalkohol mischen: 6 ml Weingeist bio, 96 %, 3 ml destilliertes Wasser oder Rosmarinhydrolat, 50 mg Xanthan transparent (optional). Dazu Xanthan in Alkohol lösen, dann destilliertes Wasser oder Hydrolat hinzufügen und ätherische Öle eintropfen. Das Rezept ist auch ohne Xanthan möglich, dann vor jeder Anwendung gut schütteln!

Enthaltene Öle

FICHTE motiviert, äußere, materielle Ziele diszipliniert zu erreichen. Sie hilft, Wichtiges von Unwichtigem unterscheiden und dadurch schnell Entscheidungen zu treffen.
GRAPEFRUIT schenkt dir Klarheit im Denken. So kannst du dein Ziel klar erkennen und dich mit Fokus auf den Weg machen.
PFEFFERMINZE wirkt kühlend, anregend und steigert die Konzentration. Bei Überarbeitung und geistiger Erschöpfung ist sie die Retterin in der Not.
ROSMARIN macht wach, erfrischt und zentriert. Er regt unser Gehirn zu Höchstleistungen an und ist beim Lernen und bei Prüfungen ein Geheimtipp.
ZIRBE macht wach und bewusst. Ihr Duft klärt deine Gedanken und hilft dir, frisch und konzentriert zu bleiben.
ZITRONE wirkt belebend und aufmunternd. Sie steigert die Konzentration und unterstützt insbesondere bei analytischen Aufgaben.
ZYPRESSE hilft dir, wenn du dazu neigst, dich zu verzetteln. Mithilfe der Zypresse kannst du deine Gedanken besser sortieren, Priotritäten setzen und dich auf das Wichtige fokussieren.

Freude

»Freude ist die Gesundheit der Seele.« ARISTOTELES

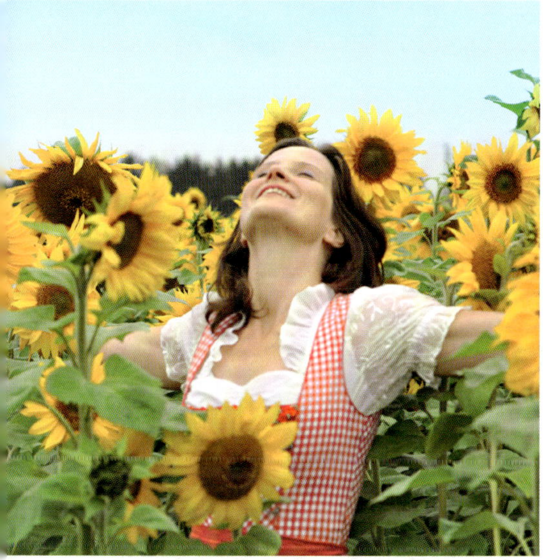

Freude durchströmt mich, wenn ich die Schönheit eines Sonnenblumenfeldes genieße.

WIRKUNG

Ein spritziger, frischer und gleichzeitig wohlig umhüllender Duft, der die Freuden des Lebens erweckt.

Öl-Parfüm

im 10-ml-Roll-On

KOPF: Grapefruit (3 Tr.), Mandarine (3 Tr.), Blutorange (3 Tr.), Bergamotte (3 Tr.), Zitrone (3 Tr.)

HERZ: Jasmin (3 Tr.), Douglastanne (3 Tr.), Ingwer (2 Tr.)

BASIS: Ho-Holz (2 Tr.), Vanille (2 Tr.)

Die insgesamt 27 Tropfen (ca. 1 ml) mit 9 ml Jojoba mischen – fertig!

Enthaltene Öle

BERGAMOTTE ist die Lichtbringerin schlechthin. Sie geleitet bei seelischen Tiefs wieder zurück zu einer helleren und zuversichtlichen Sicht auf das Leben.

BLUTORANGE lenkt unseren Blick auf die sonnigen Seiten des Lebens. Sie lädt zu sinnlichen Freuden ein.

DOUGLASTANNE stärkt das Selbstvertrauen und gibt Kraft und Mut, das Leben nach den eigenen Vorstellungen zu gestalten.

GRAPEFRUIT steht für unbändige Lebenslust, Freude und die Leichtigkeit des Seins. Mit ihr kannst du besser verstehen, was deine Seele freut.

HO-HOLZ führt in die Mitte und lässt uns zum Fels in der Brandung werden, wenn es mal hektisch, stürmisch und stressig ist im Leben.

INGWER heizt ein und weckt die Lebensgeister. Mit ihm können wir endlich die Projekte und Vorhaben in unserem Leben angehen, die uns große Freude bereiten.

JASMIN wirkt euphorisierend und sinnlich anregend. Er ermutigt, sich dem Leben hinzugeben und es in all seinen Facetten zu genießen.

MANDARINE schenkt wärmende Geborgenheit und lädt zum Kuscheln ein. Als stimmungsaufhellender Duft vermittelt sie verspielte Freude und heiteren Lebensgenuss.

VANILLE entführt uns in eine Oase der »heilen Welt«. Der vertraute Duft aus der Kindheit vermittelt Geborgenheit und erinnert an die schützende innere Welt des Mutterleibs.

ZITRONE lockt uns aus dem tristen Alltag und führt uns die Freuden in unserem Leben vor Augen.

Geborgenheit

»Geborgenheit zu vermitteln ist der schönste Weg, um mit Vertrauen beschenkt zu werden.« J. WOLF

WIRKUNG

Ein warmer, süßlicher und balsamischer Duft, der sich wie eine Wolke des Wohlfühlens und Beschütztseins im Raum ausbreitet. Der Duft lädt ein zum Kuscheln und gemütlichen »Abhängen« auf dem Sofa.

Raumspray

in einer 50-ml-Sprühflasche

KOPF: Orange (5 Tr.), Mandarine (5 Tr.) Myrthe Anden* (2 Tr.) *von Primavera

HERZ: Kakao (3 Tr.)

BASIS: Tonka (2 Tr.), Benzoe abs. 50 % (2 Tr.), Vanille abs. 5 % (2 Tr.)

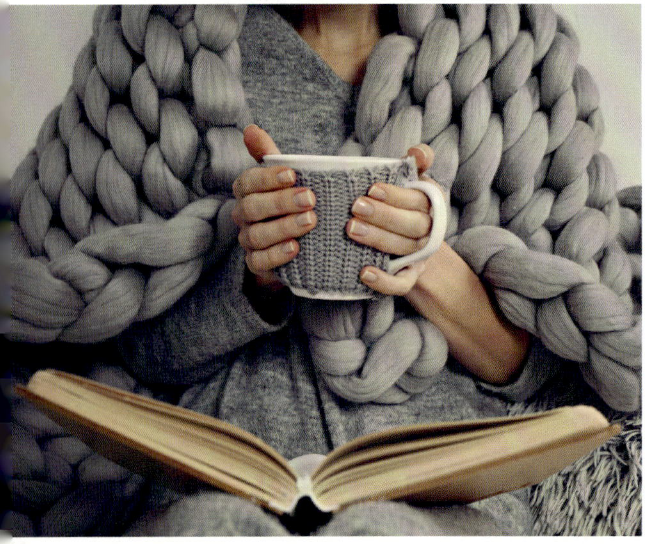

Eingekuschelt in eine Decke und mit einem heißen Tee in der Hand ein gutes Buch lesen.

21 Tropfen (ca. 1 ml) mit 17 ml Weingeist bio (96 %) und 32 ml destilliertem Wasser vermischen und in eine Sprühflasche füllen. Raumspray vor Gebrauch gut schütteln und zwei bis drei Sprühstöße in den Raum verteilen. Nicht in die Augen sprühen.

Enthaltene Öle

BENZOE wärmt das Herz und hüllt uns ein in ein Gefühl kuscheliger Entspannung und Geborgenheit. Wir können mit ihm zu unserem Urvertrauen zurückfinden und uns wieder ganz dem Leben hingeben.

KAKAO legt sensiblen Menschen einen schützenden Mantel der Geborgenheit über die Schultern. In seiner stimmungsaufhellenden Wirkung lässt er an trüben Tagen die innere Sonne wieder scheinen.

MANDARINE fördert die Freude im Hier und Jetzt. Spielerisches Genießen und Wohlfühlen ist ihr Motto.

MYRTHE ANDEN öffnet die Augen für die Liebe und steht für reine und ehrliche Gefühle. Somit schafft sie einen Raum, in dem harmonische Begegnungen mit unseren Lieben geschehen können.

ORANGE steht für Lebensgenuss und schafft eine Wohlfühlatmosphäre.

TONKA stimmt gelassen und zuversichtlich. Die Sorgen und Gedanken des Alltags verlieren an Gewicht, und Entspannung kann Einzug halten. Tonka hüllt uns ein und lässt uns Geborgenheit spüren.

VANILLE, der Duft einer behüteten Kindheit, hüllt uns ein und schenkt Vertrauen und Wohlbefinden. Das Spüren der bedingungslosen Mutterliebe schafft wieder Zugang zum eigenen inneren Kind.

Herzensweg

»Wähle einen Beruf, den du liebst, und du brauchst keinen Tag in deinem Leben mehr zu arbeiten.« KONFUZIUS

WIRKUNG

Ein blumig-frischer Duft, der dich einlädt, dem Weg deines Herzens zu folgen.

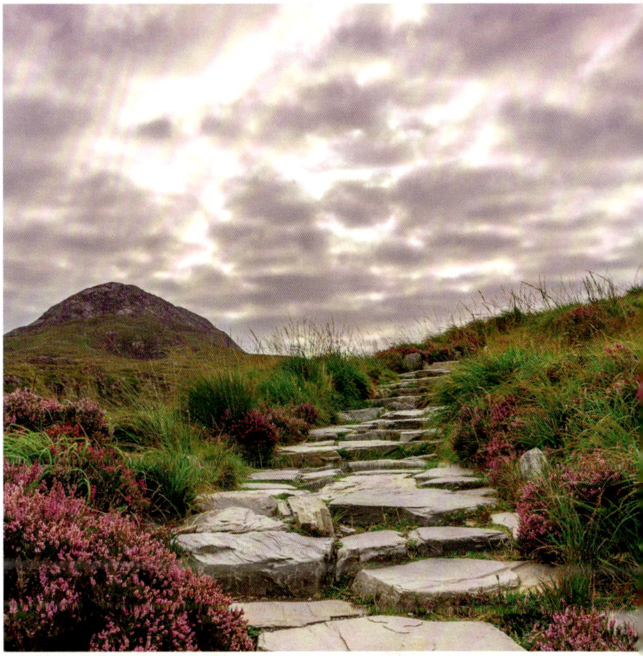

Den Herzensweg zu gehen heißt, der Freude zu folgen.

Eau de Toilette

in einem 25-ml-Sprühflakon
KOPF: Grapefruit (22 Tr.), Petitgrain Mandarine (2 Tr.)
HERZ: Davana (6 Tr.), Osmanthus (2 Tr.), Rose marokk. (8 Tr.)
BASIS: Angelikawurzel (4 Tr.), Patchouli (4 Tr.)
48 Tropfen (ca. 2 ml) mit 23 ml Alkohol Parfüm-Basis vermischen und in einen 25-ml-Sprühflakon füllen. Vor Gebrauch gut schütteln.

Enthaltene Öle

ANGELIKA bekräftigt dich, deinen eigenen Weg zu gehen, anstatt den ausgetretenen Pfaden anderer zu folgen. Sie hilft dir, deine Talente und Fähigkeiten zu sehen und motiviert dich, ganz dein Ding zu machen, unabhängig davon, was andere darüber denken.
DAVANA zeigt dir, dass es höchste Zeit ist, deinem Herzensweg zu folgen. Sie aktiviert deine Herzensweisheit, die dich auf deinem Weg leiten kann und schenkt dir den Mut und die Kraft, die notwendigen Veränderungen in deinem Leben durchzuziehen.
GRAPEFRUIT verhilft dir zu Klarheit, wenn dein Herzensweg dir noch nicht bekannt ist. Sie lenkt deinen Fokus auf das, was bereits in dir ist und schenkt dir Neugier und Wissensdurst, dir das anzueignen, was du noch für dein Weiterkommen brauchst.
OSMANTHUS führt dich zu deinen Herzenswünschen und lädt dich ein, ihnen zu folgen. Mit ihm kannst du keine faulen Kompromisse eingehen. Der Ruf des Herzens ist für ihn das oberste Gebot.
PATCHOULI unterstützt dich dabei, dich von Konventionen zu lösen und dem eigenen Weg zu folgen.
PETITGRAIN gibt Zuversicht für große Visionen in unserem Leben und Kreativität und Mut, diese in die Tat umzusetzen.
ROSE hilft dabei, sich für die Menschen zu öffnen, die einen auf dem Herzensweg begleiten und unterstützen können.

Kreativität

»Kreativität ist Intelligenz, die Spaß hat.« ALBERT EINSTEIN

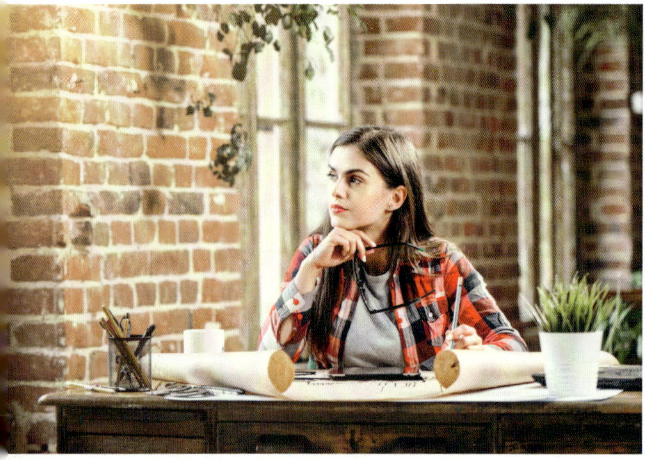

Kreativität braucht Raum zum Träumen.

WIRKUNG

Ein leichter, frischer und inspirierender Duft, der deiner Fantasie Flügel verleiht. Es fällt dir mit ihm leichter, deine dir innewohnende Kreativität zu entfalten und in Herzensprojekten zum Ausdruck zu bringen.

Eau de Cologne

im 25-ml-Sprühflakon

KOPF: Limette (8 Tr.), Zitrone (13 Tr.)
HERZ: Ylang-Ylang (5 Tr.), Koriandersamen (3 Tr.), Muskatellersalbei (5 Tr.), Iris Absolue in Jojoba 10 % (5 Tr.)
BASIS: Myrrhe (2 Tr.), Weihrauch (3 Tr.), Ho-Holz (3 Tr.)
50 Tropfen (ca. 2 ml) mit 8 ml Bioweingeist (96 %) und 15 ml Rosenhydrolat vermischen und in einen 25-ml-Zerstäuberflakon füllen oder die Ölmischung mit 44 Tropfen Lösungsvermittler LV 41 vermischen. Vor Gebrauch gut schütteln.

Enthaltene Öle

HO-HOLZ hellt unsere Stimmung auf und umhüllt uns mit Geborgenheit. Mit klarem Geist und beruhigtem Herz können wir uns unseren Projekten widmen.
IRIS regt den Geist zum Träumen an und lässt Inspiration, Fantasie und Kreativität Einzug halten.
KORIANDERSAMEN schaffen eine exotische Atmosphäre, in der die Hektik und Sorgen des Alltags eine Auszeit bekommen.
LIMETTE verbreitet einen erfrischenden und beschwingten Duft. Sie weckt die Lebensfreude, aus der heraus sich Fantasie und Kreativität entfalten können.
MUSKATELLERSALBEI regt die sinnliche Schaffenskraft an. Er inspiriert zu neuen Ideen und führt diese kraftvoll und Schritt für Schritt in die Umsetzung.
MYRRHE hilft dabei, sich von nichts ablenken zu lassen, was dem kreativen Schaffensprozess im Weg stehen könnte.
WEIHRAUCH fördert den Zugang zu deinem spirituellen Kanal, mit dem du Großes in die Welt bringen kannst. Er schenkt einen starken Willen und Durchhaltevermögen.
YLANG-YLANG regt die Sinne und die Lebensfreude an und beflügelt die Fantasie. Es löst Blockaden, die dem freien Fluss der Kreativität im Weg stehen.
ZITRONE Mit ihrer einladenden Frische und Leichtigkeit lässt sie dich das Leben und deine Arbeit spielerisch entdecken.

Männlichkeit

»Man kann nicht immer ein Held sein, aber man kann immer ein Mann sein.« JOHANN WOLFGANG VON GOETHE

WIRKUNG

Ein herb-frischer Duft mit einem Hauch Moschus, der die männliche Anziehungskraft verstärkt. Er kräftigt Selbstbewusstsein und Durchsetzungskraft des Mannes, und gleichzeitig bringt er Einfühlsamkeit und Verständnis für sich selbst und das weibliche Geschlecht mit.

Eau de Cologne

im 25-ml-Sprühflakon

KOPF: Grapefruit (2 Tr.), Lemongras (2 Tr.), Zitrone (2 Tr.)

HERZ: Schwarzer Pfeffer (2 Tr.), Muskatnuss (5 Tr.), Kiefer (6 Tr.)

BASIS: Sandelholz in Jojoba 5 % (10 Tr.), Moschuskörner in Jojoba 5 %(4 Tr.), Patchouli (6 Tr.)

39 Tropfen (ca. 2 ml) mit 8 ml Bioweingeist (96 %) und 15 ml Sandelholzhydrolat vermischen und in einen 25-ml-Sprühflakon füllen. Vor Gebrauch gut schütteln.

Enthaltene Öle

GRAPEFRUIT hilft zu klären, was man in seinem Leben erreichen möchte. Sie schenkt Optimismus fürs Erreichen unserer Ziele und die nötige Freude, damit es leicht geht.

KIEFER gibt Mut, Selbstvertrauen und Durchsetzungskraft. Sie lädt ein, ganz zum »Mannsein« zu stehen.

LEMONGRAS fördert geistige Klarheit und die Umsetzung eigener Ideen. Es hilft Männern, Frauen besser zu verstehen.

MOSCHUSKÖRNER steigern die männliche Anziehungskraft und bringen Sinnlichkeit und Erotik als Möglichkeit der Selbsterfahrung mit.

MUSKAT ordnet die Gefühlswelt und unterstützt die Tatkraft.

PATCHOULI wirkt aphrodisierend. Zudem fördert es das »Über-die-Stränge-Schlagen« und fordert auf, eigene Wege im Leben und in der Liebe zu gehen.

SCHWARZER PFEFFER schenkt Kraft und Vitalität. Er entfacht in der Beziehung die Flamme der Leidenschaft, wenn sie durch zu viel Vertrautheit erloschen ist.

SANDELHOLZ wirkt »männlich verführend«. Es fördert die körperliche Sinnlichkeit und kann auch helfen, eingefahrene Denk- und Verhaltensstrukturen loszulassen.

ZITRONE verhilft zu klarem Denken und unterstützt dabei, dass du mit Leichtigkeit und Freude Entscheidungen treffen kannst.

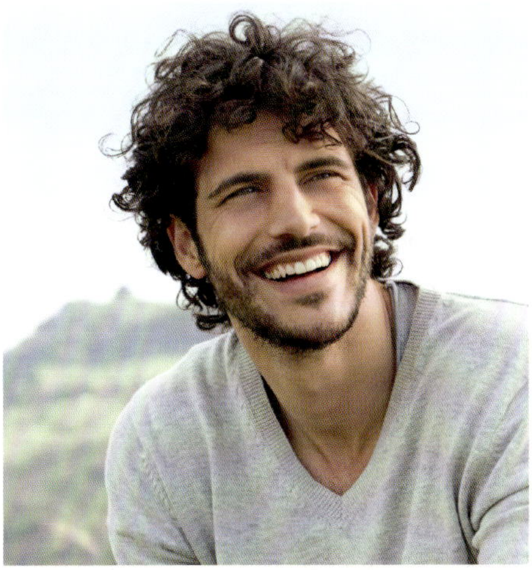

Ganz bei sich sein ist die authentischste Form der Männlichkeit.

Schutz

»Jeder Mensch braucht im Haus seiner Seele besondere Räume des Schutzes und des schöpferischen Versunkenseins.« ANSELM GRÜN

WIRKUNG

Ein erdiger, umhüllender Duft, der dir hilft, bei dir zu bleiben und klare Grenzen zu setzen, wenn dir jemand oder etwas zu nah kommt. Es schafft einen geschützten Raum, in dem deine schöpferische Kraft zur vollen Entfaltung kommen kann.

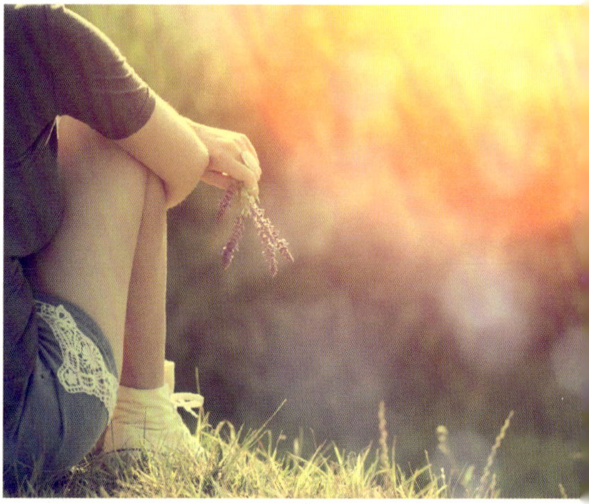

Raum für sich ist ein wirksamer Schutz, um sich nicht im Außen zu verlieren.

Auraspray

im 50-ml-Zerstäuber

KOPF: Blutorange (14 Tr.), Lorbeer (4 Tr.)
HERZ: Jasmin (4 Tr.), Osmanthus (4 Tr.), Weißtanne (3 Tr.), Nelkenknospen (1 Tr.)
BASIS: Vetiver (2 Tr.), Angelikawurzel (2 Tr.), Palo Santo (3 Tr.)
37 Tropfen (ca. 2 ml) mit 15 ml Sole oder Bioweingeist (96 %) und 33 ml destilliertem Wasser vermischen und in einen 50-ml-Zerstäuber in Braun- oder Blauglas füllen. Vor Gebrauch gut schütteln.

Enthaltene Öle

ANGELIKAWURZEL hilft dabei zu erkennen, welche Energien deine eigenen sind und welche die anderer. Sie bestärkt dabei, es anderen nicht recht machen zu müssen.
GEWÜRZNELKE entwickelt ein Frühwarnsystem, sodass wir noch lange, bevor uns jemand oder etwas zu nah kommt, entscheiden können, ob wir das zulassen wollen oder nicht.
JASMIN regt die Kreativität an und macht neugierig auf Unbekanntes und Ungewöhnliches.
LORBEER ist ein Schutzschildöl. Es hilf dir, dich zu zentrieren und aus deiner Mitte heraus zu agieren. Es gibt dir Stabilität, Kraft und fördert deine Wahrnehmung.
ORANGE bringt dich in deinen Körper und lässt dich das Hier und Jetzt erleben. Sie vermittelt ein Gefühl von Geborgenheit und Beschütztsein.
OSMANTHUS schenkt uns den Raum für Fantasie und Inspiration. Er berührt unsere Seele und lässt uns aus der Tiefe unseres Selbst Wundervolles erschaffen.
PALO SANTO unterstützt dabei, negative Energien zu reinigen und hilft beim Auraschutz. Seine Duftaura lässt negative Energien nicht an dich herankommen.
VETIVER schützt dich dadurch, dass er dich mit deiner inneren Kraft in Verbindung bringt.
WEISSTANNE bringt Schutz, indem sie uns mit Licht erfüllt. Sie wirkt zentrierend und sorgt dafür, dass wir uns gut verankert fühlen.

Selbstbewusstsein

»Man verliert niemals seine Stärke. Manchmal vergisst man nur, dass man sie hat.« UNBEKANNT

WIRKUNG

Ein frischer, dezent blumiger und leicht pfeffriger Duft. Er unterstützt dich dabei, dir deiner selbst bewusst zu werden und deiner innewohnenden Kraft und Stärke.

Ölparfüm

im 10-ml-Roll-On

KOPF: Melisse (2 Tr.), Bergamotte (2 Tr.), Grapefruit (4 Tr.)

HERZ: Rosmarin (2 Tr.), Kiefer (5 Tr.), Pfeffer schwarz (3 Tr.), Narzisse 80% in Bio-Alkohol (2 Tr.)

BASIS: Atlas-Zeder (5 Tr.), Sandelholz (1 Tr.)

28 Tropfen (ca. 1 ml) mit 9 ml Jojobaöl vermischen und in den Roll-On füllen.

Enthaltene Öle

ATLAS-ZEDER erdet und zentriert dich, stärkt dir den Rücken und schenkt dir den Glauben an deine eigene Kraft. Sie lässt dich mutig deinen Weg gehen und macht dich frei von der Sorge, was die anderen wohl von dir denken könnten.

BERGAMOTTE hilft dir, deine Fähigkeiten und Talente sichtbar zu machen. Liebevoll geht sie mit dir durch die Angst, dass du dich blamieren könntest.

GRAPEFRUIT unterstützt bei der Erkenntnis, dass du genau so richtig bist, wie du bist. Sie lehrt dich die nötige Portion Leichtigkeit und Humor, um mit Herausforderungen gut umgehen zu können.

KIEFER richtet dich auf und gibt dir Durchsetzungskraft und den nötigen Mut, Herausforderungen anzugehen.

MELISSE führt über die Ruhe in die Kraft. Mit ihr kannst du lernen, deine Bedürfnisse aus einer Gelassenheit heraus zu äußern und durchzusetzen.

NARZISSE ermutigt, die eigene Größe zu erkennen und über sich selbst hinauszuwachsen.

PFEFFER SCHWARZ stärkt das Rückgrat und bringt die nötige Portion Mut und Verwegenheit mit, um Neues zu wagen.

ROSMARIN verleiht Selbstvertrauen und Mut das einzufordern, was für dich wichtig ist.

SANDELHOLZ schafft einen geschützten Raum, in dem selbstbewusstes Auftreten leichter fällt.

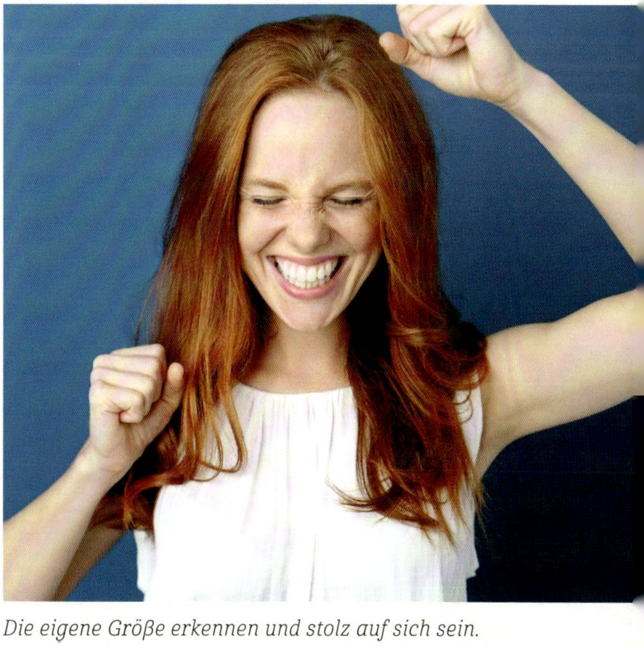

Die eigene Größe erkennen und stolz auf sich sein.

Selbstliebe

»Sich selbst zu lieben ist der Beginn einer lebenslangen Romanze.«
OSCAR WILDE

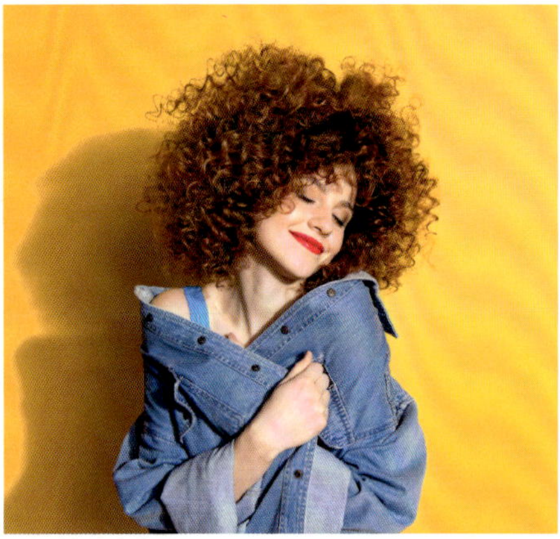

Öfter mal sich selbst umarmen und die eigene Schönheit annehmen.

WIRKUNG

Ein blumiger, balsamischer und romantischer Duft, der sich wie eine Umarmung anfühlt. Der Duft möchte dich ermuntern, dein Herz zu öffnen und deine dir innewohnende Schönheit zu sehen und annehmen zu können.

Eau de Parfum

im 10-ml-Sprühflakon

KOPF: Grapefruit (2 Tr.), Orange (4 Tr.), Vanille (1 Tr.)

HERZ: Rose marokkanisch* (6 Tr.), Jasmin* (5 Tr.)

BASIS: Sandelholz* (2 Tr.), Moschuskörner* (1 Tr.), Honig (2 Tr.)

* 5 %ig in Jojoba: 1 ml pures ätherisches Öl mit 19 ml Jojoba verdünnt

23 Tropfen (ca. 1 ml) in einen 10-ml-Flakon tropfen und mit Bioweingeist auffüllen. Vor Gebrauch gut schütteln!

Enthaltene Öle

GRAPEFRUIT unterstützt dabei, den eigenen Körper mit Respekt und Wertschätzung anzunehmen, statt auf kleine Unzulänglichkeiten zu schauen. Mit ihrem Duft kannst du besser mit deinem Körper in Kontakt treten und seine Bedürfnisse erspüren.

HONIG ist Balsam für die Seele. Er schenkt uns Wärme und Geborgenheit. Lässt uns entspannen, wenn wir uns in der Hektik des Alltags verloren haben.

JASMIN lässt dich deine innewohnende Schönheit und deine Talente erkennen. Mit ihr fällt es dir leichter, dich selbst zu lieben und zu ehren. Dadurch überwindest du selbst gesetzte Grenzen und kannst dein ganzes Potenzial leben.

MOSCHUSKÖRNER wecken die Lust, das Leben mit allen Sinnen zu genießen, zu erfahren und sich dabei selbst besser kennenzulernen.

ORANGE hilft, weniger kritisch mit sich selbst zu sein und sich ganz anzunehmen.

ROSE, auch die »Königin der Liebe« genannt, verstärkt die Liebe zu dir selbst. Ihr Duft öffnet dein Herz und schenkt dir Vertrauen, Schutz und Geborgenheit. Mit ihr kannst du der Weisheit deines Herzens leichter folgen.

SANDELHOLZ hilft, die eigene Sinnlichkeit und Erotik zu spüren und zu genießen.

VANILLE bringt uns zu uns selbst zurück, wenn wir uns durch zu viel »Aufopferung« für andere von uns selbst entfernt haben. Sie stärkt die eigene Wertschätzung.

Weiblichkeit

»Weiblichkeit ist die Urkraft, die jede Beziehung harmonisch macht – die Beziehung zu dir selbst und zu deinen Liebsten.« OLGA KROCKAUER

WIRKUNG

Ein warmer, blumiger und leicht balsamischer Duft, der dich dazu verführen möchte, deine weiche, weibliche Seite zu genießen und deine Schönheit als Frau zu sehen. Der Duft lädt dich ein zu mehr Sinnlichkeit und Hingabe an das Leben.

Eau de Cologne

im 25-ml-Sprühflakon

KOPF: Orange (10 Tr.), Vanille (4 Tr.)
HERZ: Frangipani (8 Tr.), Champaca absolue (4 Tr.), Jasmin sambac (8 Tr.)
BASIS: Vetiver (4 Tr.), Zeder (4 Tr.)
42 Tropfen (ca. 2 ml) mit 8 ml Bioweingeist (96 %) und 15 ml Jasminhydrolat vermischen und in einen 25-ml-Sprühflakon füllen. Vor Gebrauch gut schütteln.

Enthaltene Öle

ATLAS-ZEDER fördert die weibliche Intuition und holt zurück ins Hier und Jetzt. Sie hilft dir, dich abzugrenzen und weckt deine innere Stärke.
CHAMPACA stärkt das Bauchgefühl und kann dich näher zu deiner weiblichen Intuition führen. Als aphrodisierender Liebesduft lädt er dich zu einem genussvollen und sinnlichen Leben ein. Das Champacaöl lässt dich zu dir kommen und schenkt dir ein Gefühl des inneren Friedens und der Ausgeglichenheit.
FRANGIPANI unterstützt Frauen, die sich eher die männlich-erfolgsorientierten Attribute zu eigen gemacht haben, wieder ihre weiche, weibliche Seite zu leben.
JASMIN SAMBAC lehrt dich, deine Qualitäten und Schönheit als Frau zu sehen.
ORANGE lockt dich in eine Welt der Selbstakzeptanz. Mit ihr kannst du spielerisch und humorvoll lernen, dich mit deinen »Macken« zu akzeptieren und so zu lieben, wie du bist.
VANILLE hilft Frauen, die sich in ihren Rollen als Mutter, Ehefrau oder Freundin verlieren und sich dabei aufopfern, wieder ganz zu sich zu finden.
VETIVER lässt dich das Gefühl von Genährtsein, Vertrauen, Hingabe und Geborgenheit erleben.

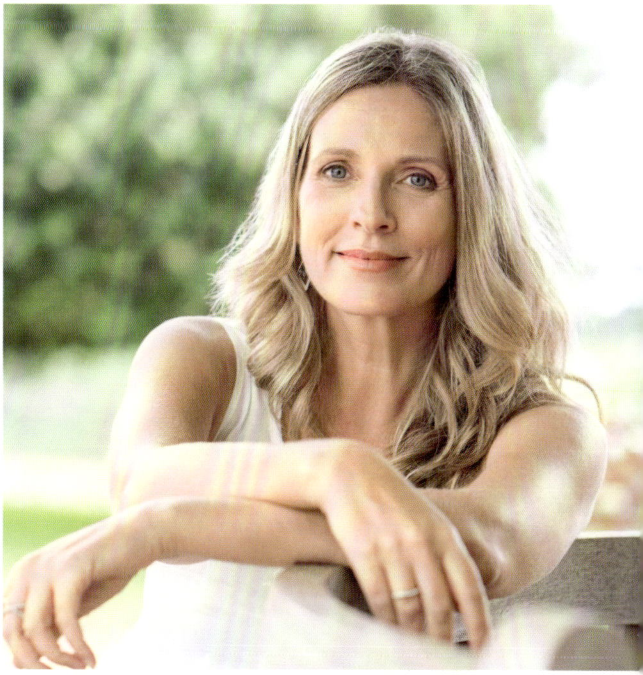

Ganz Frau sein und die Stärke in der Sanftheit erkennen.

Eifersucht

»Gib denen, die du liebst, Flügel, um wegzufliegen, Wurzeln, um zurückzukommen und Gründe, um zu bleiben.« DALAI LAMA

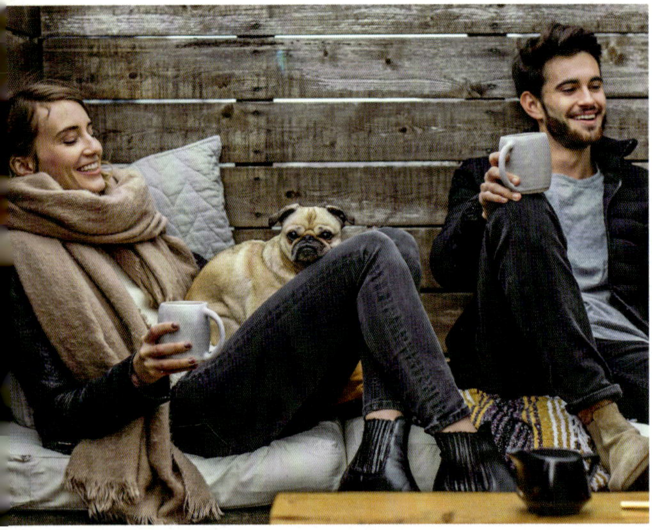

Mitfreude statt Eifersucht – so kannst du deine Partnerschaft stärken.

WIRKUNG

Ein blumig-fruchtiger und sanft-erdiger Duft, der dich aus den starken Emotionen der Eifersucht holt und dich wieder in deine Mitte bringt. Er stärkt dein Selbstvertrauen und lässt das verletzte Herz heilen.

Ölparfüm

im 10-ml-Roll-On

KOPF: Orange (3 Tr.), Mandarine (3 Tr.), Melisse in Jojoba 5 % (2 Tr.)
HERZ: Kamille römisch (2 Tr.), Ylang-Ylang (5 Tr.), Rose türkisch in Jojoba 5 % (6 Tr.)
BASIS: Vetiver (2 Tr.), Baldrian (1 Tr.), Weihrauch (2 Tr.)

Die insgesamt 26 Tropfen (ca. 1 ml) mit 9 ml Jojoba vermischen und in den Roll-On einfüllen.

Enthaltene Öle

BALDRIAN hilft dabei, den eigenen Wert zu erkennen und sich nicht mit anderen zu vergleichen, um sich dann womöglich klein zu fühlen. Er hilft, sich zu zentrieren und auf sich selbst zu schauen.

KAMILLE RÖMISCH kann alte seelische Wunden heilen, starke Emotionen zurückfahren und Gelassenheit schenken.

MANDARINE harmonisiert und erfreut das Herz durch Gefühle von Geborgenheit und Wärme. In herausfordernden Zeiten bietet sie eine Oase der Entspannung.

MELISSE besänftigt das aufgewühlte Herz und hilft, Toleranz und Mitgefühl zu entwickeln.

ORANGE stärkt dein Selbstvertrauen und hilft dir, Mitfreude für deinen geliebten Partner zu entwickeln.

ROSE ist eine kraftvolle Heilerin. Sie lehrt nach emotionalen Verletzungen und Kränkungen wieder zu vertrauen.

VETIVER verleiht Erdung und Halt und bringt in die eigene Mitte zurück. Beziehungen können mit Vetiver mehr Stärke entwickeln.

WEIHRAUCH stabilisiert und besänftigt, wenn die Nerven durch die Gedanken der Eifersucht blank liegen und fördert seelische Stabilität.

YLANG-YLANG befreit, wenn eine zu starke Bedürftigkeit nach der Liebe des Partners entstanden ist. Es zeigt dir, dass die wichtigste Liebe die zu dir selbst ist.

Liebeskummer

»Mit den Flügeln der Zeit fliegt die Traurigkeit davon.«
THEODOR FONTANE

WIRKUNG

Ein sinnlich-balsamischer und umhüllender Duft, der dir in Zeiten der Krise und des Liebeskummers die Kraft und Zuversicht gibt, dich wieder ganz auf das Leben und die Liebe einzulassen.

Festes Parfüm

im 30-ml-Tiegel
KOPF: Grapefruit (8 Tr.), Orange (16 Tr.), Bergamotte (8 Tr.)
HERZ: Rosengeranie (4 Tr.), Neroli in Jojoba 5 % (4 Tr.), Immortelle (4 Tr.)
BASIS: Cistrose in Jojoba 5 % (2 Tr.), Benzoe (8 Tr.), Angelikawurzel in Jojoba 5 % (4 Tr.), Weihrauch (4 Tr.)
Weitere Zutaten: 10 g Kakaobutter, 15 g Jojoba, 5 g Bienenwachs. Den Balsam wie auf Seite 110 beschrieben mischen und in einen Tiegel einfüllen. Wie ein Parfüm z. B. hinter die Ohren, den Puls oder auf die Innenseite der Arme auftragen.

Enthaltene Öle

ANGELIKAWURZEL gibt Zuversicht auf ein neues Liebesglück, auch wenn man sich gerade einsam und verlassen fühlt. Sie wärmt die Seele und schickt Licht in die Traurigkeit.
BENZOE hüllt dich in einen Mantel der Wärme und Geborgenheit. Es spendet dir Trost, wenn deine Gefühle verletzt sind und du deine Hoffnung verloren glaubst.
BERGAMOTTE bringt Licht in dunkle Zeiten und zeigt dir, was es trotz aller Traurigkeit Schönes in deinem Leben gibt. Sie bringt dich in die Tiefen deiner Seele, damit du den Schmerz aufarbeiten kannst.
CISTROSE stärkt das Selbstvertrauen und hilft, über den Verlust einer Liebesbeziehung hinwegzukommen.
GRAPEFRUIT gibt Zuversicht und Lebensmut. Sie zeigt dir, wie liebenswert und stark du bist.
IMMORTELLE hilft loslassen zu können und in Dankbarkeit zu sehen, was es Gutes in der Beziehung gab. Sie gibt dir tiefe Hoffnung für dein weiteres Leben.
NEROLI stabilisiert die Psyche und ist ein starker Helfer in emotionalen Krisenzeiten.
ORANGE beschenkt dich mit Gelassenheit und Lebensfreude. Sie erinnert dich an dein inneres Kind und lädt dich ein, ihm mit Liebe zu begegnen.
ROSENGERANIE heilt das gebrochene Herz und hilft zu vergeben, damit das Herz wieder lieben kann.
WEIHRAUCH bringt dich wieder in die Ruhe und zu dir selbst zurück.

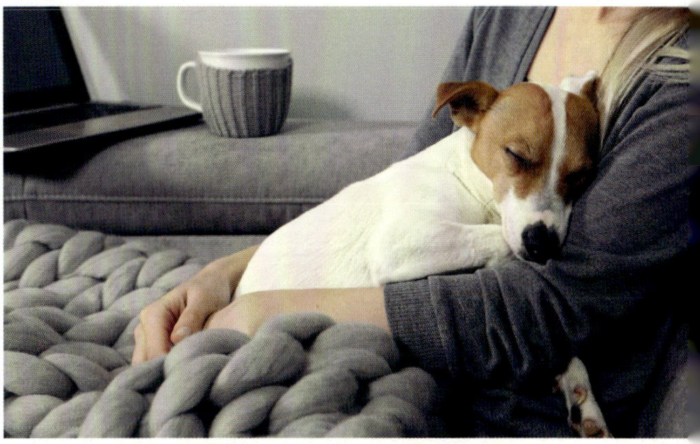

Ein lieber Freund schenkt Trost bei Liebeskummer.

Überforderung

»Nichts bringt uns auf unserem Weg besser voran als eine Pause.«
ELIZABETH BARRETT BROWNING

WIRKUNG

Ein würzig-rauchiger Duft mit warmer, fruchtiger Note, der dir hilft, aus dem Stressrad auszusteigen und zur Ruhe zu kommen. Er erinnert dich daran, wie sich Muße anfühlt und hilft dir, diese wieder genießen zu können.

Raumspray

in einer 50-ml-Sprühflasche
KOPF: Basilikum süß (1 Tr.), Bergamotte (9 Tr.), Mandarine (10 Tr.)
HERZ: Rosengeranie (3 Tr.), Melisse in Jojoba 5 % (7 Tr.), Muskat (2 Tr.)
BASIS: Weihrauch (4 Tr.), Narde (2 Tr.)

Die 38 Tropfen (ca. 2 ml) mit 15 ml Sole oder Bioweingeist (96 %) und 33 ml Weihrauchhydrolat oder destilliertem Wasser mischen und in einen 50-ml-Zerstäuber in Braun- oder Blauglas füllen. Vor Gebrauch gut schütteln.

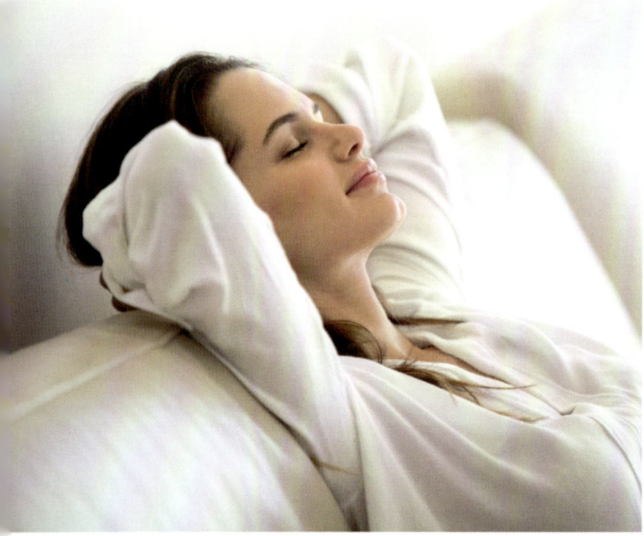

Bewusst die Kraftreserven aufladen bedeutet, endlich wieder in die Ruhe kommen und entspannen können.

Enthaltene Öle

BASILIKUM SÜSS hilft bei Überforderung und Erschöpfung aus dem Stressrad auszusteigen und mit neu gewonnenem Abstand wieder zu Kräften zu kommen. Es beruhigt und stärkt die Nerven.
BERGAMOTTE schützt vor zu viel äußeren Reizen und Überforderung. Sie hilft dir dabei, wieder Entspannung zu erleben.
MANDARINE beruhigt strapazierte Nerven und schenkt Wärme und Geborgenheit, um das Leben wieder genießen zu können.
MELISSE bringt dich zurück zu dir und lässt dich deine Bedürfnisse wieder spüren. So kannst du gut für dich sorgen. Sie verschafft dir die nötige Ruhe, damit du einen Weg aus der Überforderung heraus sehen kannst.
MUSKAT verbindet dich mit deinen Kraftreserven und lehrt dich, wieder zur Ruhe zu kommen.
NARDE hilft, dich annehmen zu können, wie du bist. So brauchst du dich nicht ständig zu beweisen und damit über deine Grenzen zu gehen.
ROSENGERANIE vermittelt dir, dass für dich gesorgt ist und du dich ganz dem Leben hingeben kannst.
WEIHRAUCH holt aus dem Gedankenkarussell und stärkt Körper und Geist durch einen tiefen Atemzug. Er unterstützt dich bei Stress und lässt dich wieder zur Ruhe kommen.

Wut

»In der Wut verliert der Mensch seine Intelligenz.« DALAI LAMA

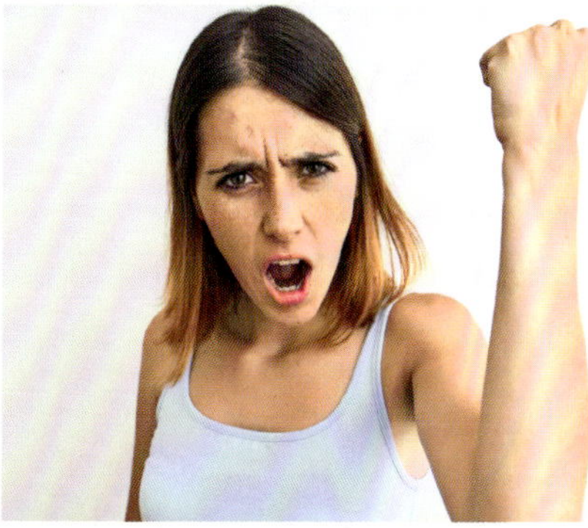

Wenn die Wut überhandnimmt, kann ein Duft zu mehr Gelassenheit verhelfen.

WIRKUNG

Ein minzig-frischer Duft, der dabei unterstützt, Wut und Ärger loszulassen und stattdessen die frei gewordenen Kraft für sich zu nutzen. Er hilft, den Blick nach vorne zu richten. Der Duft führt zu mehr Klarheit, Gelassenheit und Ausgeglichenheit.

Auraspray

im 50-ml-Zerstäuber

KOPF: Grapefruit (14 Tr.), Pfefferminz (4 Tr.)
HERZ: Lavendel (4 Tr.), Thymian / Chemotyp Linalool (3 Tr.), Kardamom (4 Tr.)
BASIS: Atlas-Zeder (4 Tr.), Palo Santo (2 Tr.), Zypresse (2 Tr.)

38 Tropfen (ca. 2 ml) mit 15 ml Bioweingeist (96 %) oder 6 ml Sobulol und destilliertem Wasser auffüllen und in einen 50-ml-Zerstäuber in Braun- oder Blauglas füllen. Vor Gebrauch gut schütteln.

Enthaltene Öle

ATLAS-ZEDER verwandelt Wut und Ärger in schwungvolle Schaffenskraft und verleiht uns den Mut, unseren ganz eigenen Weg zu gehen, unabhängig von der Meinung und Bewertung anderer.

GRAPEFRUIT stoppt Schuldzuweisungen und Wut und richtet den Blick auf die positiven Seiten der Situation. In jedem Fall wird sie eine Lernerfahrung sein.

KARDAMOM besänftigt gereizte Nerven und hilft Abstand zur Wut auslösenden Situation zu bekommen. Mit Kardamom kann man wieder den Boden unter den Füßen spüren und so seine Standfestigkeit zurückerlangen. Mit ihm kann man auch die Kraft der Wut nutzen, um neue Wege zu gehen.

LAVENDEL unterstützt dabei, stressvolle Gedanken loszulassen und wieder in die eigene Mitte zurückzufinden.

PALO SANTO lässt die Wut verrauchen und hilft, wieder klare Gedanken zu fassen. So können wir neue Lösungen für das Problem sehen und es angehen.

PFEFFERMINZE bringt mit Klarheit und Frische in den jetzigen Moment und zeigt dir, worum es wirklich geht, wenn du gerade in einer emotionalen Achterbahn sitzt.

THYMIAN hilft, die Energie aus der wutbeladenen Situation zu nehmen und sich nicht länger von ihr beherrschen zu lassen. Er unterstützt dabei, zu vergeben und somit wieder die Macht über sein eigenes Leben zu übernehmen.

ZYPRESSE ermutigt dich, deine Sorgen zu verwerfen und die Kontrolle loszulassen. Mit ihr kannst du dich mental wieder entspannen und mit Gelassenheit und Fokus deine Ideen in die Tat umsetzen.

Zu guter Letzt

Zuordnung ätherischer Öle zu den Duftebenen

Die Übersicht ist eine hilfreiche Unterstützung zur Erstellung harmonischer Duftmischungen. Neben den drei Hauptnoten Kopf, Herz und Basis gibt es die Zwischennoten Kopf-Herz und Herz-Basis. Du kannst bei den Zwischennoten wählen, als welche Note du sie für deine Duftmischung verwenden möchtest.

NOTEN	ZORDNUNG
KOPFNOTEN	Basilikum, Bay, Bergamotte, Bergamottminze, (Berg-)Bohnenkraut, Bitterorange, Blutorange, Cajeput, Citronella, Clementine, Estragon, Eukalyptus citriodora, Eukalyptus globulus, Grapefruit, Kanuka, Lemongras, Limette, Litsea cubeba, Majoran, Mandarine, Orange süß, Petitgrain, Pfefferminze, Rosmarin, Salbei, Thymian, Verbene, Wacholderbeere, Zitrone, Zitroneneisenkraut
KOPF-HERZ-NOTEN	Anis, Kardamom, Cassiazimt, Douglastanne, Fenchelsamen, Fichtennadel, Galbanum, Ingwer, marokkanische Kamille, römische Kamille, Kiefer, Koriandersamen, Kreuzkümmel, Latschenkiefer, Melisse, Myrte, Pfeffer schwarz, Tanne, Weißtanne, Zirbelkiefer
HERZNOTEN	Bourbongeranie, Frangipani, Geranium, Gewürznelke, Jasmin, Johannisbeere, Kakao, Deutsche Kamille, Lavandin, Lavendel, Magnolienblätter, Magnolienblüte, Mairose, Neroli (Orangenblüte), Oreganum, Osmanthus, Palmarosa, Rose bulgarisch, Rosengeranie, Sternanis, Tuberose, Veilchenblätter, Ylang-Ylang, Zypresse
HERZ-BASIS-NOTEN	Amyris, Atlas-Zeder, Elemi, Ho-Holz, Iriswurzel, Linaloeholz, Mimose, Muskatellersalbei, Narde, Narzisse, Rosenholz, Rhododendron, Siam Holz, Virginiazeder, Zimtrinde
BASISNOTEN	Angelikawurzel, Benzoe, Cistrose, Eichenmoos, Guajakholz, Honig, Hyazinthe, Immortelle, Kalmus, Karottensamen, Myrrhe, Patchouli, Palo Santo, Peru Balsam, Sandelholz, Styrax, Tolubalsam, Tonkabohne, Vanille, Vetiver, Weihrauch

Sicherheitshinweise

Ätherische Öle sind hochkonzentrierte natürliche Wirkstoffe, die mit Herz und Bedacht einzusetzen sind. Damit sich ihre umfassende Wirkung voll entfalten kann und keine unerwünschten Nebenwirkungen auftreten, sind die nachfolgenden Vorsichtsmaßnahmen zu berücksichtigen. Prinzipiell ist es ratsam, die ätherischen Öle nicht pur auf die Haut aufzutragen, sondern mit Trägerölen oder Alkohol zu verdünnen, so wie in diesem Buch vorgeschlagen. Ich habe die Dosierungen der ätherischen Öle in den Anleitungen und Rezepten dieses Buches sehr sorgsam ausgewählt.

SICHERHEITSHINWEISE	
ALLERGISCHE REAKTIONEN	> Bei empfindlicher Haut können Reizungen, Rötungen oder Juckreiz auftreten. Es ist besonders darauf zu achten, dass die verwendeten Öle noch nicht abgelaufen (oxidiert) sind, da das die Hautreizung noch verstärken kann. > Vorsicht ist geboten bei Bergamotte, Gewürznelke, Pfeffer, Thymian, Ylang-Ylang, Zimt, bei Zitrus- und Nadelölen und Perubalsam. > Fast zehn Prozent der Bevölkerung leiden an einer Duftstoffallergie. Meistens wird diese durch künstliche Duftstoffe ausgelöst, doch auch bei natürlichen ätherischen Ölen kann eine Unverträglichkeit vorkommen. In diesem Fall ist vom Einsatz von ätherischen Ölen abzuraten.
SCHWANGERSCHAFT	> Insbesondere im ersten Schwangerschaftsdrittel gilt eine erhöhte Vorsicht. Die ätherischen Öle von Anis, Davana, Eisenkraut, Estragon, Fenchel, Gewürznelke, Kampfer, Koriander, Melisse, Muskatellersalbei, Muskatnuss, Myrrhe, Niaouli, Pfefferminze, Rosmarin, Schafgarbe, Salbei, Thymian, Vetiver, Wacholder und Zimt sind unbedingt zu vermeiden, da sie stark durchblutungsfördernd sind und dadurch starke Blutungen oder sogar vorzeitige Wehen auslösen könnten. Bei Unsicherheiten setze dich bitte vorher mit deiner Aromatherapeutin, Hebamme oder deinem Arzt in Verbindung. > Unbedenklich hingegen ist die Verwendung von Benzoe, Ho-Blättern, Echtem Lavendel, Linaloeholz, Mandarine, Myrte, Neroli, Orange, Patchouli, Petit Grain, Rose, Sandelholz, Tonkabohne, Vanille, Weihrauch, Zitroneneukalyptus, Zitronenmyrte in verdünnter Form, zum Beispiel als Massageöl mit max. 1%iger Mischung (2 Tropfen auf 10 ml Jojoba oder Mandelöl). Hier ist es ganz wichtig, die feine Nase der Schwangeren entscheiden zu lassen.

SICHERHEITSHINWEISE

PHOTOTOXISCHE REAKTIONEN (erhöhte Lichtempfindlichkeit)	Zitrusöle wie Bergamotte und Zitrone sowie die ätherischen Öle von Angelikawurzel und -samen können bei starker Sonneneinwirkung die Lichtempfindlichkeit der Haut verstärken und zu erhöhter Sonnenbrandgefahr führen. Deshalb diese ätherischen Öle nicht vor einem Sonnenbad oder Solarienbesuch an Stellen auftragen, die der Sonne ausgesetzt sind.
BLUTHOCHDRUCK	Rosmarin, Thymian, Salbei, Bohnenkraut und Lorbeer können blutdrucksteigernd wirken und sind deshalb bei Bluthochdruck zu vermeiden.
NIEDRIGER BLUTDRUCK	Karottensamen, Ylang-Ylang, Jasmin, Sandelholz, Styrax und Zitrusöle wirken leicht blutdrucksenkend und sollten bei niedrigem Blutdruck nur sparsam bis gar nicht verwendet werden.
EPILEPSIE	Wenn du schon mal einen epileptischen Anfall hattest, solltest du Anis, Basilikum, Beifuß, Davana, Estragon, Fenchel, Kampfer, Rosmarin, Salbei, Thuja, Wermut, Ysop und Zypresse besser nicht verwenden.

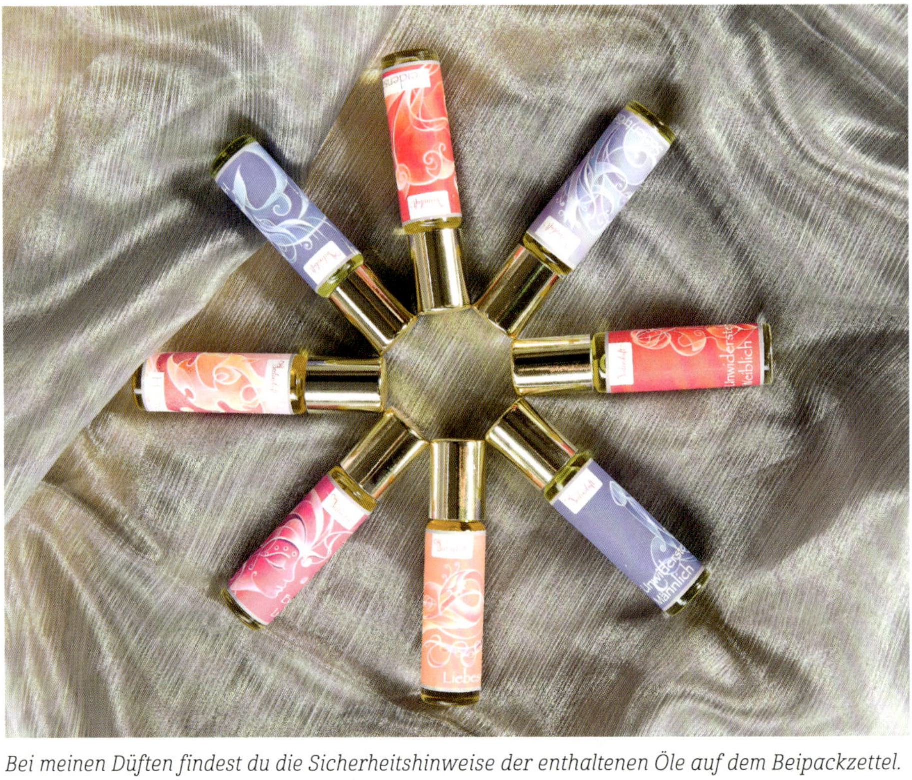

Bei meinen Düften findest du die Sicherheitshinweise der enthaltenen Öle auf dem Beipackzettel.

Bezugsquellen

Nachfolgend findest du eine Übersicht über mögliche Bezugsquellen für die Zutaten, die du zur Herstellung deiner Seelendüfte benötigst. Ich liste hier die Anbieter auf, mit denen ich gute Erfahrungen gemacht habe und von deren Qualität ich überzeugt bin.

www.behawe.com, Deutschland
> Ätherische Öle, Basisöle, Emulgatoren
www.farfalla.ch, Schweiz
> Ätherische Öle, Hydrolate
www.feeling.at*, Österreich, Deutschland, Schweiz
> Ätherische Öle, CO_2-Extrakte, Hydrolate, Pflanzenöle, Leerbehälter, Rührzubehör
www.kraeuterundgeist.at, Österreich
> Ätherische Öle, Basisöle, Emulgatoren, Bio-Weingeist, Pipetten, Tiegel, Roll-Ons, Spühflaschen
www.mynaowa.de, Deutschland
> Ätherische Öle, Basisöle, Bechergläser, Braunglasflaschen, Glasrührstäbe, Tiegel, Pipetten
www.naturgartl.com, Österreich
> Ätherische Öle, Basisöle, Hydrolate, Blauglasflaschen, Pipetten, Roll-Ons, Zerstäuber
www.neumond.de, Deutschland
> Ätherische Öle, Blauglasflaschen, Sprühflaschen
www.oshadhi.de, Deutschland
> Ätherische Öle, Hydrolate, Zerstäuber
www.rosa-heinz.de, Deutschland
> Blauglasflaschen, Roll-Ons, Tiegel, Sprühflaschen, Flakons
www.hinterauer.info, Österreich
> Ätherische Öle, Basisöle, Hydrolate, Blauglasflaschen, Laborgläser, Glasrührstäbe, Roll-Ons

* Wenn du mich, Diana Zenz, bei deiner Registrierung bei feeling als deine Beraterin (Beraternummer 105713) angibst, stehe ich dir gerne für Fragen zu den Produkten von feeling und allgemein zur Verwendung von ätherischen Ölen zur Verfügung.

Literaturverzeichnis

Ademi, Josephine: **Naturparfüm**, Joy, 2018
Ananda, Sandra: **Vom Geist in der Flasche**, Band 1, BoD – Books on Demand, 2017
Bräutigam, Brigitte: **Natürliches Parfüm selbst gemacht**, Anaconda, 2015
Cantele, Lora; Purchon, Nerys: **Aromathapie**, Trias, 2017
Dahlke, Ruediger: **Die Notfallapotheke für die Seele**, Nymphenburger, 2019
Färber, Susanna; Meyer, Axel: **Aromaöle für die Hausapotheke**, Kosmos, 2016
Hatt, Hans; Dee, Regine: **Das Maiglöckchen-Phänomen**, Piper, 2008
Keller, Erich: **Die Welt der Düfte**, Seehamer, 1990
Kleindienst-John, Ingrid: **Vom Zauber des Duftes**, freya, 2016
Krupalija, Tina; Karner, Ingrid: **Die Kraft der wertvollsten Pflanzenöle**, kneipp, 2014
Morris, Edwin T.: **Düfte. Die Kulturgeschichte des Parfüms**, Albatros, 2006
Rieger, Berndt: **Das Heilwissen der Mönche und Kräuterhexen**, Nymphenburger, 2019
Veit, Myriam: **Heilkosmetik aus der Natur**, Kosmos, 2013
Von Rottenburg, Thomas: **Heilkunde der Ätherischen Öle**, Neue Erde, 2015
Weiss, Thorsten: **Bringe Deine Emotionen in Balance mit ätherischen Ölen**, Thorsten Weiss, 2016
Wollner, Fred und Ingrid: **Der neue Duftführer**, Primavera, 2010
Zimmermann, Eliane: **Aromatherapie**, Irisiana, 2017
Zimmermann, Eliane: **Aromatherapie für Pflege- und Heilberufe**, Haug, 2018

Weiterführend inspirierende Literatur im Internet:
www.seelenduft.at
www.satureja.de
www.aetherische-oele.net
www.aroma1x1.com
www.mitliebegemacht.at

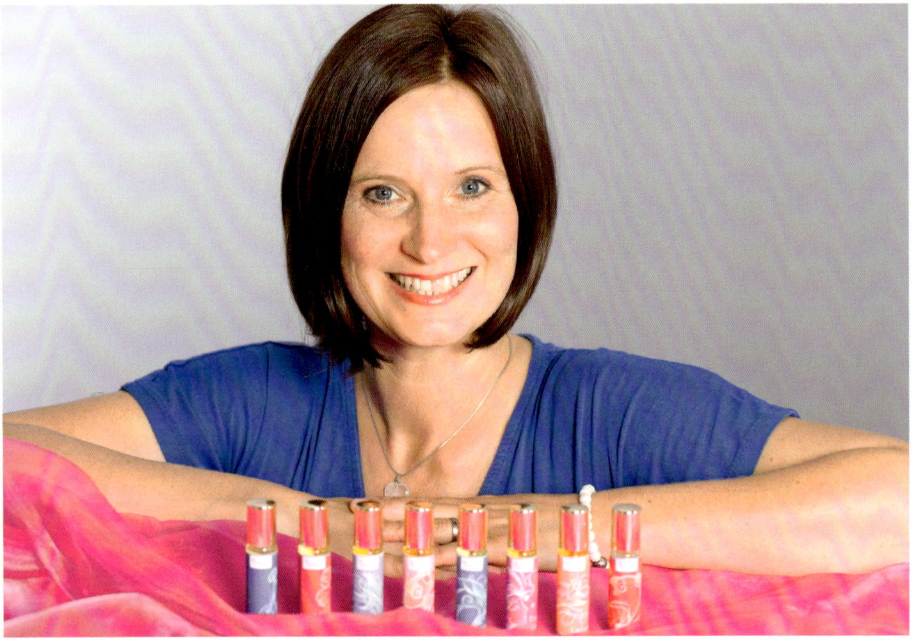

Autorenporträt

DIANA ZENZ – Eine Duftmagierin mit Herz, Jahrgang 1973, unterstützt als Dipl. Aromapraktikerin und Seelenduft-Coach Menschen auf dem Weg zu sich selbst. Ihre besondere Gabe liegt in ihrem großen Einfühlungsvermögen – gepaart mit einem intuitiven Gespür für die Auswahl und Kombination ätherischer Pflanzendüfte, um daraus hochwirksame, 100 % naturreine Parfüms herzustellen. Sie schöpft dabei inzwischen aus einem Arsenal von mehr als 200 natürlichen ätherischen Pflanzenölen, aus denen sie Seelenduftmischungen mit tief greifender Wirkung auf die emotionale und psychische Verfassung ihrer Klienten herstellt.

Ihre Kreationen reichen dabei von aphrodisierenden Liebesdüften über aktivierende Chakrendüfte bis hin zu Aurasprays. Die Düfte selbst wirken dabei auf die tiefere Ebene des Unterbewusstseins und vermögen damit wünschenswerte Veränderungen in der Psyche wie der Gefühlswelt zu bewirken.

Diana Zenz führt professionelle Seelenduft-Workshops durch, bei denen die Teilnehmer die Düfte erspüren und ihr eigenes Parfüm mischen lernen. In ihren Seelenduft-Coachings kreiert sie mit ihren Klienten in der Einzelsitzung einen ganz persönlich zugeschnittenen Seelenduft, der ihnen hilft, mit Unterstützung ihrer Ressourcen durch persönliche Entwicklungsprozesse zu gehen.

Die gebürtige Berlinerin lebt mit ihrem Mann, dem Seelengärtner Alfred Zenz, in Grambach bei Graz in Österreich.

www.seelenduft.at
www.seelenduft.at/shop
www.seelenduft.at/veranstaltungen

Register

Dankeschön!

Ein ganz großes Dankeschön möchte ich meinen lieben Eltern Carmen und Arnim Grabowski aussprechen. Mit ihnen durfte ich erleben, was es heißt, mit einem Gefühl von Geborgenheit und Liebe aufzuwachsen. Sie haben immer an mich geglaubt und mich unterstützt, auch, als ich vor 15 Jahren einen vermeintlich sicheren Job aufgab, um mich mit meinem Herzensbusiness selbständig zu machen. Mit Interesse verfolgen sie meinen vielseitigen beruflichen Werdegang und meine Begeisterung für die natürlichen Düfte. Sie ermuntern mich beständig, weiter meinem Herzen und meiner Freude zu folgen und Neues zu wagen.

Meinem Mann Alfred Zenz möchte ich von Herzen dafür danken, dass er mich an seiner Liebe zu den Pflanzen und seinen Erfahrungen ihrer feinstofflichen Wirkung auf den Geist und die Seele des Menschen teilhaben lässt. Seine Fähigkeit Pflanzenenergien medial wahrnehmen zu können, hat mich sehr bei der Erforschung der feinstofflichen Wirkweise der ätherischen Öle unterstützt. Bei der Entwicklung der Duftrezepte dieses Buches war mein Mann meine ständige Testperson und konnte mir wertvolles Feedback geben. Danke Alfred, dass du so hinter mir stehst und wir gemeinsam in Liebe wachsen und so für einander da sind.

Danken möchte ich auch meinem Schwiegervater, dem Gärtnermeister Alfred Zenz Senior. In zahlreichen Gesprächen gewährte er mir Einblick in das geheime Wesen der Pflanzen. Seine Lebensweisheit und philosophische Sicht auf die Natur in Verbindung mit uns Menschen haben mich sehr beeinflusst. Für die Wertschätzung und Unterstützung meiner Arbeit bin ich ihm sehr dankbar.

Ich möchte all den Menschen danken, die mich mit ihrer Freude und Begeisterung für die große Kraft, die in natürlichen Pflanzendüften steckt, beflügelt und inspiriert haben. Allen voran meinen Ausbildern Ingrid Karner, Christine Lamontain und Martin Henglein, die in ihrer Liebe zu den natürlichen Pflanzendüften und ihrer Wirkungsweise auf die menschliche Seele eine große Inspiration für mich sind.

Danke möchte ich meiner lieben Freundin und ehemaligen Verlagskollegin Kerstin Wiedemann für ihre Ermutigung für dieses Buchprojekt und für die Herstellung des Kontaktes zum Nymphenburger Verlag. Dankbar bin ich für die Zusammenarbeit mit meiner Lektorin Monika Riedlinger vom Nymphenburger Verlag. Ihre professionellen Tipps zur Textgestaltung und Bildauswahl haben maßgeblich dazu beigetragen, dass das Buch in dieser Qualität erscheinen konnte.

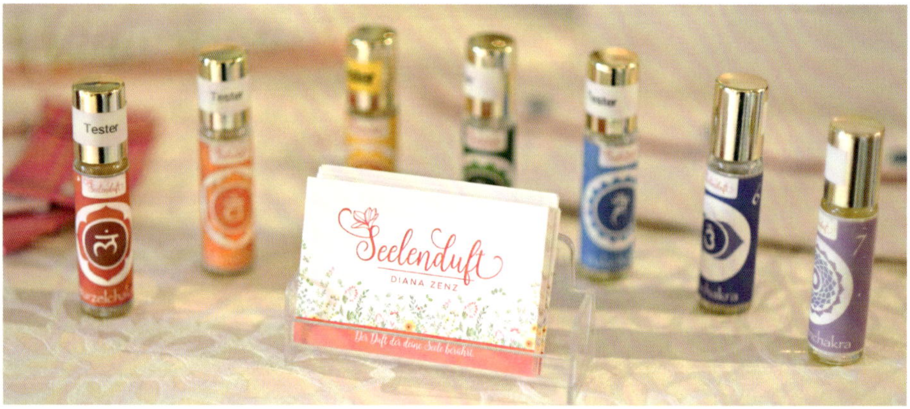

Feedback

der Seelenduft-Coaching-Klientinnen

»Ich verwende meinen Seelenduft auch abends vor dem Schlafengehen, weil ich mich in dem Duft so wohl fühle und er mich einfach in dem was rund um mich alles so los ist gut unterstützt bei mir zu bleiben, in meiner Kraft zu bleiben und auch ruhiger zu werden. Ich könnte mich wirklich darin baden.« *Laura*

»Der Seelenduft wirkt echt Wunder. Ich freue mich morgens richtig aufzustehen, und den Duft wieder neu zu riechen. Ich liebe ihn. Vergesslich bin ich immer noch, aber es stresst mich nicht mehr. Hurra. Und eine gewisse Gelassenheit hilft mir sehr im Alltag. Ja, der Duft ist phänomenal.« *Astrid*

»Mein Seelenduft hat alles auf den Kopf gestellt, auf sanfte Art und mit einer unbeschreiblichen Leichtigkeit! Ich hab mit einer Arbeitskollegin nach zwei Jahren Frieden geschlossen, meine beruflichen Projekte fast alle umgesetzt, ohne Bauchweh. Alles läuft beschwingt wie nie zuvor, nach nur einem Monat.« *Babsi*

»Wenn ich meinen Seelenduft auftrage, ist sehr schnell eine tiefe Ruhe in meinem Inneren zu spüren, eine Geradlinigkeit und Zentrierung. Teilweise glaube ich sogar die Aufrichtung physisch zu spüren. Wohltuend empfinde ich den leichten, frischen Duft. Es sind ganz bestimmte Zeiten und Situationen, in denen ich den Duft auftrage, da er sehr kraftvoll ist.« *Waltraud*

»Mein Blick hat sich in die Ferne versetzt, ich sehe alles deutlicher, wie ohne Schleier. Ich fühle mich frei, es ist aber keine ›ungestüme‹ Freiheit, es ist eine sehr kultivierte Freiheit, die eher stoische Haltung, die gelassene und zugleich heitere Art der Grundhaltung. Ich bin neugierig, wie sich mein (Lebens-)Weg weiterbewegen möchte. Ich bin bereit, die Wahrheit auf tiefster Ebene zu finden, vor allem aber habe ich mit meinem Seelenduft mehr Kraft, die ›Lebensumbrüche‹ und mein Leben viel eleganter zu meistern.« *Bozena*

»Nachdem ich deine Liebesdüfte verwendet habe, haben mir die Männer die Bude eingerannt. Der Unterschied war so zu merken.« *Sabine*

»Mir geht's sehr gut mit meinem Duft, ich verwende ihn ganz intuitiv, fühle mich gestärkt, freier, geerdeter und sicherer als Frau und habe das Gefühl, dass ich mich besser annehmen kann, so wie ich bin!« *Bianca*

»Einige Wochen lang habe ich meinen Seelenduft täglich mit großer Begeisterung verwendet. Es hat sich gut angefühlt, mich mit diesem Duft einzuhüllen, er war Begleitung, Herausforderung, aber zugleich auch Schutz. Im Laufe der Zeit, anfangs fast unbemerkt, habe ich ihn immer öfter ›vergessen‹. Und mittlerweile habe ich das gute Gefühl, meine Seele ist wieder ausreichend ›eingenordet‹, um die Wandlung voller Freude zu erleben.« *Isolde*

»Und Daaanke – mein Duft ist mmmjammmmi!!! Vor allem auch in der Wirkung. Rieche oft dran und könnte glatt süchtig werden. Ganz wunderbar bist du als Seelenduft-Coach!« *Bettina*

»Mir ist sehr schnell klargeworden, dass alles, was ich über den Duft gesagt habe oder sagen könnte (inkl. Ungeduld und Enttäuschung, sich nicht schneller ›häuten‹ zu können) zurzeit auch auf mich selbst zutrifft. Du hast mir natürlich wieder genau den ›richtigen‹ Duft zusammengestellt und jedesmal, wenn ich den auf meine Brust sprühe, habe ich das Gefühl, der geht buchstäblich durch bis in mein Herz. Ich bin sehr gespannt, wie sich das weiterentwickelt! Du machst eben nicht bloß ›leckeren Duft‹, deine Düfte sind echte ›Prozessbegleiter‹, die einen unterstützen, aber auch fordern.« *Maria*

»Gestern hast du mir auch noch mein Seelenduftprofil geschickt. Wow, ich bin teilweise sprachlos, wie gut das alles zu mir passt und wie gut sich das anfühlt. Die Sitzung bei dir war sinnlich berauschend. Ich fühlte mich so besonders, einzigartig und verstanden, geführt, aber nicht beeinflusst in der Wahl der Düfte. Ein Traum von einem Mann, den ich mit dir kreieren durfte. Ich war und bin mehr als geflasht, welche Wirkung ich jetzt auf Männer habe. Es bestärkt mich in meinem Sein und in meiner Persönlichkeit. Mein Tor zu meiner Spiritualität ist ganz weit offen und ich fühle mich dennoch gut beschützt. Ich bin verliebt wie nie zuvor in mich und meinen Seelenduft.« *Sabine*

Bildnachweis

Mit 123 Farbfotos von **shutterstock** (52, S. 6/Subbotina Anna, S. 8/Scorpp, S. 11/JurateBuiviene, S. 12/Chamille White, S. 13/Jag_cz, S. 14/Mamiazy, S. 15 rechts/Timof; S. 16/Ellica, S. 17/H. Studio, S. 18/Olga Miltsova, S. 21/Africa Studio, S. 22/Dean Drobot, S. 24/kerdkanno, S. 25/pink panda, S. 26/Sunny studio, S. 27/Hitdelight, S. 29/Alexander Raths, S. 32/Patiwat Sariya, S. 38/SiNeekan, S. 41/Madeleine Steinbach, S. 43/Anna ok, S. 46/natalia bulatova, S. 50/sirastock, S. 53/VIS Fine Art, S. 54/agatta, S. 55/Ilija Ascic, S. 65/ Iness_la_luz, S. 69/RaDoll, S. 70/Gurcharan Singh, S. 71/ajisai 13, S. 74/drebha, S. 75/DSLucas, S. 76/SIRIMAT KAMSAIIN, S. 79/mirzamlk, S. 81/ Madeleine Steinbach, S. 83/Sinisa Glisic, S. 85/Passakorn Umpornmaka, S. 90/JurateBuiviene, S. 91/ yesyesterday, S. 92 rechts/ AmyW, S. 93/Africa Studio, S. 97/Olyina, S. 100/medejaja, S. 114/Alexander Raths, S. 120/Albina Glisic, S. 122/Deflector Image, S. 123/Rido, S. 124/Dark Moon Pictures, S. 127/Rido, S. 129/Albina Glisic, S. 130/fizkes, S. 131/Aaron Amat); **pixabay** (32, S. 4/silviarita, S. 10/dw-lifestylefotografie, S. 15 links/wikiImages, S. 19 links/christels S. 19 rechts/Hans, S. 42/ kerdkanno, S. 44/Karolina Grabourska, S. 45/Free-Photos, S. 48/Pezibear, S. 51/Sujin Paluga, S. 52/ ExplorerBob, S. 56/Brett Hondow, S. 57/conyerdesign, S. 58/aferropro, S. 59/Anh Nhi Do Le, S. 60/ Hans Braxmeier, S. 61/Hans Braxmeier, S. 64/Josch 13, S. 66/Hans Braxmeier, S. 67/Hans Braxmeier, S. 68/Emilian Robert Vicol, S. 72/Michael Gaida, S. 73/Hans Braxmeier, S. 77/bigfoot, S. 78/ WikiImages, S. 80/xbqs42, S. 82/Hans Braxmeier, S. 84/Maya A.P., S. 92 links/silviarita, S. 117/ StockSnap, S. 118/Free-Photos, S. 128/5688709); **AdobeStock** (3, S. 94/steinerpicture, S. 125/ contrastwerkstatt, S. 126/contrastwerkstatt; **Kosmos** (4, S. 49/Heidemarie Grafschafter, S. 62/Peter Schönfelder, S. 63/Roland Spohn, S. 37/Frank Hecker; **Heimo Slamanig** (13, S. 30, 33, 88, 96, 101, 104, 107, 108, 112, 113, 134, 136, 140); **Diana Zenz** (7, S. 9, 98, 99, 105, 109, 110, 111); **Alfred Zenz** (11, S. 31, 40, 48, 86, 87, 95, 102, 103, 106, 116, 119).

Mit 12 Grafiken von shutterstock (S. 34/Hollypraphic, S. 35/Tribalium, S. 36–37/Carlos Amarillo).

Impressum

Umschlaggestaltung von STUDIO LZ unter Verwendung eines/von Farbfotos von shutterstock/ Africa Studio.

Mit 123 Farbfotos.

Alle Angaben in diesem Buch erfolgen nach bestem Wissen und Gewissen. Sorgfalt bei der Umsetzung ist indes dennoch geboten. Der Verlag und der Autor übernehmen keinerlei Haftung für Personen-, Sach- oder Vermögensschäden, die aus der Anwendung der vorgestellten Materialien, Methoden oder Informationen entstehen könnten.

Unser gesamtes Programm finden Sie unter
kosmos.de/nymphenburger

MIX
Papier aus verantwortungsvollen Quellen
FSC www.fsc.org FSC® C110508

Gedruckt auf chlorfrei gebleichtem Papier

ISBN 978-3-485-02987-2
Lektorat: Dr. Stefan Raps und Monika Riedlinger
Redaktion: Monika Riedlinger
Bildredaktion: Monika Riedlinger
Gestaltung und Satz: Katrin Kleinschrot, Stuttgart
Produktion: Angela List
Druck und Bindung: Westermann Druck Zwickau GmbH, Zwickau
Printed in Germany / Imprimé en Allemagne